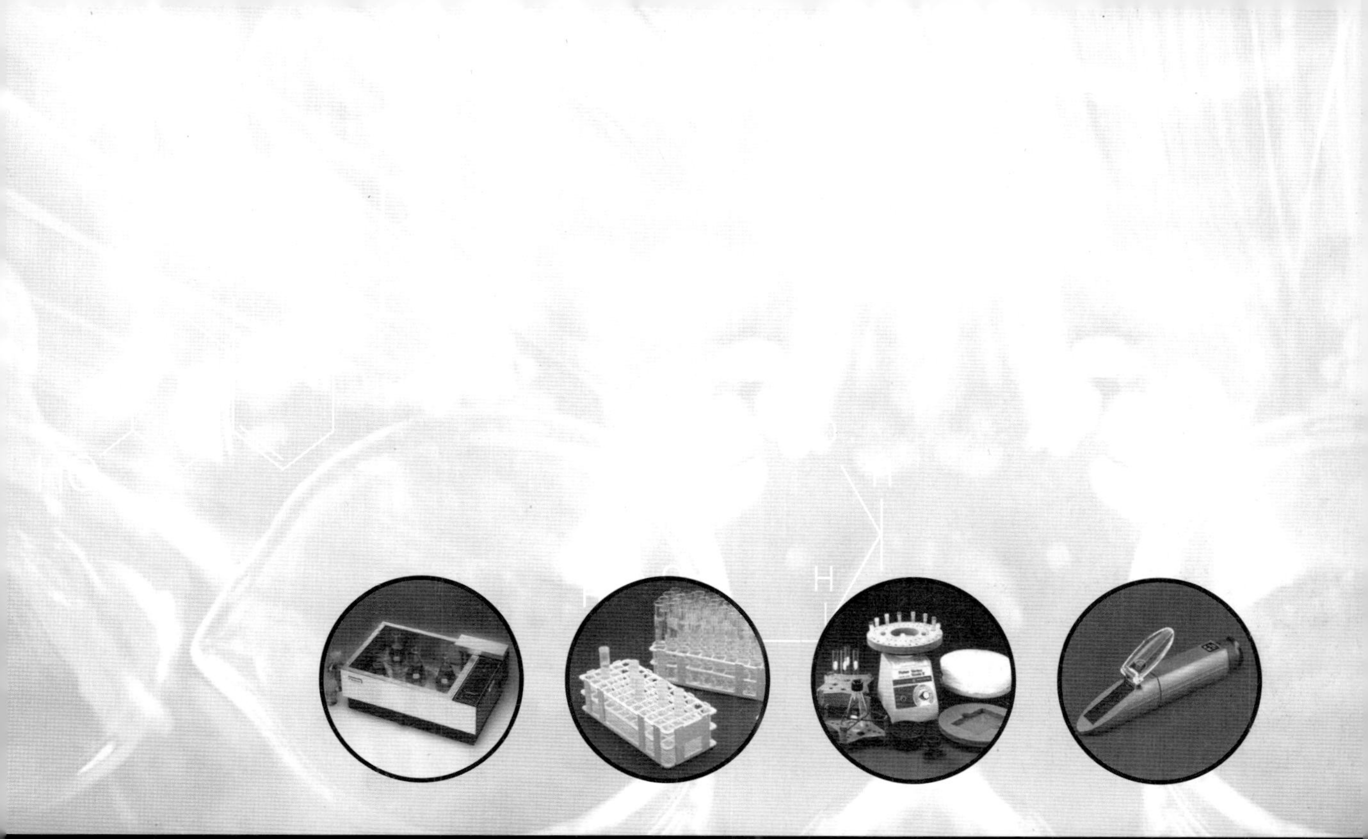

Clinical Chemistry

제3판

임상화학실험

김종호 · 나영악 · 박정오
윤기은 · 이화재 · 추상규 편 저

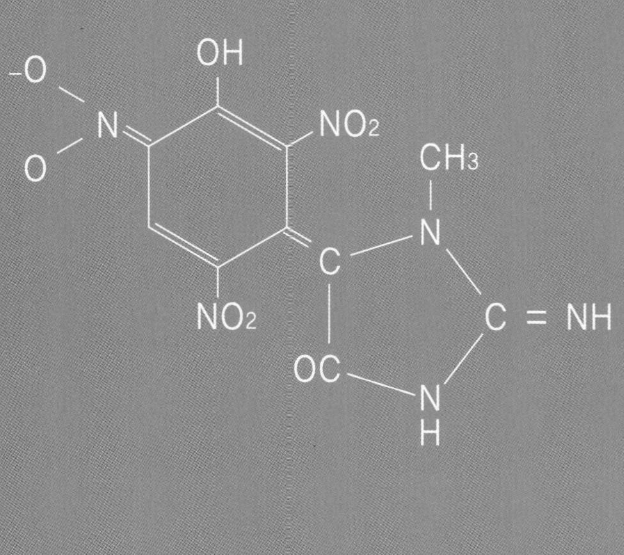

고려의학

머리말

최근 의과학분야의 눈부신 발전과 더불어 임상화학도 급진적인 발전을 거듭하고 있으며, 그 응용범위도 확대되고 있는 시점에 검사방법과 의료장비도 하루가 다르게 급변하게 발전하고 있다.

특히 자동분석기의 발달과 효소 및 면역 화학적 검사 기술의 발전으로 임상화학적 분석분야는 정확과 정밀화가 절실히 요구되고 있다. 또한, 산업체의 기술력 발달로 인하여 다양화, 세분화, 전문화, 통합화, 전자동화(TLA)가 진행됨에 따라 현장에서는 높은 기술능력이 요구되고 있어 이에 적응할 수 있는 인재를 배양하고, 지식의 함양이 절실히 요구되는 시기이다.

이러한 점을 감안할 때, 최근의 동향을 검토하여 새로운 측정법을 수록하므로써 이론과 실기를 복합시켜 현장감이 있는 교육을 모색하기 위하여 최근 현장에서 사용하는 각 검사법에 대한 원리, 시약의 조제방법, 측정조작법 등을 쉽게 이해하고 실기에 응용할 수 있도록 하였다. 특히 본서의 개정을 통해 현장에서 요구하는 내용을 참고하여 각 항목에 대한 이론적인 지식과 생리적 변동, 임상적 의의 및 정상 참고치, 정도관리 등을 추가 수록하였다.

물론, 본서로 임상화학 분석법의 내용을 모두 만족시킬 수는 없으나, 임상화학을 깊이 이해하고자 하는 학생들에게는 유용성 있는 자료가 되기를 바라며, 부족한 부분은 앞으로 차차 보완할 것이다.

끝으로, 본서의 개정을 도와주신 여러 교수님들과 출판을 맡아주신 고려의학 최병진 사장님과 편집부 이창용 차장님 그리고 편집부 여러분께 진심으로 감사드립니다.

2008년 2월

저 자

차 례

총론

CHAPTER 1

실험실 안전

Laboratory Safety

검사실에는 여러 가지 종류의 위험물질을 사용하고 있기 때문에 주의를 게을리하면 큰 위험에 직면하게 된다. 강산이나 강알칼리, 발화성물질이나 가연성 물질, 휘발성물질이나 폭발성물질 그리고 고압 가스등 화학물질, 전기, 병원성 미생물, 방사성동위원소 등에 언제나 주의하여야 한다.

임상검사실에서 주의할 것들은 (1) 폭발성 물질, (2) 고압가스, (3) 발화성 물질, (4) 인화성 물질, (5) 산화성 물질, (6) 독성물질 (7) 방사성 물질, (8) 부식성 물질, (9) 기타 등으로 분류할 수 있다.

The National Fire Protection Association(NFPA)는 발화성과 반응성에 따라 0~4까지 분류하고 위험한 화학 물질에 발화성(flammable), 부식성(corrosive), 유독성(poison), 폭발성(explosive), Hazard Identification system 등의 위험을 표시하도록 한다. 뿐만 아니라 시약이 들어 있는 용기에도 세안(eye wash), 후드에서 취급(use in fume hood), 보호안경착용(safety goggle), 빈 시린더(empty cylinder), 보안대 착용지역(ware eye protection in this area) 등을 표시하도록 한다.

1) Laboratory safety

All laboratory hazards are preventable by the good techniques.

Laboratory hazards.
  Accidental hazards.
  Incidental hazards.

(1) Burn and scalds

a. electric burn
b. chemical burn
c. brush burn
d. flash burn
e. radiation burn
f. thermal burn (scalds)

(2) Fire and explosion

Flammable solvents, gas, etc.

(3) Poisonous substance

a. strong mineral acids and weak acids.
b. strong basics and weak basics. (acoustics)
c. poisonous compounds.
d. others (oxidants, reductants, etc.)

(4) Laceration

glass handling accident : glassware, T-tube, microtome knife, etc.
Analyzing process accident : sample probe, nozzle, etc.

(5) Infection

· Hospital Infection
· Laboratory Infection

(6) Radiation

Radio active materials (Isotope)
Lazer beam, UV., Fluorescein light etc.

(7) Animal bites

(8) Others

Emotional shock
고압 gas - LPG, CO_2, O_2, N_2 gas etc.
냉동 gas - CO_2, NH_3
독성 gas - Acetone, ethyl ether, epoxy resin etc.

2) 유해위험물질의 종류

종 류	특 성	예
폭발성 물질	가열·마찰·충격 또는 다른 화학 굴질과의 접촉으로 인하여 산소나 산화제 공급 없이 폭발	질산에스테르류, 니트로화합물, 니트로소화합물, 아조화합물, 디아조화합물, 하이드라진 및 그 유도체, 유기과산화물 등
발화성 물질	스스로 발화하거나 발화가 용이한 것, 또는 물과 접촉하여 발화하고 가연성 가스를 발생시키는 물질	• 가연성 고체 : 황화인, 적린, 유황, 철분, 금속분, 마그네슘, 인화성 고체 등 • 자연발화성 및 금수성물질 : 칼륨, 나트륨, 알킬알미늄, 알킬리듐, 황인, 알칼리금속 등
산화성 물질	산화력이 강하고 가열·충격 및 다른 화학물질과의 접촉으로 인하여 격렬히 분해·반응하는 물질	염소산 및 염류, 과염소산 및 그 염류, 과산화수소 및 무기과산화물, 아염소산 및 그 염류, 불소산염류, 초산 및 그 염류, 요오드산염류, 과망간산염류, 중크롬산 및 그 염류 등
인화성 물질	대기압에서 인화점이 65℃이하인 가연성 액체	• 인화점 −30℃이하 : 에틸에테르, 가솔린, 아세트알데이드, 산화프로필렌 등
		• 인화점 −30℃~0℃ : 노르말헥산, 산화에틸렌, 아세톤, 메틸에틸케톤 등
		• 인화점 0℃~30℃ : 메틸알코올, 에틸알코올, 크시렌, 아세트산 등
		• 인화점 30℃~65℃ : 등유, 경유, 에탄, 프로판, 부탄 기타(15℃, 1기압에서 기체상태인 가연성가스)
가연성 가스	폭발한계 농도의 하한이 10%이하 1 또는 상하한의 차이가 20% 이상인 가스	• 수소, 아세틸렌, 에틸렌, 메탄, 에탄, 프로판부탄, 기타(15℃, 1기압에서 기체상태인 가연성 가스)
부식성 물질	금속 등을 쉽게 부식시키거나, 인체와 접촉하면 심한 상해를 입히는 물질	• 부식성산류 : 농도 20% 이상인 염산, 질산, 황산 등, 농도 60% 이상인 인산, 아세트산 등
독성 물질	다음 조건의 동물실험에서 독성치를 나타내는 물질 독성 약물, 돌연변이 원종, 중금속, 암유발 물질, 유해성 환경오염물질	• LD50(경구, 쥐) : 200 mg/kg 이하 • LD50(경피, 쥐 또는 토끼) : 400 mg/kg 이하 • LD50(쥐, 4시간 흡입) : 2,000 ppm 이하

3) 임상검사실에서의 주의사항

[일반적 사항]

① 모든 임상검사는 진단 및 치료에 지침이 되므로 검사법에 익숙해야 하며, 세심한 주의와 신속 · 정확을 기해야 한다.

② 잘 알고 있는 사항이라도 주의를 게을리 하여 뜻밖의 결과를 초래하는 경우가 있으므로 그때마다 실험 방법을 올바르게 숙지하는 것이 중요하다.

③ 간단한 검사법이라도 그 판정에는 숙련을 요하는 것이 많으므로 스스로 경험을 쌓아서 자신있는 판단을 내리도록 한다.

④ 검사성적에 의문이 있을 때에는 반드시 동일한 방법 또는 다른 술식으로 재검해 보아야 한다. 절대로 "적당히 가감"해서는 안 된다.

⑤ 검사를 할 때는 그 원리를 충분히 이해하고, 만약 예상치 않는 결과가 나왔을 때는 그 원인을 탐구해 볼 필요가 있다.

⑥ 검사성적의 정확을 기하기 위해서는 동일 검사목적의 다른 방법과 비교검토하고, 또한 때때로 회수시험을 하거나, 또는 검정시료를 사용하여 정도관리를 할 필요가 있다.

⑦ 경험사항은 무엇이든 기록해 두는 습관을 기르도록 하며, 이것은 자신의 경험을 활용하고 기능을 향상시킴은 물론 사고의 재발이나 정도관리에 도움이 된다.

⑧ 검사성적의 보고는 신속히 해야한다. 또한 검사성적은 피검자의 일신상의 비밀에 속하므로 관계자 이외에는 절대로 이야기해서는 안된다.

⑨ 검사실 안전의 4요소인 정리, 청소, 청결과 정돈 상태는 실험을 신속 · 정확하게 하기 위해서도, 또는 예기치 않는 사고를 미연에 방지하기 위해서도 중요하다.

⑩ 검사실 내에서 음식을 먹거나 담배를 피우는 행위는 감염과 오염의 방지, 그리고 질서유지를 위해서도 금지시켜야 한다.

⑪ 검사용 기구는 항상 소중히 다룸으로써, 경비절약에 유의해야 한다.

⑫ 임상검사실은 학술적 연구 장소일 뿐만이 아니라, 주의력 · 인내력 · 도덕심을 기르는 수련장이라 생각해야 한다.

[피검재료에 대해서]

① 피검재료는 필요 이상으로 많이 사용하거나, 또는 후에 다시한번 조사해야 할 경우가 흔히 있기 때문에 너무 성급하게 버려서는 안 된다.

② 피검재료에는 반드시 환자의 성명, 채취년월일, 기타 필요사항을 기록해 둔다. 기억에만 의존했다가 뜻하지 않은 혼란을 초래할 때가 있다. 또한, 보존을 요하는

것은 그 취지를 기록해 두어야 한다.

③ 피검재료는 항상 위험한 병원성 미생물(세균 또는 바이러스)을 가지고 있다고 생각하고, 실내·피복 등을 오염시키지 않도록 주의해야 하며, 검사가 끝났을 때에는 반드시 손을 소독하고, 병원성 미생물을 보유하고 있다고 생각되는 것은 약물 또는 고압 멸균소독하여 감염관리규정 등에 준하여 폐기처분한다.

④ 감염성 병원체는 감염관리규정에 따라야 한다.

[시약에 대해서]

① 시약은 한꺼번에 많이 만들지 않는 것이 좋다. 장기간 사용하면 오염되기 쉽고, 또한 효력에 변화가 온다. 시약이 오래되어 변질되면 잘못된 성적이 나오는 경우가 흔히 있다. 설령 안정한 시약이라도 검정해 둘 필요가 있다.

② 시약은 마개가 있는 경질 유리병 또는 플라스틱 용기에 저장한다. 빛에 의해서 변화하는 약품은 갈색병에 담아 둔다. 특히 부패나 변질되기 쉬운 시약은 냉암소에 보관한다.

③ 동결보존을 요하는 시약은 사용할 때마다 용해 → 동결을 반복하게 되면 변질되기 쉬우므로, 소분하여 동결보존해 두는 것이 좋다.

④ 시약병에는 반드시 label을 붙이고, 시약병·농도·조제년월일 등을 기입해 둔다. 시약을 쏟을 때에는 label이 붙은 쪽이 위로 오게 하여 붓도록 한다. 만약 시약이 흘러내려도 label에 묻지 않게 하기 위함이다.

⑤ 시약병은 사용할 때마다 마개를 막도록 하고, 점적병의 마개는 폐쇄 위치로 돌려놓고, 반드시 정해진 장소에 보관해 둔다. 마개가 다른 것과 바뀌지 않도록 주의한다.

⑥ 화학적으로 청정한 피펫이 아니면 시약병에 직접 넣어서는 안된다. 또한 일단 덜어낸 시약은 원칙적으로 시약병에 다시 담아서는 안된다. 따라서 필요한 만큼만 덜도록 습관을 길러야 한다.

⑦ 극약을 피펫으로 빨아들일 때에는 충분히 주의한다. 될 수 있는 대로 고무 스포이드가 달린 안전 피펫(propipette)이나 pip pump 또는 pipette aid를 사용한다.

⑧ 강산이나 강알칼리 등은 낮은 위치에 보관하도록 하며, 책상 위나 탁자 위에 쓰러지지 않도록 특히 주의해야 하며, 싱크대에 버릴 때에는 물로 충분히 희석하여 환경오염이 되지 않도록 지정된 폐수관을 통해 버리도록 한다.

⑨ 방사성 물질이 함유된 시약을 사용할 때에는 위험물 취급에 관한 규정에 따라야 한다.

[검사기구에 대해서]

① 검사기구는 사용후 가급적 빨리 닦거나, 세정 · 건조 · 소독 · 멸균 등을 하여, 각각 정해진 장소에 보관하고, 먼지가 앉지 않도록 한다.

② 한번 사용한 피펫이나 약스픈 등은 세정 · 건조하지 않은 채 다른 약품에 사용해서는 안된다.

③ 유리 기구는 사용후 세제용액 또는 크레졸 비누액 속에 넣어 두었다가 나중에 증류수로 세정한다. 부착물이 묻은 채 방치하면 마개가 고착되거나 세정이 어렵게 된다.

④ 세균에 오염되었을 가능성이 있는 유리 기구는 사용후 반드시 멸균처리하여 폐기하거나 또는 증류수로 세정, 멸균하여 다시 사용한다.

⑤ 세균검사용 기구는 반드시 멸균해야만 한다. 백금선 · 백금이 등이 화염멸균(작열할 때까지) 하고, 시험관 · petri dish · pipette 건열멸균(시험관은 솜으로 막고, petri dish · pipette 등은 종이에 싸거나 금속 용기에 넣어 160℃에서 30~60분), 주사기, 핀세트 등은 자비소독(121℃에서 5~10분)을 하는 것이 통례이다.

⑥ 현미경, 원심기 기타 정밀기계의 사용 · 보수 등은 최대의 주의를 기울여 취급해야 한다.

[화기 · 수도 · 전기에 대해서]

① 검사가 끝난 후에는 반드시 가스 · 전기 · 수도에 주의한다. 특히 밝은 방에서는 Bunsen burner에 점화되어 있는 것을 잊어버리기 쉽다. 가스는 개별콕크를 잠그고 난 후에 main cock을 잠그도록 한다.

② 인화성 약품(에테르, 석유, 벤진, 톨루올, 알코올 등)에 대해서는 화기에 충분히 주의하고, 이들 약품을 다량을 실험대 위에 두지 않도록 한다. 만약 잘못 인화되었을 때에는 먼저 가스를 잠그고, 젖은 수건 등으로 불을 덮거나, 모래를 뿌린다. 만일의 경우에는 침착하게 대처할 수 있도록 마음의 준비를 하고 있어야 한다.

④ 정격 전압, 전류 안전장치가 되어 있는 전기시설과 ME기기를 사용하여야 함을 물론 CF(Core Float)형과 BF(Body Float)형 기기를 사용하여야 한다.

⑤ 전기충격을 방지하기 위하여 AVR 시스템과 EPR(Equipotential Patient Reference) 시스템의 설치는 물론 충전부의 이중절연, 저압 및 초저압화 기기의 사용과 보호접지 등, 2중으로 안전성을 확보하고 올바른 취급 방법을 정확하게 숙지한 후 사용한다.

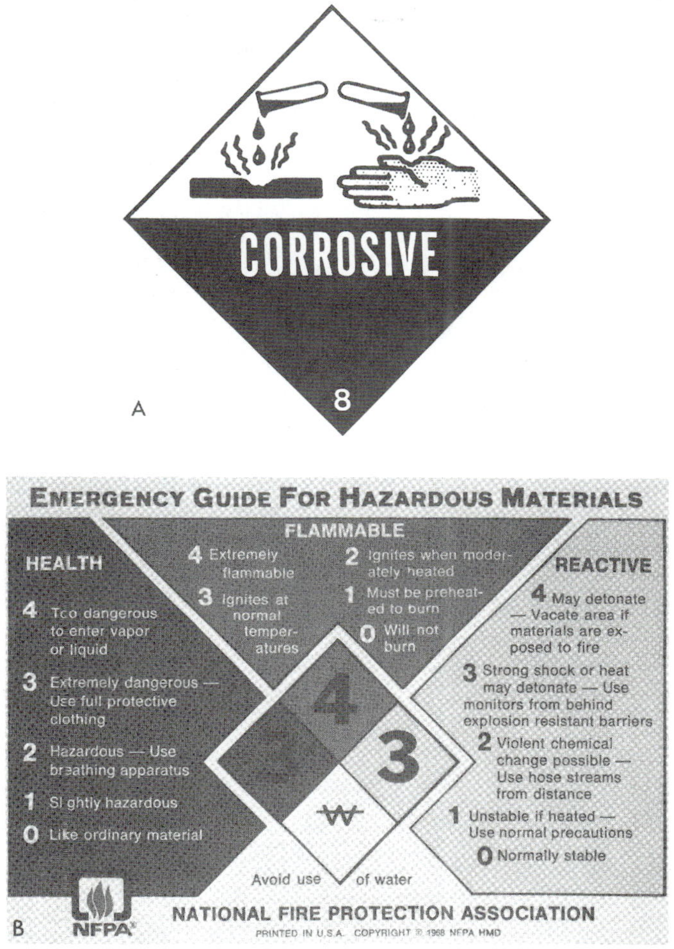

그림 1-1. 부식성 물질 표시(A)와 NFPA에서 분류한 위험 물질 구분(B)

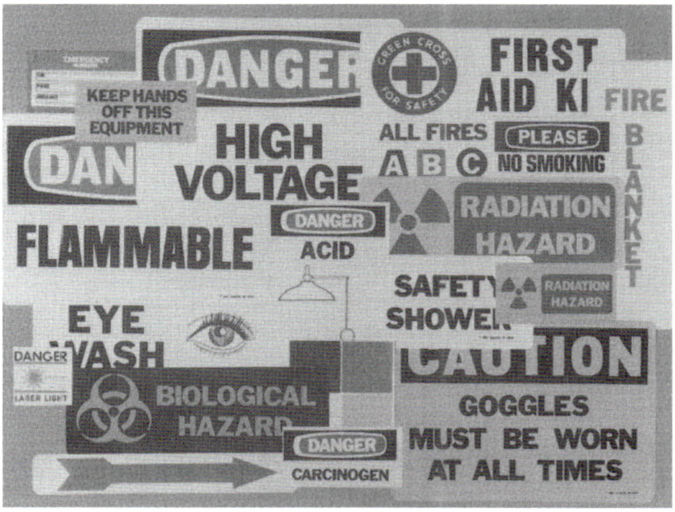

그림 1-2. 각종 위험물질 표시

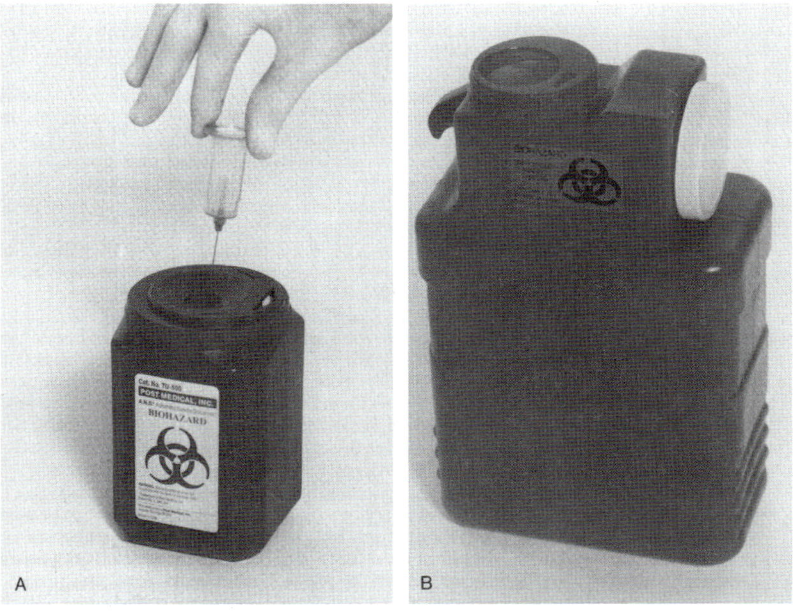

그림 1-3. 생물학적인 위험물질들(Biological harzards)로부터 오염을 방지하기 위하여 사용하는 주사바늘 처리기구(A : 작은 주사바늘, B : 비교적 큰 주사바늘)

CHAPTER 2

초자기구의 종류와 사용법

The Kind of Glass Wares

1. 초자기구의 종류

임상화학실험에서는 많은 초자기구와 여러 가지 기계, 기구를 사용하고 있다. 그러나 각종 기계, 기구는 실험결과에 미치는 영향이 크기 때문에 그 종류나 용도, 특징 및 장・단점을 알아두는 것이 중요하다. 보통 초자기구는 내열온도 및 Alkali 용출량에 따라 경질과 연질로 나누고, 경질은 다시 1급, 2급, 보통질로 나눈다.

1) 눈금의 표시

(1) T.C pipette(To contain)

피펫내에 들어있는 용량을 표시한 것으로, pipette내에 수은을 넣었을 때 내벽에 묻지 않으므로 검정시에는 수은을 사용한다. 따라서 이 종류의 pipette는 씻어내는 종류(wash out pipette)로 적은양의 계량용에 주로 이용된다. 예를 들면, Sahli pipette, Folin sugar pipette, Lambda pipette 등이 있다.

(2) T.D pipette(To deliver)

Pepette에서 표시된 용량을 옮겼을 때(방출된 후)의 양을 표시한 것으로, pipette 내에 증류수를 넣어서 자연스럽게 흘러나온 량을 기준으로 하고, 검정시에는 증류수를 사용한다. 따라서 이 종류의 pipette는 급히 불어내서도 안되고, pipette 끝에 남은 량을 불어도 안되는 pipette로, 예로써는 möhr pipette, transfer pipette, measuring pipette 등이 있다.

(3) To blow out pipette

T.D pipette과 같으나 최후에 남는 한방울을 불어 내어 포함시키는 것이 다르며(blow out pipette), mouth piece 쪽에 젖빛유리로 etched ring이 표시되어 있다.

(4) Between two marks

용량 플라스크에 두 개의 눈금만이 표시되어 있으며 위쪽의 선은 T.D이고, 아래쪽의 선은 T.C이다.

2) Pepette의 종류

(1) Volumetric pipette, or, transfer pipette

Pipette의 중앙에 긴 팽대부가 있고 이 부분은 pipette 내벽에 증류수막의 면적을 적게하여 오차를 줄이고 정확한 량을 옮길 수 있어, 검체 채취 및 표준액을 취할 때 사용한다.

(2) Ostwald pipette

Volumetric pipette과 비슷한 모양으로 팽대부가 pipette끝 가까이에 있으며, 적은량(2 mL 이하)의 점성이 있는 혈청이나 혈액을 취할 때 사용한다.

(3) Serological pipette

원통관 전체에 용량의 눈금으로 pipette 끝 부분까지 균일하게 표시되어 있다. 이 눈금은 증류수로 검정 눈금이 그어져 있고, pipette 총량을 계측시에만 정확성을 인식하지만 정확을 요하는 표준액, 검체를 취하는 데는 부적합하다.

(4) Möhr pipette

원통관 전체에 용량의 눈금이 균일한 원통부분(직경이 같은 부분)까지만 눈금이 표시되어 있다. 즉 pipette 끝 부분의 사선 부위에는 눈금이 표시가 없다. 사선부분의 계량을 요하지 않는 시약을 취할 때 사용한다.

(5) Micropipett

검체 등의 적은 용량인 Lambda로 표시되는 량을 취급할 때 사용한다.

① **Sahli pipette**

일정한 크기의 모세관으로 되어 있는 미량 채취용 pipett으로, Hemoglobin 측정에 쓰인다(Wash out pipette).

② **Lang-Levy pipette**

모세관형으로 중앙부가 잘록한 곳이 있어 용량이 고정되고, Wash out pipette으로 constructive 형이다.

③ **Kirk pipette**

모세관형으로 Lang-Levy pipette와 비슷하나 잘록한 곳이 없으나 용량을 눈금까지 고정시키는 constructive 형이다.

④ **Capillary pipette**

모세관형으로 일정량의 눈금이 모세관에 표시되어 있는 pipette.

(6) 안전 pipette(pipette filler)

고무제로 위험한 시약이나 더러운 시료를 취하고자 할 때 사용한다.

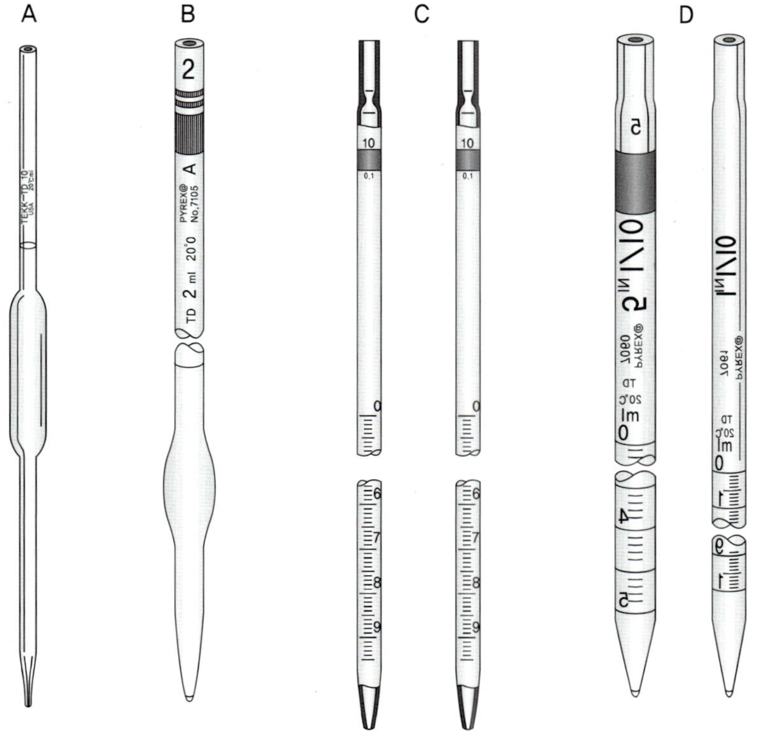

그림 2-1. Pepette의 종류.
A. Volumetric p pette, B. Ostwald pipette, C. Serological pipette, D. Möhr pipette.

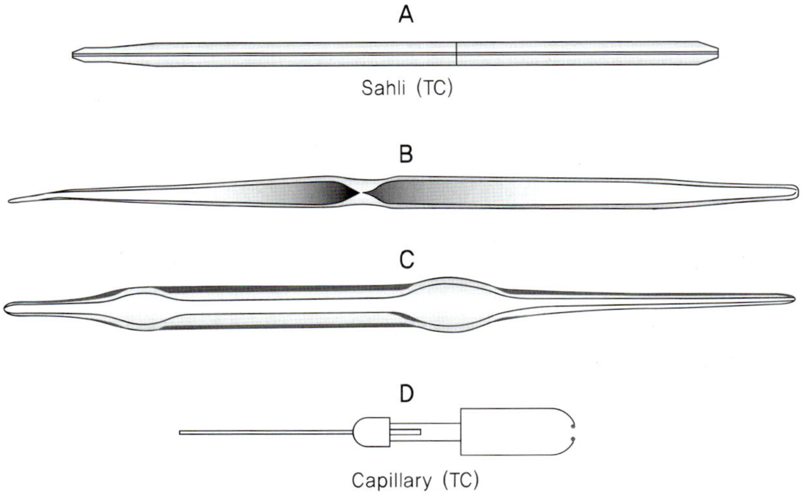

Micropipette.
A. Sahli pipette, B. Lang-Levy pipette, C. Kirk pipette, D. Capillary pipette

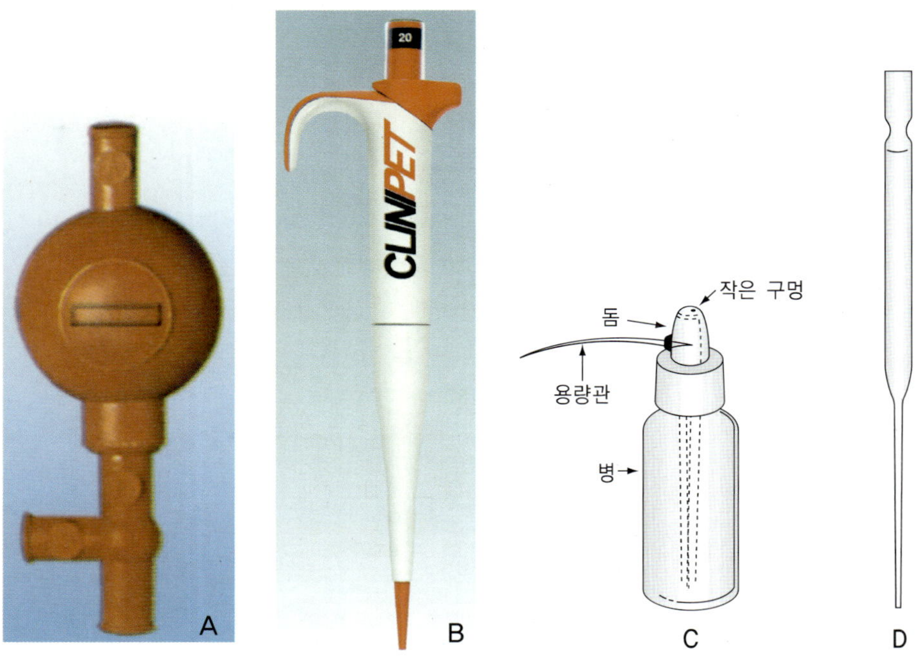

Pipette의 종류.
A. 안전 pipette, B. Auto pipette, C. Sanz pipette, D. Pasteur pipette.

(7) Sanz pipette

시약병과 모세관으로 구성된 것으로서 시약의 일정량을 배출시키는 경우와 검체의 일정량을 채취하는 경우에 사용한다.

(8) Auto pipette(Ependorf pipette)

만년필형으로 끝에 tip이 끼어 있으며 용량에 있어 고정형과 가변형이 있으며, knock 형이다.

(9) Pasteur pipette

Pipette의 끝 부분이 몸통보다 상당히 가늘고 긴 것으로 눈금이 없고 흡입구에 고무 bulb가 있는 것

3) Buret의 종류

Buret이란 표준액을 넣고 적정할 때 사용하는 분석용기구로서 T.D로 표시되어 있으며, 용액의 유출량을 자유롭게 조절할 수 있는 stop cork가 붙어 있어 쉽게 적은량도 가할 수 있다.

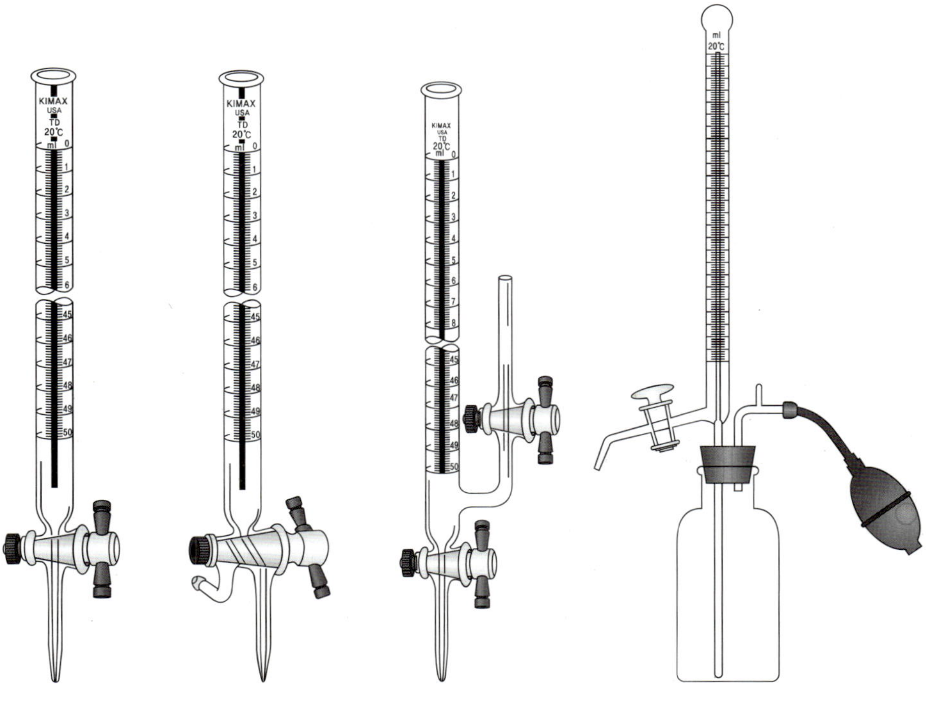

A B C D

그림 2-4. Buret의 종류.
A. 보통형, B. 미량형, C. 초미량형, D. 자동뷰렛

(1) 보통형(Macro buret)

전체량이 10 mL, 25 mL, 50 mL인 것이 주로 사용되고 한 눈금은 1/10 mL이다. stop cork는 유리, teflon제, 고무관의 pinch cork 유리구슬 등이 있다.

(2) 미량형(Micro buret)

전량이 1~3 mL인 것으로 한 눈금은 1/100 mL이다.

(3) 초미량형

전량이 0.1~1 mL인 것으로 한 눈금은 1/1,000 mL이다.

(4) Autoburet(자동뷰렛)

적정을 반복할 때 자동적으로 적정액이 뷰렛 내에 들어가게 한 것이다.

4) Flask의 종류

Flask란 화학실험에서 화학반응, 증류, 용량측정, 조제 및 분석에 널리 사용된다.

(1) Erlenmeyer flask(삼각플라스크)

용량은 1~3,000 mL까지 다양하며, 용도는 광범위하게 사용된다. 주로 적정, 혼합, 조제에 이용한다.

(2) Boiling flask

바닥이 둥근 것으로 가열에 대해 강하며, 환류, 증류장치에 주로 사용한다.

(3) Filtering flask(여과용 플라스크)

삼각플라스크와 같으나 목부위에 가지가 달려 있어 흡입장치에 연결할 수 있다. 주로 Büchner funnel과 funnel에 연결하여 흡입 여과용으로 사용한다.

(4) Kjeldahl flask

증류 flask와 비슷하나 타원형으로 되어 있고, 주로 질소화합물을 분해하는데 사용한다.

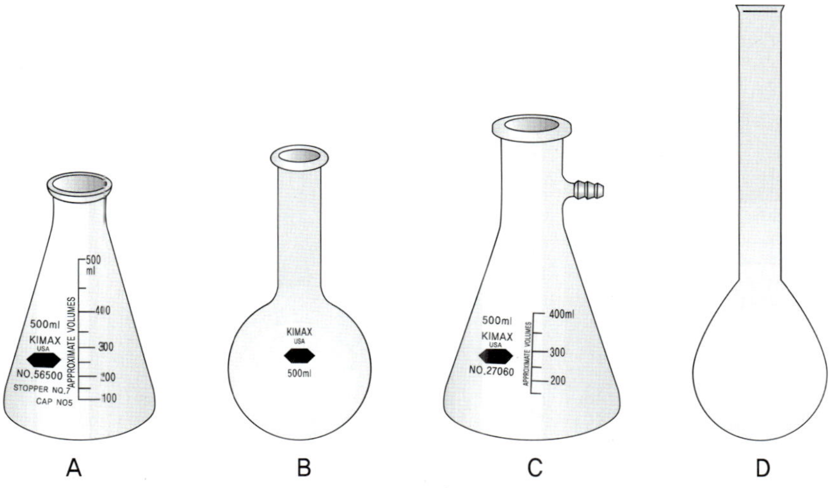

그림 2-5. Flask의 종류.
A. 삼각플라스크, B. Boiling flask, C. 여과용 플라스크, D. Kjeldahl flask.

(5) Volumetric flask(용량 플라스크)

증류 flask와 비슷하나 아랫부분이 편평하고 넓으며, 윗부분은 목이 가늘고 1~2개의 눈금이 있으며 주로 시약, 표준액의 제조, 및 희석에 사용하는 정확한 용량기구이다.

5) Funnel

Funnel은 용액의 여과에 사용하는 기구이다.

(1) Funnel(일명 bunsen funnel)

일반적으로 일반화학실험이나 분석에 사용한다.

(2) Ribbed funnel(주름진 깔때기)

깔때기 내면에 아래방향으로 주름을 만들어 여과속도를 높인 것이다(신속여과용).

(3) Büchner funnel

흡인여과에 사용하는 도자기제 또는 plastic제의 감압 여과기이다. 여과판 위에 여과지를 밀착시키고 흡인 여과한다.

(4) Separating funnel(분별깔때기, 분액깔때기)

간단한 추출과정에 이용하며, 용액층과 용매층(혼합되지 않는 액체)을 분리하는데 사용되고, 요중의 17-Ketosteroid 추출과정 등에 이용된다.

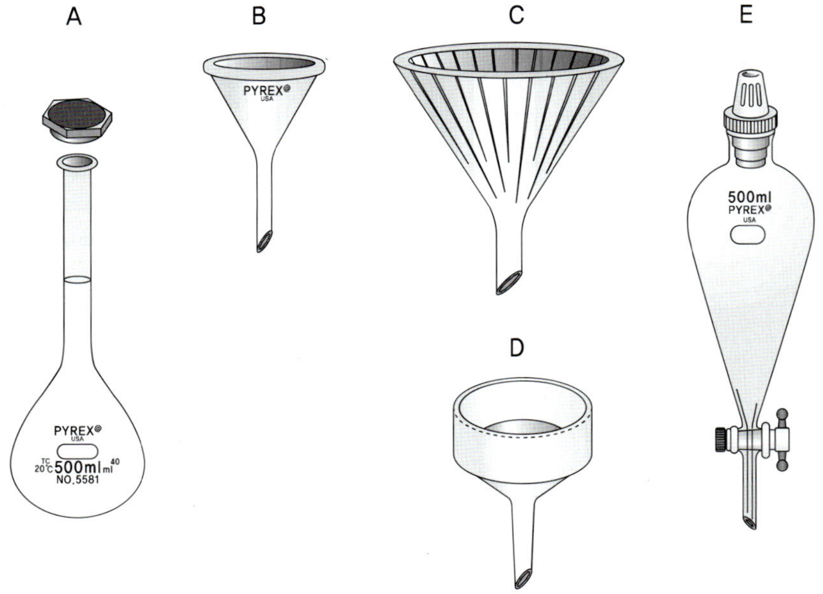

그림 2-6. A. Volumetric flask, B. Bunsen funnel, C. ribbed funnel, D. B chner funnel, E. Separatory funnel.

6) Test, tube

(1) Kahn tube

12×75 mm의 소형 tube

(2) Wasserman tube(4부)

13×100 mm의 tube, 총용량이 약 10 mL 이다.

(3) Test tube(중형시험관 : 5부)

15×150 mm의 tube, 총양량이 약 20 mL이다.

(4) Test tube(대형시험관 : 6부)

18×200 mL의 tube, 총용량이 약 30 mL이다.

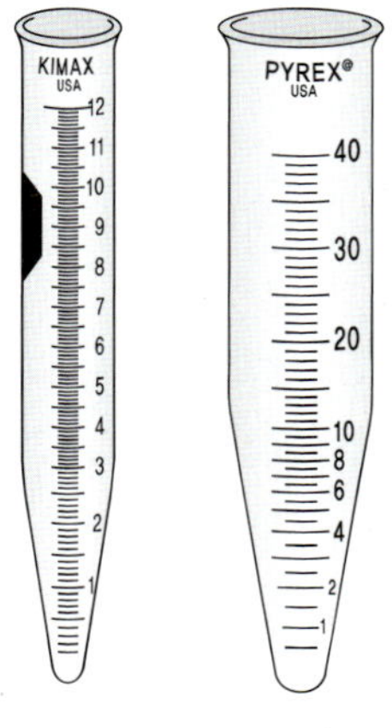

그림 2-7.
Centrifuge tube

(5) Centrifuge tube

원심분리용 시험관으로, 각 원침검사등에 사용한다.

(6) Screw cap tube

시험관에 뚜껑이 있는 것으로, 배양검사 및 휘발성 물질의 검사에 사용한다.

(7) Folin-Wu sugar tube

각종 당을 측정시에 사용한다.

(8) N.P.N tube

비단백질소 측정에 사용

(9) Diazo tube

요의 Diazo 반응에 사용

(10) Esbach tube

요의 단백정량에 사용

(11) Nissl tube

뇌척수액의 단백정량에 사용

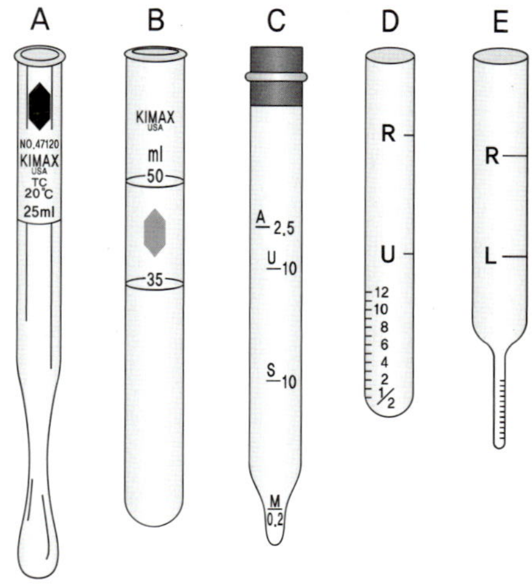

그림 2-8. A. Folin-Wu sugar tube, B. N.P.N tube, C. Diazo tube, D. Esbach tube, E. Nissl tube.

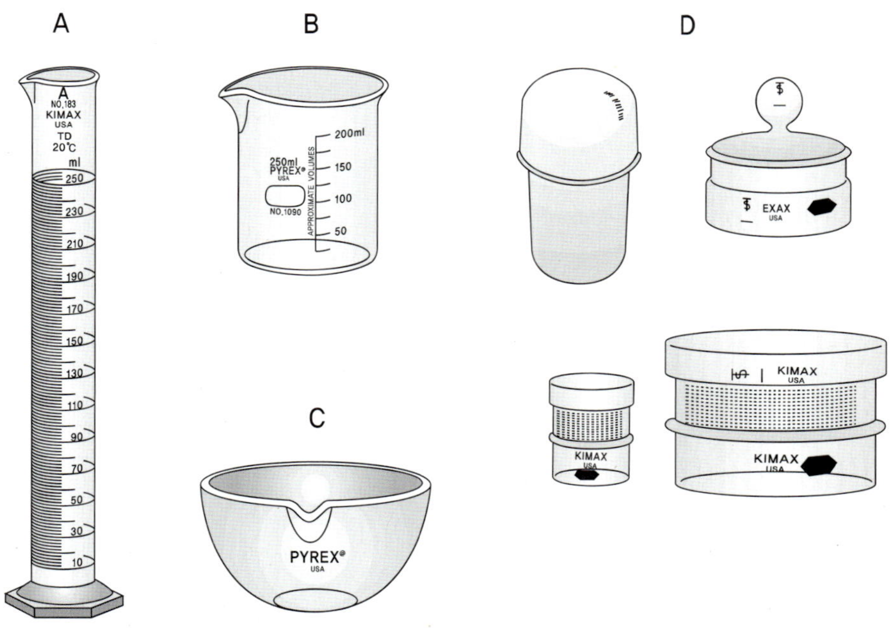

그림 2-9. A. cylinder, B. Beaker, C. Evaporating dish, D. Weighting bottle.

7) 기타

(1) Cylinder

정확을 크게 요하지 않는 용액의 계량에 쓰인다.

(2) Beaker

시료의 가열, 용해 등 제조에 사용

(3) Evaporating dish

주로 규조토로 만들어진 것이며, 각종 물질의 건조, 또는 회화 목적으로 사용한다.

(4) Weighing bottle

유리제품으로 적은 Beaker와 같은 형에 뚜껑이 있으며, 주로 시약을 칭량할 때 사용한다.

(5) Condenser(냉각기)

발생된 증기를 냉각, 응축시키는 초자기구로써 용도에 따라 구별하여 사용되기도 한다.

① Liebig condenser
② Allihn condenser
③ Graham condenser
④ Widmer spiral condenser

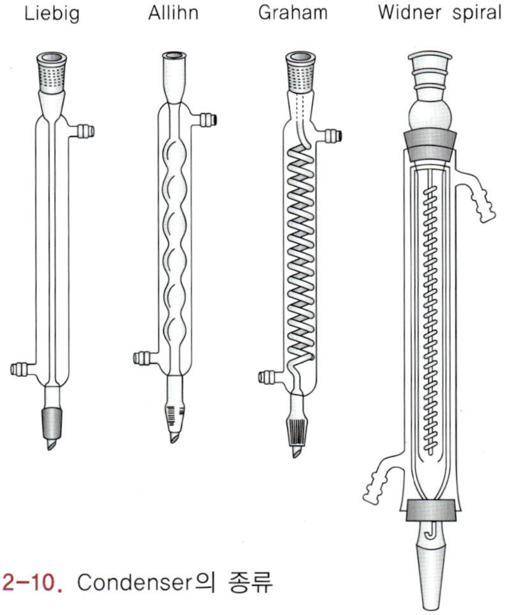

그림 2-10. Condenser의 종류

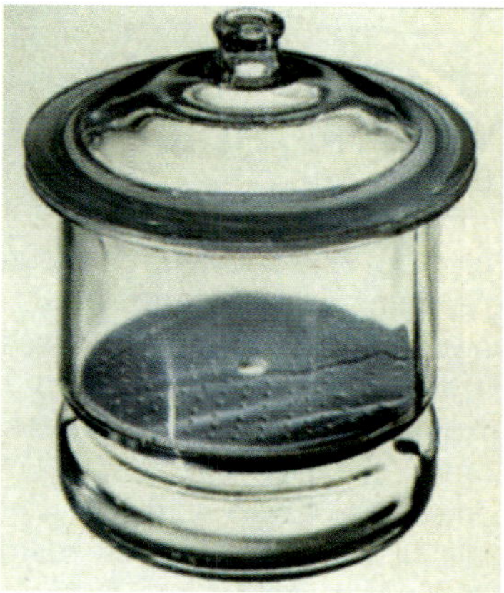 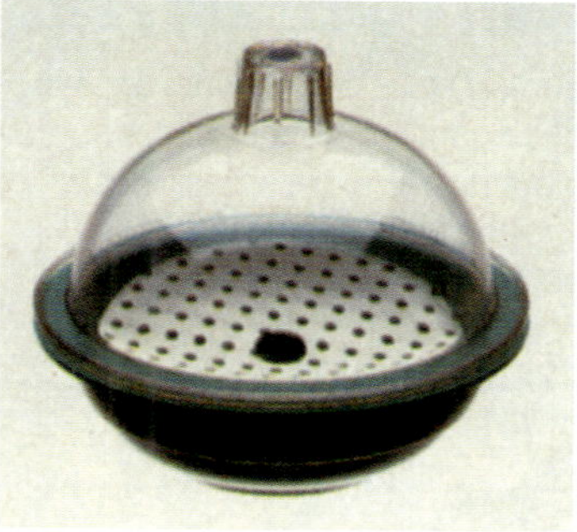

Desiccator

(6) Desiccator (제습기)

일명 건조기라고도 하고, 습기를 피해 보관하고자 하는 각종 약품, 시약 등을 보관할 수 있는 기구이며, 아래쪽에 흡습제를 넣고 약품 등은 위에 넣어둔다.

① $CaCl_2$: 기체, 액체, 고체 등의 건조 특히 탄화수소나 할로겐화합물, Ether류의 건조사용
② $CuSO_4$: Ethanol, Benzene, Ether 등에 사용
③ CaO : Alcohol 건조
④ P_2O_5 : 가장 강력한 건조제로, 고체나 기체의 건조에 적합
⑤ 농황산 : 액체 건조제로서 고체나 기체의 건조에 사용
⑥ Al_2O_3 : 강력한 건조젤 중성건조제로 사용

(7) Cuvette

보통 비색관이라고 하며, 광도계에서 빛의 흡광도를 측정하는데 이용되며 재질로는 유리 석용, plastic 등이 있다.

(8) Washing bottle

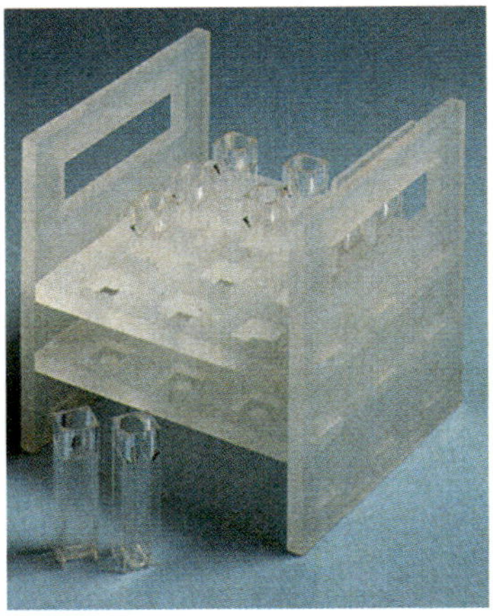

(9) Dropping bottle

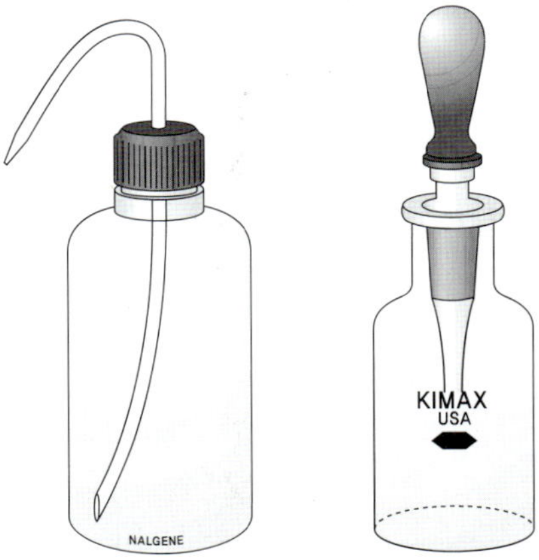

(10) Chromatography column

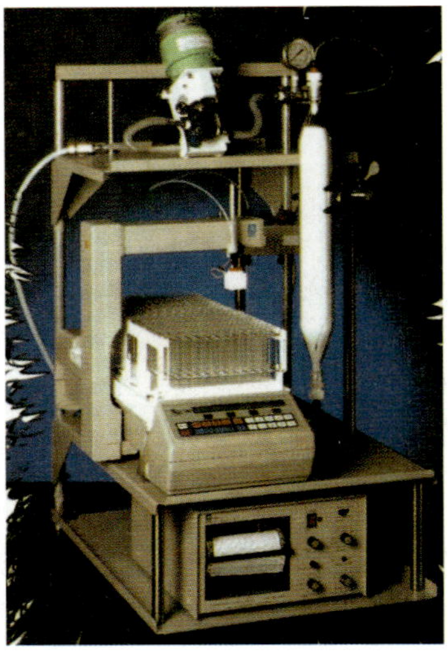

(11) 비중계

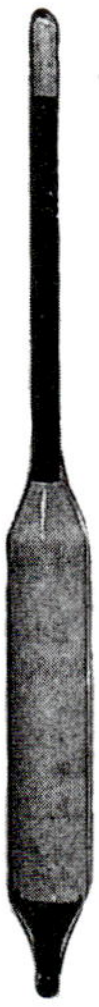

(12) Mortar & pestle

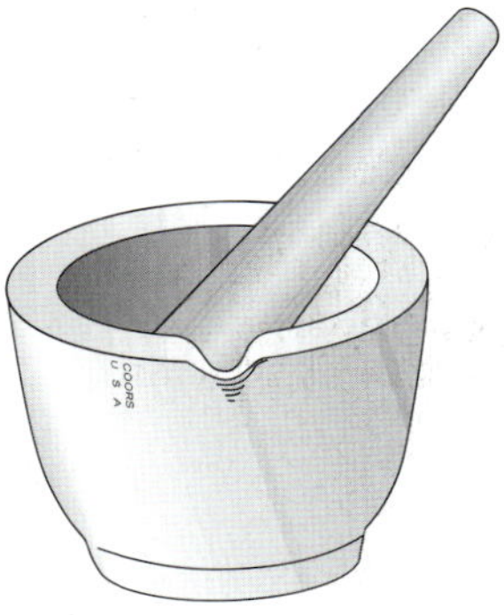

(13) Syringe pipette

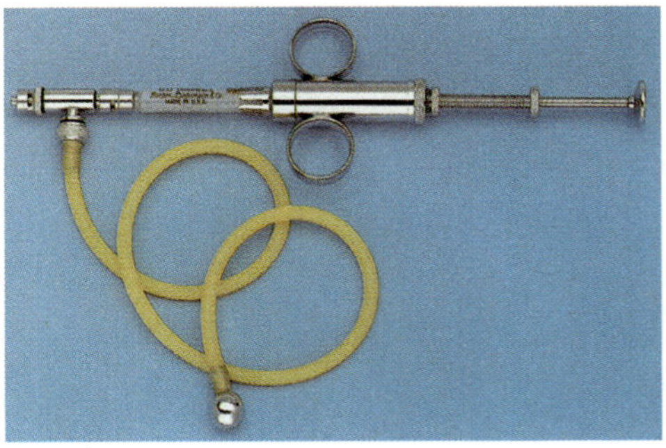

(14) Dispenser

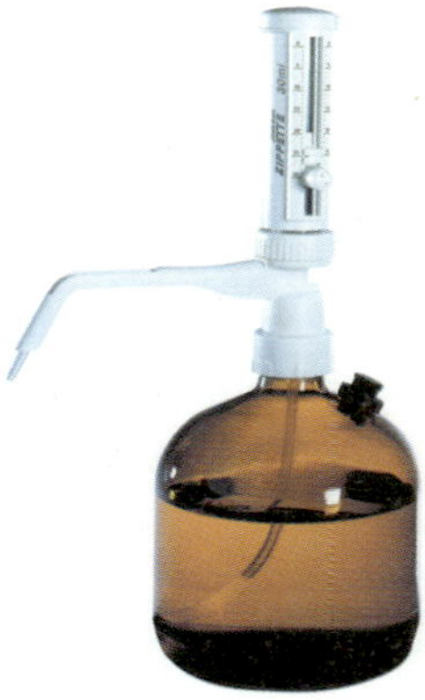

(15) Tube Rack

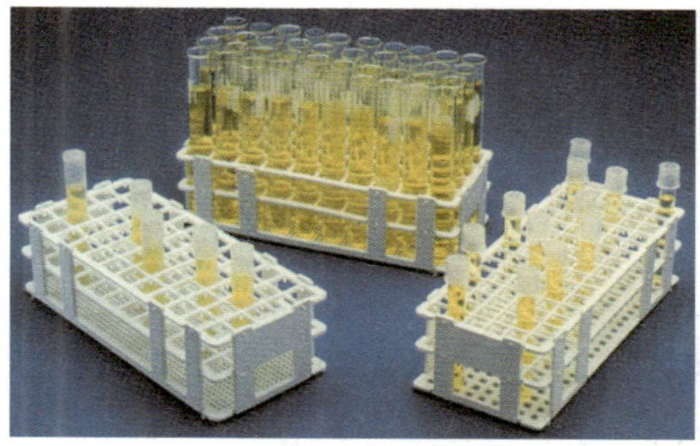

8) 검사실에서 사용하는 기계

(1) Spectrophotometer

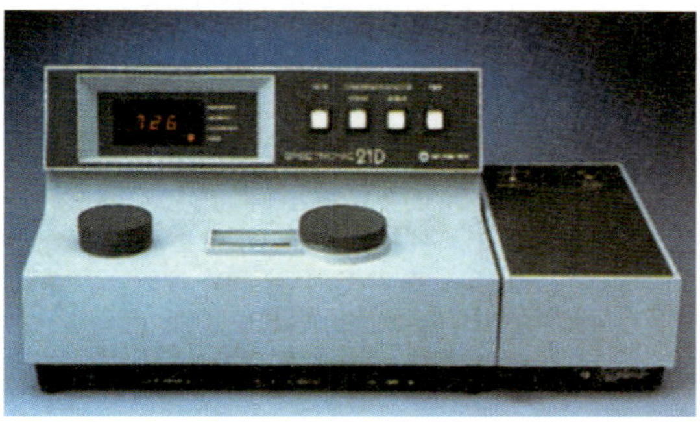

(2) Water bath

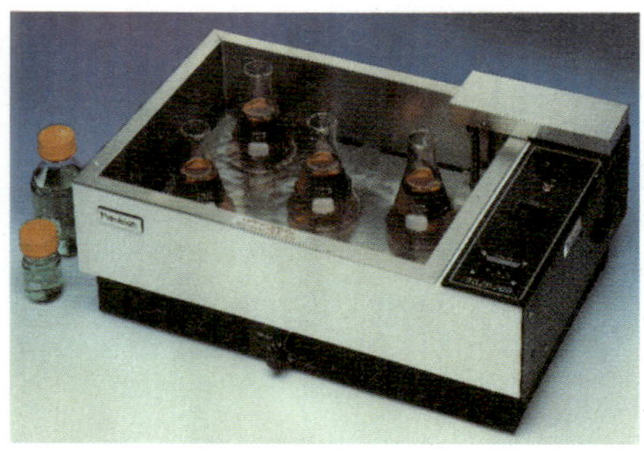

(3) pH meter

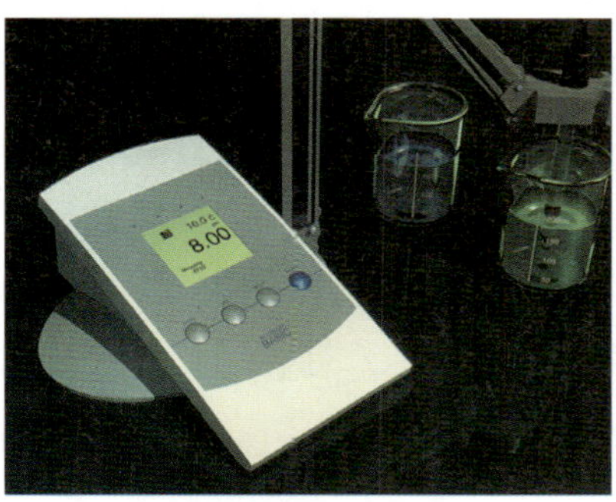

(4) Voltex mixer

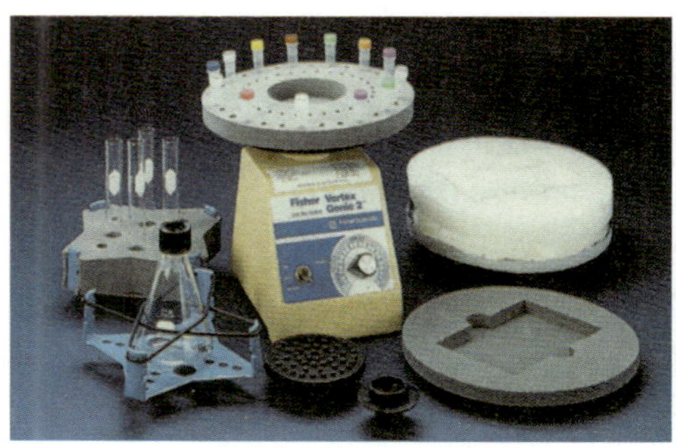

(5) Dry oven

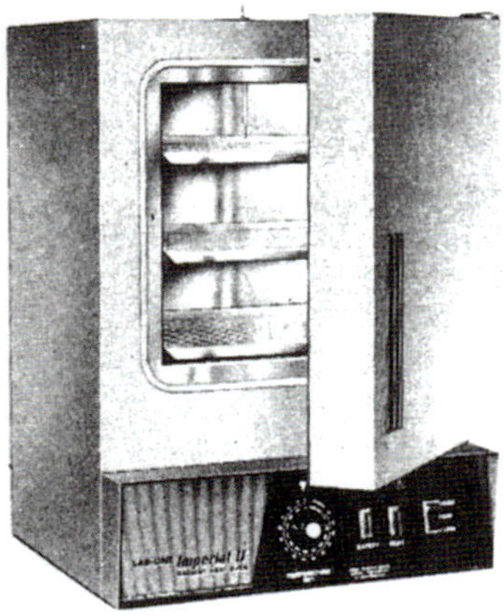

(6) Incubator

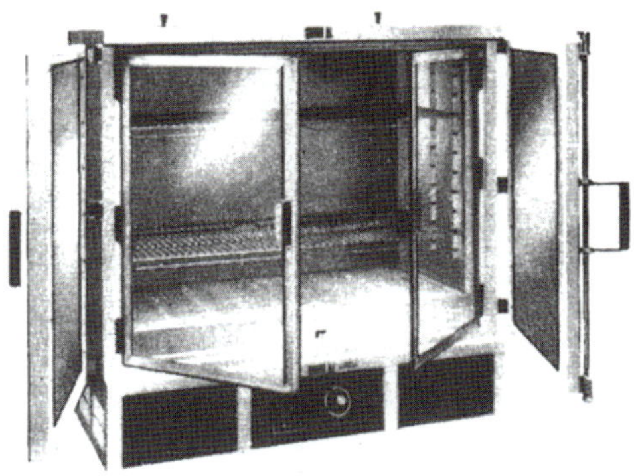

(7) Centrifuge

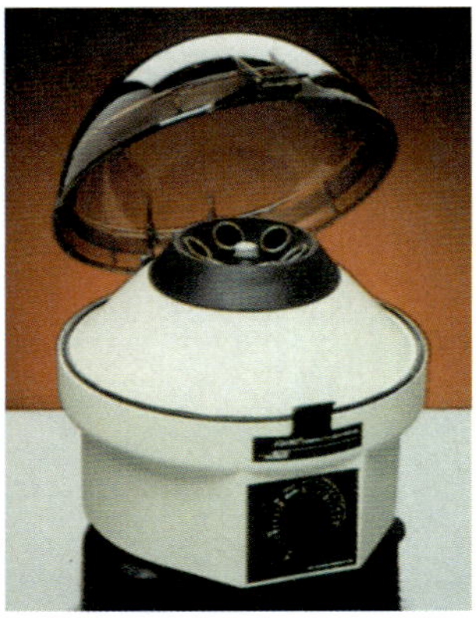

(8) Magnetic stirrer

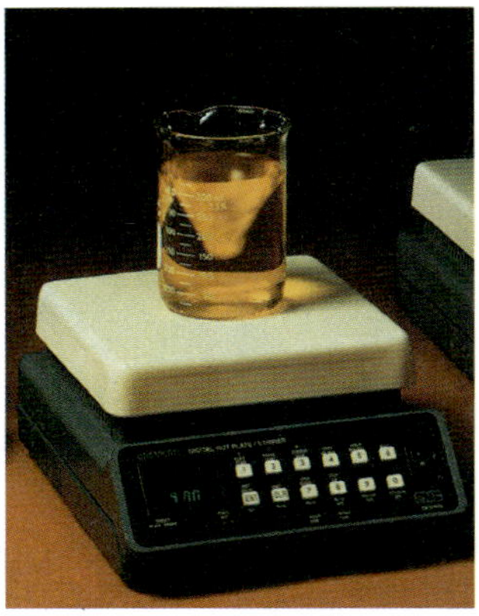

(9) Distilled water apparatus

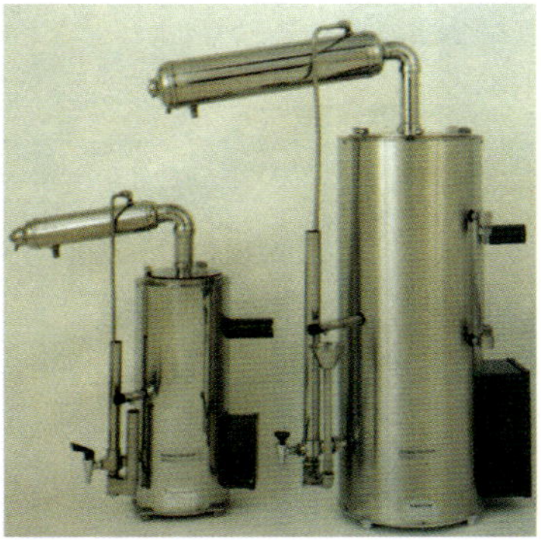

(10) Natelson gasometer

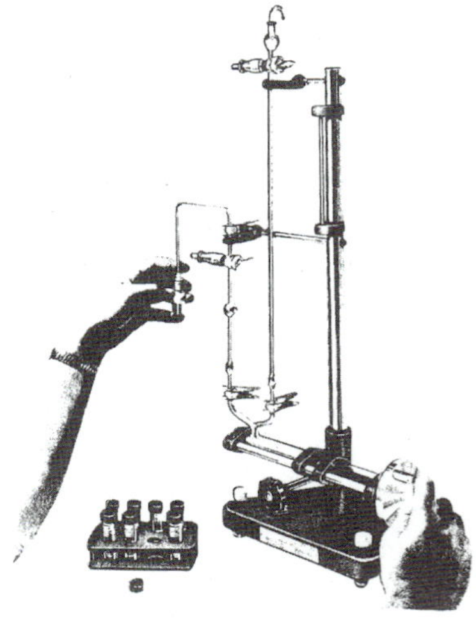

(11) Pipette washer

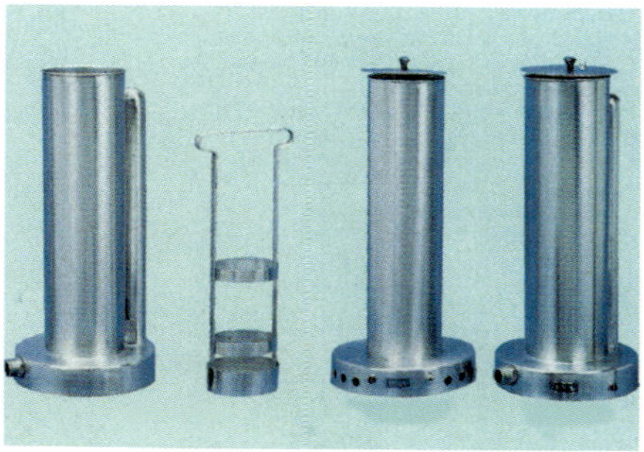

(12) Direct balance

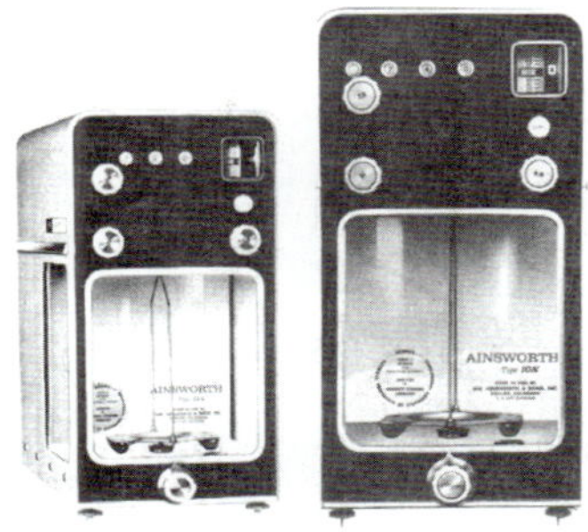

(13) Refractometer

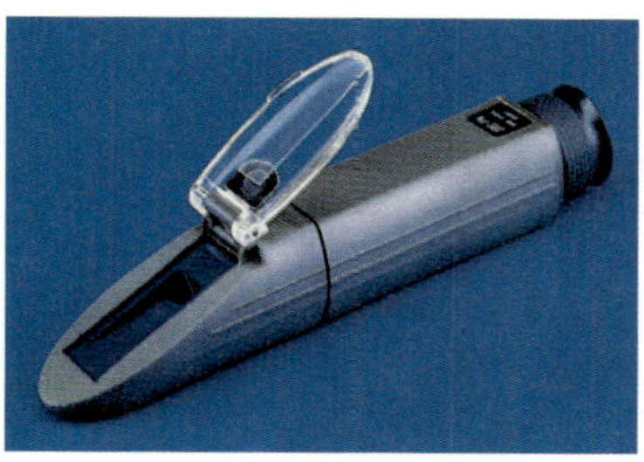

(14) Aspirator

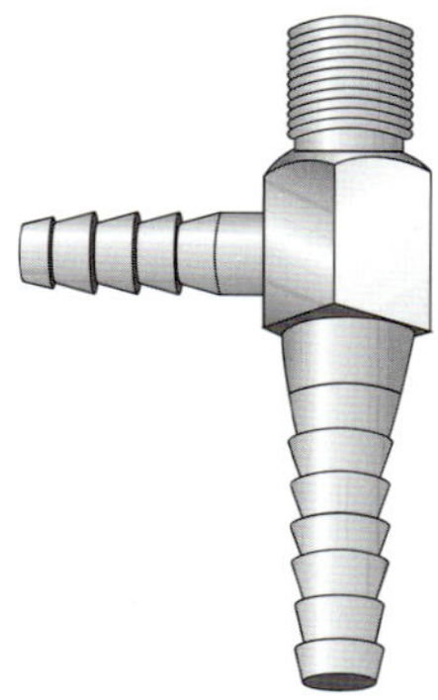

(15) Water Demineralizer

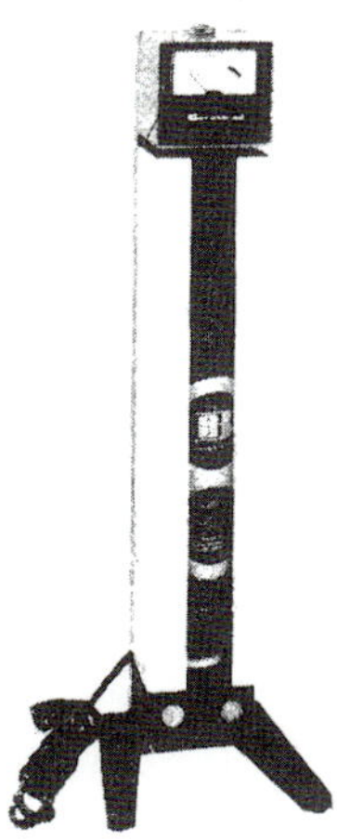

(16) Electrophoresis chamber

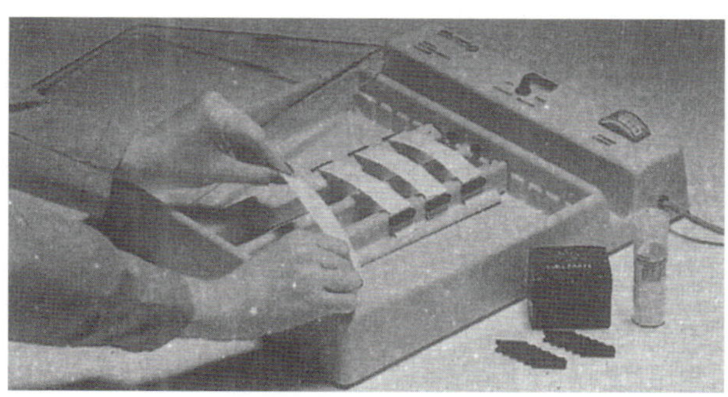

(17) Kjeldahl apparatus

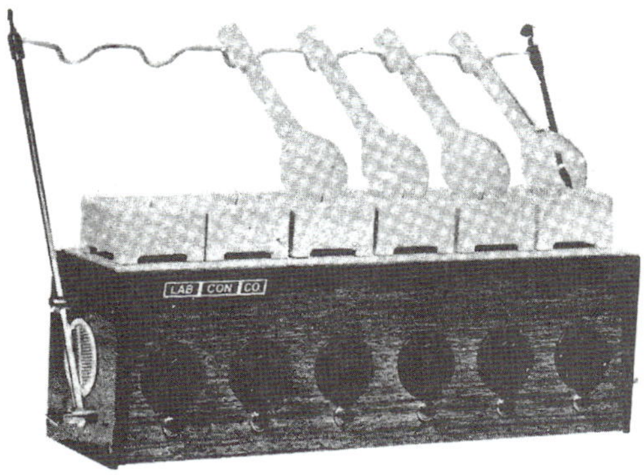

(18) Chromatography jar

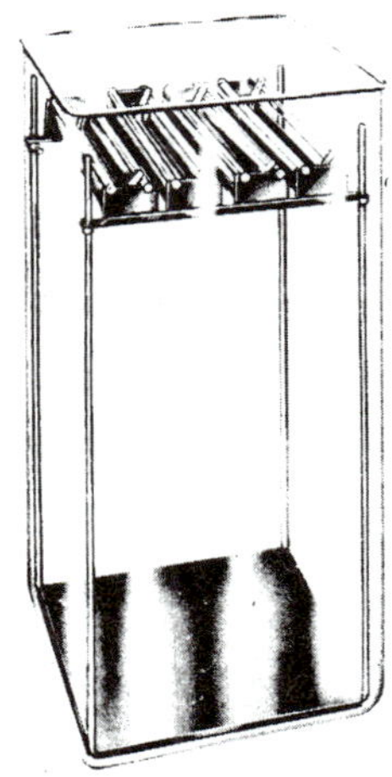

(19) Gas regulator

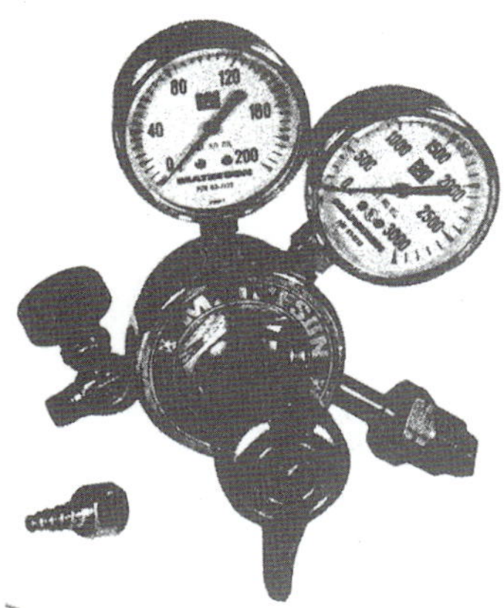

(20) Gel Electrophoresis chamber

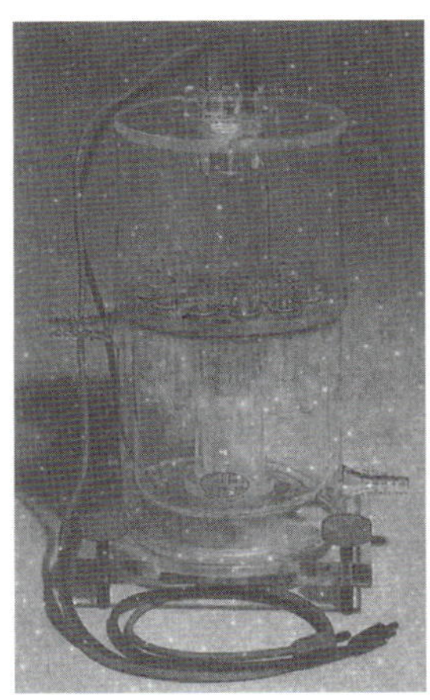

(21) Cork borer

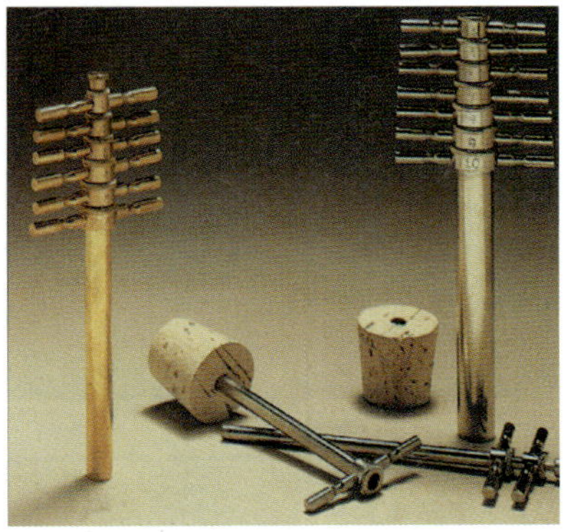

2. 사용법

1) Autopipette

① 가변형일 경우 필요 용량을 조절하여 맞춘다.
② Disposable tip을 정확하게 끼운다.
③ 검체나 시약을 취할 때는 조작버튼을 1단계만 누른다.
④ Tip을 용액 속에 담그고 조작버튼을 3~4초에 걸쳐 서서히 올린다.
⑤ Tip끝이 닿지 않도록 바깥쪽을 닦아 낸다.
⑥ 옮겨서 가할 때 기벽에 대고 1단계 버튼을 서서히 누르고 1~2초 기다린 다음 2단계까지 누른다.

2) Volumetric flask

① 사용한 후에는 깨끗하게 세척한 후 실온에 거꾸로 세워서 건조한다.
② 조제하고자 하는 용질을 천칭으로 정확히 칭량한다.
③ volumetric flask에 증류수를 2/3정도 가하고, 칭량한 용질을 넣고 혼합하여 용해한다.
④ 용해가 완료되면 증류수를 가하여 눈금까지 채우고, Meniscus를 정확히 맞춘다.
⑤ 마개를 막고 거꾸로 한 다음 잘 혼합한다.
⑥ 혼합이 완료되면 똑바로 세워 놓고 10~20분 방치한 후 사용한다.

3) Separatory funnel

① 추출하고자 할 때 검체와 유기용매를 필요량 취한다.
② 마개를 막고 funnel를 거꾸로 한 다음 한 손의 손가락사이에 마개를 잡고 다른 손으로는 윗부분을 잡는다.
③ 강하게 혼합한 후 윗부분을 잡았던 손으로 cork을 열어 air를 빼준 다음 다시 잡고 반복한다.
④ 혼합이 끝나면 바로 세워 방치한다.
⑤ 마개를 열고 cork을 열어 액체를 분리한다.

3. 초자기구의 세척방법

1) 화학적 검사목적의 초자기구

화학적 검사목적을 위한 초자기구는 깨끗해서만은 안되고 화학적으로 모든 성분이 없어야만 한다.

(1) 시험관 및 일반 초자기구

시험관을 수돗물에 담그었다가 비눗물을 사용하여 솔로 닦고, 수돗물로 헹궈낸 다음, 비눗물에서 약 30분간 끓이고, 솔을 사용하여 닦고, 수돗물로 깨끗이 씻어 90℃정도에서 1시간정도 건조하여 사용한다. 특히 Fe, Calcium, Magnesium, lead 등의 중금속 정량에 사용되는 초자기구는 6^N 염산용액에 12~24시간 담궈둔 다음, 재증류수로 4~5회 세척한 것을 건조하여 사용한다.

(2) Pipette

사용한 후 수돗물에 담그어 혈액 및 혈청 등이 Pipette에 말라붙지 않게 한다. Pipette 세척기에 Pipette끝이 위쪽으로 가게 세우고 수도꼭지에 연결하여 약 30분 동안 물을 흘러 씻는 다음, 꺼내어 5~10분간 세워서 물이 흘러내리도록 하고 건조기에 100℃이하에서 약 1시간 건조하여 사용한다.

(3) 혈병이 묻은 Pipette

혈병이나 혈청이 말라붙은 Pipette는 10% KOH용액에 12~24시간 담궈서 용해, 분리제거후 Pipette 세척방법과 동일하게 실시하여 사용한다.

(4) Cleaning solution(중크롬산 세척액)

500 mL의 증류수를 큰 용기(삼각플라스트 등)에 넣고 냉각시키면 250~500 mL의 농황산을 조금씩 흔들면서 넣는다. 이때 열이 생기므로 항상 찬물에 담그어 냉각해야 한다. 즉 열이 많이 생기므로 초보자인 경우에는 파손되어 화상을 입는 일이 있어 주의한다. 완전 냉각되면 100 gm의 중크롬산소다를 넣어 녹이고, 증류수로 1 L 되게 혼합한 후 사용한다. 주로 기름기 묻은 Pipette를 이 용액에서 12~24시간 담구었다가 그 후 수돗물로 세척하여 산도를 제거하고 마지막에는 증류수로 수회 세척한 후 건조하여 사용한다.

(5) Stopcork에 묻은 grease

대개 유기용매로 씻지만 잘 닦이지 않으면 농황산에 담근다. 또한 증류수 50 mL에 50 gm의 KOH를 넣어 녹이고 냉각 후 70% ethanol 450 mL을 혼합하여 만든 용액에서 잘 녹는다.

2) 혈액학적 검사목적의 초자기구

각종 세제가 조금이라도 유리에 묻어 있으면 RBC를 용혈시키기 때문에 주의를 해야 한다.

(1) WBC, RBC 또는 Hemoglobin Pipette

사용한 Pipette는 suction pump를 이용하여 증류수로 깨끗이 씻고 Acetone으로 다시 씻어내고, 완전 건조하여 사용한다. 또한 혈액응고물에 의해 막혔을 때는 가는 철사로 뚫고 10% KOH용액에 12~24시간 담가서 응고물을 분리 후 위와 같은 방법으로 깨끗이 씻어 건조한다.

(2) 시험관 또는 병

솔로 깨끗이 씻어내고 중크롬산용액에 12~24시간 방치 후 꺼내어 충분히 산을 수돗물로 씻어 내고 다시 증류수로 헹군 다음 건조기에서 건조하며 사용한다.

(3) Slide glass

중크롬용액에 12~24시간 담군 후 꺼내어 수돗물로 깨끗이 씻어내고 Ethanol에 담가두었다가 사용할 때 깨끗하고 부드러운 guaze 등으로 닦고 사용한다.

3) 세균학적 검사목적의 초자기구 세척

새로 구입한 초자라 할지라도 세균의 아포류가 있을 수 있고 세균의 오염 가능성이 높다. 우선 비눗물에 끓이고 솔로 닦고 수돗물로 충분히 씻은 후 다시 증류수로 헹군다. 수분을 충분히 제거되면 고압멸균기(15파운드 121℃)로 30분간 멸균하여 사용한다.

(1) 세균검사 후 초자기구

3% cresol액이나 고압멸균학 후 찌꺼기를 제거하고 비눗물과 솔로 잘 씻어낸다. 수돗물로 충분히 씻어내고 다시 증류수로 헹군 다음 수분을 충분히 제거 후 고압멸균기로 멸균하여 사용한다.

CHAPTER 3

측정기기의 동작법

Operation of Analytical Instrument

1. Balance

표준용액, 규정액 및 정량용 분석시약 등의 조제시 용질을 정확하게 칭량해야 할 때 사용하며, 미량까지 칭량이 가능한 저울을 사용한다.

1) Chemical blance(진동칭량법)

천칭을 수평으로 맞춘 후 손잡이 조절기를 돌리면 지침은 눈금판의 좌우로 진동한다. 이 진동의 폭이 3눈금 내지 5눈금이 움직에게 하고 진동의 희귀점을 우변의 눈금은 (+), 좌변의 눈금은 (−)로 하여 한쪽은 3번, 다른 쪽은 2번을 측정하여 기록한다.

(1) 영점(Zero point)

좌우 pan위에 아무것도 놓지 않고, 손잡이 조절기를 돌려 지침을 좌우로 움직여 눈금을 읽는다.

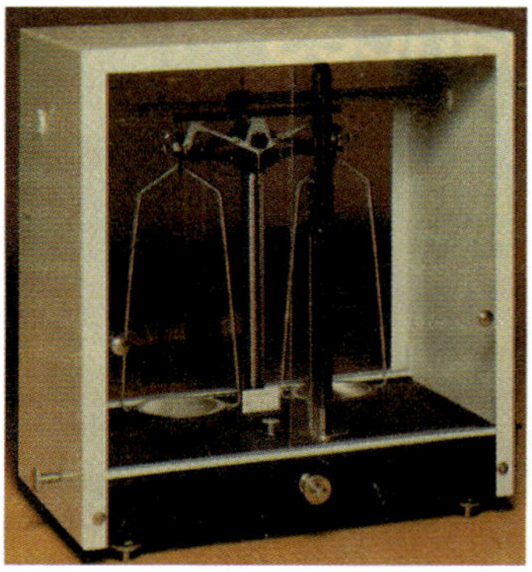

(예) (좌) −7.1, −6.9, −6.7 → −20.7

$$\frac{-20.7}{3} = -6.9$$

(우) +5.4, +5.2 → +10.6

$$\frac{10.6}{2} = 5.3$$

$$\text{영점} = \frac{-6.9+5.3}{2} = \frac{-1.6}{2} = -0.8$$

(2) 제1정지점(1st Rest)

Pan위에 물체와 분동이 평형이 되게 놓은 후 조절기를 돌려 지침을 움직이고 좌우의 눈금을 읽는다. 이때 분동의 무게는 5.9 g 일 때,

(예) (좌) −6.6, −6.3, −6.0

$$-6.6 + (-6.3) + (-6.0) = -18.9$$

$$\frac{-18.9}{3} = -6.3$$

(우) +7.8, +7.4

$$+7.8 + 7.4 = +15.2$$

$$\frac{15.2}{2} = 7.6$$

$$\text{영점} = \frac{-6.3+7.6}{2} = \frac{1.3}{2} = 0.65$$

(3) 제2정지점(2nd rest point)

pan위에 물에와 분동을 놓은 상태에서 Rider(1 mg)을 가감하여 놓고 조절기를 놓고 조절기를 돌려 지침을 움직이고 좌우의 눈금을 읽는다.

(예) (좌) −3.8, −3.6, −3.4

$$-3.8 + (-3.6) + (-3.4) = -10.8$$

$$\frac{-10.8}{3} = -3.6$$

(우) 4.2, 3.8

$$4.2 + 3.8 = 8.0$$

$$\frac{8.0}{2} = 4.0$$

$$\text{영점} = \frac{-3.6+4.0}{2} = 0.2$$

(4) 물체의 무게 계산

$$\text{무게} = \text{분동의 무게} + \frac{\text{제1정지점} - \text{영점}}{\text{제1정지점} - \text{제2정지점}}$$

(예) $\text{무게} = 5.9\text{ g} + \frac{0.65-(-0.8)}{0.65-(0.2)}\text{ mg}$

$$= 5.9\text{ gm} + \frac{1.45}{0.45}\text{ mg}$$

$$= 5900\text{ mg} + 3.2\text{ mg}$$

$$= 5903.2\text{ mg}$$

2) Direct balance

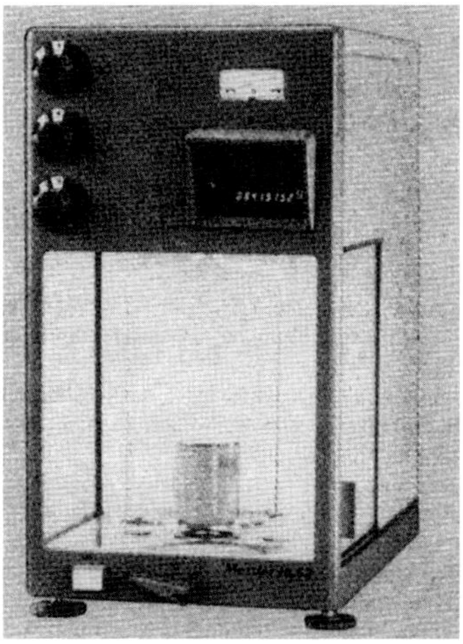

(1) 천칭을 수평조절나사로 조절하여 수평이 되게 한다.

(2) 전원 코드를 꽂고 휴동레버를 돌려서 측정용위치에 놓고, 눈금판의 숫자를 0에 맞춘 다음 정지점으로 돌린다.

(3) pan 위에 약포지를 놓고 휴동레버를 돌려서 무게를 측정하여 기록한다.

(4) 측정하고자 하는 무게를 분동나사로 맞추고 물질을 가감하여 요구하는 눈금에 맞춘다.

〈주의사항〉

(1) 눈금판에(+)표시가 나왔을 때는 너무 많이 pan에 놓았다는 의미이고, (−)표시가 나왔을때는 양이 부족하다는 뜻이다.

(2) 물체를 가할때나 감할 때는 휴동레버를 정지 상태에 놓고 실시한다.

(3) 칭량 후에 내부를 청결하게 하고 눈금판을 0으로 환원시킨 다음 전원을 뺀다.

(4) 무게는 소수점 3이나 4에 맞추는 방법은 아래와 같다.

무게 : 23.1745 gm

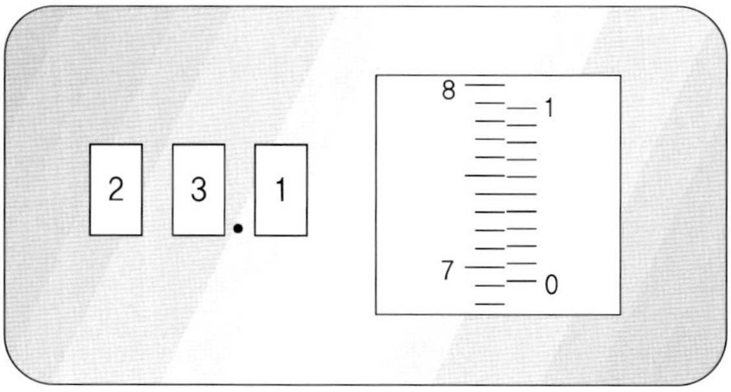

〈자동 천칭의 눈금 읽는 법〉

2. pH meter의 동작법

pH meter는 측정하는 H^+에 대해 선택성이 있는 지시전극과 기준전극을 시료에 담갔을 때 생기는 전극간의 전위차를 측정하는 전위차법에 의해 시료의 이온 농도를 측정하는 장치이다.

어떤 종류의 유리막은 H^+만을 통과시키고 다른 이온에 대해서는 투과성을 나타내지 않아서 유리막의 수소이온 농도가 다르면 양단에서 전위차가 생기며, 이 전위차를 구함으로써 pH를 측정할 수 있다.

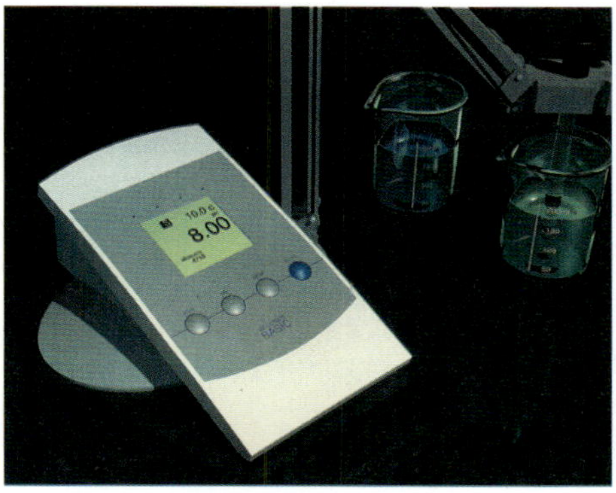

1) 사용기기 및 시약

(1) pH meter
(2) 복합 pH 전극 또는 pH 측정용 전극과 비교전극
(3) 온도계
(4) magnetic stirrer
(5) Beaker
(6) Control buffer (pH 7.00과 pH 4.02 또는 pH 7.00과, pH 9.18용)

2) 조작법

(1) pH meter의 전원을 넣고 적어도 15분 이상 prewarming하여 사용한다.
(2) 각 전극의 선단을 증류수로 여러 번 세척하고, Tissue paper 나 여과지로 가볍게 수분을 닦아낸다.
(3) Control buffer (pH 7.00) 표준액에 전극을 담그고, 가볍게 흔들고 2~3분후 온도 보정 후 pH 측정하여 pH 7.00에 조정한다.

(4) 측정 스위치를 끊고 전극을 증류수로 세척한 후 pH 4.02 또는 pH 9.18. 표준액에 전극을 담그고 가볍게 흔들고 2~3분 후 pH측정 스위치를 연결하고 원하는 pH값에 조정한다.

(5) Buffer, 표준액 과정을 반복하여 조정한 후 전극을 증류수로 세척한 후 측정코저 하는 시료에 전극을 담그고 pH를 측정한다.

3) 주의사항

(1) 전극 밑부분을 손으로 만지거나 문지르지 않는다.
(2) pH meter는 사용 전에 충분히 가온 시킨다.
(3) 검체의 온도를 보정해야 한다.
(4) 전극은 마르지 않도록 항상 증류수에 담가둔다.
(5) 비교 전극에 내부액이 충분히 들어 있는지 확인한다.
(6) control buffer는 사용시에 새로운 용액을 사용해야 한다.
(7) 전극 세척 후 Tissure pater나 거즈를 사용시 강하게 씻지 말고 살짝 수분만을 제거한다.

3. 비색계의 동작법

1) Spectrophotometer(분광광도계)

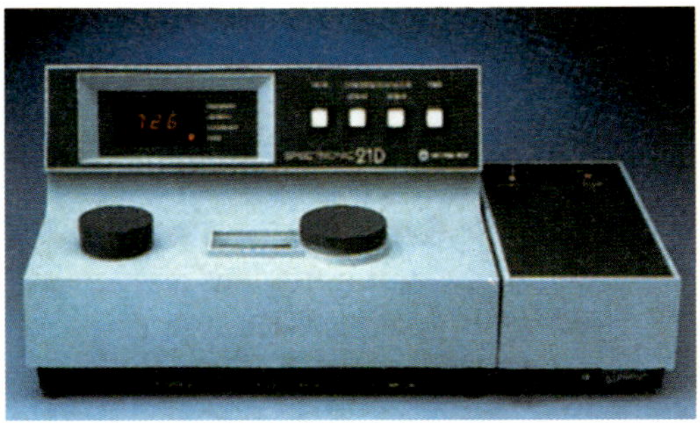

Digital

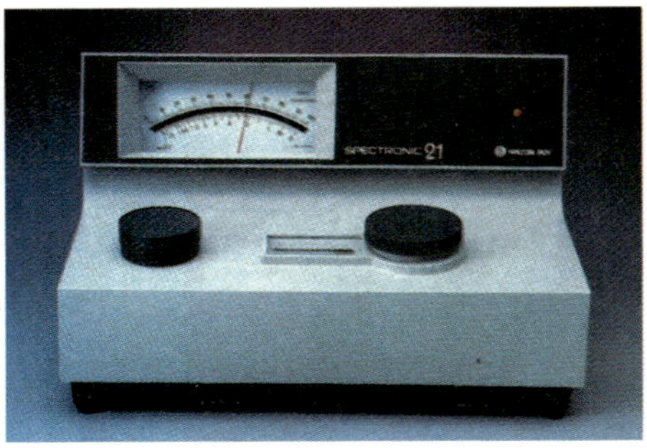

Single beam

2) 동작법

(1) 광도계의 전원 스위치를 ON시키고 전기계통이 안정될 때까지 적어도 10분 이상 prewarming 한다.

(2) 측정하고자 하는 파장을 파장 Dial로 정확히 맞춘다.
(3) Cuvette holder에 Cuvette를 넣지 않은 상태에서 Zero 조절기로 0%T에 맞춘다.
(4) Cuvette 에 맹검용액을 넣고, 외벽을 Tissue paper로 깨끗이 닦고 Cuvette holder 에 일정한 위치로 놓은 후 뚜껑을 닫고 100% T 조절기로 100에 맞춘다.
(5) (3), (4)의 조작과정을 반복하여 변화가 없다면 측정을 시작한다.
(6) Cuvette의 맹검용액을 쏟아버리고 발색된 표준액과 검체를 Cuvette에 옮기고 흡광도를 측정한다.
(7) 측정이 끝나면 전원 스위치를 OFF한다.

3) 주의사항

(1) 비색계의 정면 중앙위치에서 측정해야 한다.
(2) 전기계통이 안정될 때까지 충분한 시간을 가져야 한다.
(3) 비색관(Cuvette)은 부드러운 거즈나 tissue paper로 외벽을 깨끗이 닦아야 한다.
(4) 흡광도를 판독하기가 곤란할 때에는 투과도를 읽고 흡광도로 환산한다.

4. 파장의 선정

물질에 대한 광선의 흡수정도는 물질의 종류에 따라 판이하게 다르다. 동일한 과정에 있어서 어떠한 물질은 주어진 광선을 거의 다 흡수하는가 하면 어떤 물질은 거의 흡수되지 않고 투과한다. 다시 말하면 어떤 물질을 여러 가지 파장에서 흡수정도를 조사하면 어떤 파장에서는 흡수가 잘되고 어떤 파장에서는 흡수가 안된다. 산화 Hemoglobin을 예로 들어보면 산화 Hemoglobin 용액을 400~700 nm에서 10 nm간격으로 흡광도를 조사하면 500 nm에서 점차 증가하기 시작하여 540 nm부근에서 흡수 최대에 달하고 560 nm에서 감소하였다가 575 nm에서 다시 최대에 이르고 급격히 감소하여 600 nm 이상에서는 거의 흡수되지 않는다.

파장의 선택은 흡수가 잘되고 최대흡수점이 급 curve를 이루는 파장보다는 완만한 curve를 이루는 파장이어야 하고, 또한 Beer 법칙에 적용이 되는 파장이어야 한다. 따라서 산화 Hemoglobin 의 지적파장은 540 nm가 적당하다.

“이 같은 물질의 흡광 경향을 파장에 대한 Spectral-Absorbance Curve, Spectral transmittance curve라고 하여 540 nm 및 575 nm와 같이 흡수가 최대에 달하는 파장을 최대 흡수파장, 560 nm와 같이 감소한 파장을 최소 흡수파장이라 칭한다.”

Clinical Chemistry

실험 보고서

제목 : 년 월 일 학번 : 성 명 :

1. 원리(요약)

2. 조작법(요약)

3. 결과

4. 토의사항

5. Pipette washer

① 사용한 Pipette은 세제나 수돗물에 Pipette 끝이 아래로 향하도록 담근다.
② pipet의 외벽을 수돗물로 씻고 Pipette washer 내에 있는 망을 꺼내어 흡입구가 아래로 가도록 넣는다.
③ 망을 Pipette washer에 넣고 수돗물을 연결하고 수도꼭지를 열어준다.
④ Pipette washer에 물이 차서 수압차에 의해 빠른 속도로 물이 빠져나간다. 이때 흡입되는 물의 양을 조절하여 자동으로 물이 차오르고 빠져나가도록 조절한다.
⑤ 이와 같은 방법으로 30~60분 동안 수세한다.

6. Centrifuge

검체인 혈청 및 혈장분리나 분석과 정중 여과 또는 원심침전의 조작이 필요하다. 조작시 시험관이 파손되거나 침전이 잘 안 되는 경우가 있으므로 조작법을 습득하여 안정성을 높여야 한다.

① 침전시키려는 물질을 시험관에 필요량을 넣고, 천평을 사용하여 대칭되는 시험관의 무게를 같게 한다.
② 원심침전기의 대칭되는 위치의 무게를 같게 한다.
③ 원심침전기의 carrier내에 cork나 고무판을 넣어 시험관의 파손을 방지한다.
④ 금이 간 시험관을 사용하지 말고, 무거운 마개는 사용을 금한다.
⑤ 작동시 회전 속도는 서서히 시작하여 필요한 속도를 유지시킨다.
⑥ 작동을 중지할 때는 스위치를 끄고 저절로 멈추도록 한다.(손으로 잡는 다거나 break button을 사용하는 것은 침전물이 다시 상층으로 부유될 수 있다.)
⑦ 원심침전기의 회전수는 Tachometer를 이용하여 정기적인 점검을 한다.
⑧ 사용 후에는 전원을 차단하고 청결하게 보존한다.

CHAPTER 4

용액의 정의

Definition of Solution

1. 용액의 정의

두가지 혹은 그 이상의 성분이 균일하게 혼합되어 있는 물질을 용액이라 한다. 용질을 용해하는 액체를 용매(solvent)라 하며, 여기에 용해되어 있는 물질을 용질(solute)이라고 한다. 용액은 용매 종류에 따라 물을 용매로 하였을 때는 수용액(aqueous solution), 물 이외의 용매를 사용하였을 때는 비수용액이라고 한다.

2. 용해도(Solubility)

일정온도에서 일정량의 용매에 용해하는 물질의 량은 한도가 있다. 이것을 그 용매에 대한 용해도라고 한다. 용해도에 의한 용액을 분류하면 어떤 온도에서 용매에 고체 또는 기체의 용질이 녹을 수 있는 최대량을 포함한 용액을 포화용액(Saturated solution)이라 하며, 어떤 용매에 용질이 한도에 이루지 않는 용액, 즉 용질을 더 녹일 수 있는 용액을 불포화용액(Unsaturated solution)이라고 하고, 어떤 용매에 용질이 한도이상으로 녹아 있는 용액, 즉 용질을 그 포화도 이상으로 포함하고 있는 용액을 과포화용액(Supersaturated solution)이라고 한다.

3. Percent(%)용액

용액의 중량 또는 체적의 100에 대한 용질의 중량 또는 체적을 나타내는 것으로 3 종류로 구분한다.

1) 중량백분율(W/W%)

액체 100 g 중에 용해하고 있는 용질의 g수로 나타낸 중량농도를 의미한다.

[예] 10w/w% dextrose용액은 10 g의 dextrose를 증류수를 가하여 용해 후 전량이 100 g이 되게 한 용액이다.

2) 용량백분율(v/v%)

용액 100 mL 중에 용해되어 있는 용질의 mL수로 나타낸 용량농도를 의미한다.

[예] 10% 초산용액은 10 mL의 초산에 증류수를 가하여 혼합한 후 전량이 100 mL이 되게 한 용액이다.

3) 중량 · 용량백분율(w/v%)

용액 100 mL 중에 용해되어 있는 용질의 g수를 나타낸 농도를 의미한다.

[예 1] 0.85% NaCl용액 2 L를 조제하는 방법.

NaCl 17 g를 정확히 칭량하고, 2 L용량플라스크에 증류수를 2/3정도 넣고, 칭량한 NaCl를 넣어 혼합 용해한 후 다시 증류수를 가하여 2 L눈금까지 채운다음 잘 혼합한다.

[예 2] 26.8% Sod. sulfate용액 1.5 L를 조제하는 방법.

Sod. sulfate 402 g를 정확히 칭량하고, 2 L용량 플라스크에 증류수를 2/3정도 취하고, 50~60℃로 가열하고, 칭량한 Sod. sulfate를 가하여 용해한 후 냉각한다(냉각시 실온 20℃이하가 되지 않도록) 이어서 증류수를 가하여 표시된 1.5 L눈금까지 채우고 혼합한다.

실험

0.9% NaCl용액 100 mL와 5% sulfosalicylic acid용액 100 mL를 조제하시오.

Clinical Chemistry

실험 보고서

제목 : 년 월 일 학번 : 성 명 :

1. 원리(요약)

2. 조작법(요약)

3. 결과

4. 토의사항

4) 몰용액(M : molarity solution)

용액 1 L중에 녹아 있는 용질의 g분자량 수를 의미하며, 즉 용질의 분자량(g)만큼 칭량하여 증류수를 가하여 1 L가 되도록 하였을 때의 농도이다.

[예 1] 1.2 M Sod. carbonate용액을 0.5 L를 조제하는 방법.

Sod. carbonate의 분자량이 10^6이므로 Na_2CO_3 63.6 g을 칭량하고, 0.5 L용량플라스크에 증류수를 2/3정도 취하고, 칭량한 Na_2CO_3를 플라스크에 혼합 용해한 후 증류수를 가하여 0.5 L눈금까지 채우고 혼합한다.

[예 2] 1 M sulfuric acid용액 1 L를 조제하는 방법.

1 L용량플라스크에 증류수 2/3정도를 취하고, 농황산(함량 95%, 비중 1.8) 57.3 mL을 취하여 서서히(조금씩) 가하면서 혼합한다(이때 열이 발생하여 초자기구가 파손될 우려가 있으므로 냉각시키면서 혼합). 냉각 후 1 L눈금까지 증류수를 채우고 혼합한다.

실험

0.3 M NaOH용액 100 mL와 농염산(비중 1.19, 함량 35%)을 사용하여 1M HCl용액 100 mL를 조제하시오.

Clinical Chemistry

실험 보고서

제목 : 년 월 일 학번 : 성 명 :

1. 원리(요약)

2. 조작법(요약)

3. 결과

4. 토의사항

5) 규정용액(N : normality solution)

용액 1 L중에 녹아있는 용질의 g당량수로 의미하며, 즉 용질의 당량(g)만큼 칭량하여 증류수로 용해하여 전량이 1 L되게 한다.

[예 1] 0.1N Sod. sulfate용액 500 mL를 조제하는 방법.
Sod. sulfate의 분자량은 142이다. Na_2SO_4의 1당량은 71이므로 3.55 g를 정확히 칭량하고, 500 mL 용량플라스크에 증류수를 2/3정도 취한 다음 칭량한 Na_2SO_4를 넣고 혼합 용해한 후 증류수를 가하여 500 mL 눈금까지 채운 다음 혼합한다.

[예 2] 2/3N H_2SO_4용액 1 L를 조제하는 방법.
1 L용량플라스크에 증류수를 2/3정도 취하고, 농황산(함량 95%, 비중 1.8) 9.55 mL를 취하여 서서히 가하고 혼합한 후 온도가 높으면 냉각한 후 증류수를 가하여 1 L눈금까지 채운다음 혼합한다.

실험

0.5N Sod. carbonate용액 100 mL와 농황산(비중 1.84, 함량 95%)을 사용하여 0.1 N sulfuric acid용액 100 mL를 조제하시오.

Clinical Chemistry

실험 보고서

제목 : 년 월 일 학번 : 성 명 :

1. 원리(요약)

2. 조작법(요약)

3. 결과

4. 토의사항

6) 몰랄 용액(m : molality)

용매 1,000 g 중에 녹아 있는 용질의 g분자량수로 나타낸 용액이다. 온도가 변하여도 농도는 변하지 않으므로 빙점하강, 비점상승, 삼투압측정에 이용한다.

7) 오스몰 용액(Osm : osmolarity)

용액 1 L중에 녹아있는 용질 Osmole gram이 함유된 용액을 의미한다.

[예] 1 Osmole gram NaCl용액 1 L를 조제하는 방법.

NaCl은 수용액 중 거의 해리되어 Na^+이온과 Cl^-이온으로 존재하므로 2 삼투압을 갖는다. 그러므로 1 Osmole gram 용액은 NaCl 1/2 g분자량 용액이 되어 NaCl 29.25 g을 칭량하여 증류수로 용해하고 1 L눈금까지 채운 다음 혼합한다.

8) 교질 용액(Colloidal solution)

입자가 매우 커서 colloidin막을 통과하지 못하고 중력에 의해서도 침전되지 않고 용매 중에 부유상태로 존재하는 용액을 의미한다.

연습문제

1. 0.9% NaCl 용액을 3 L 만들려면 NaCl이 몇 gm이 필요한가?

2. 용액 1 L중에 NaOH 200 gm이 녹아 있는 용액의 비중은 1.19일 때, 이 용액의 w/w%는 얼마인가?

3. 32.35% NHO_3 200 mL 중에는 몇 gm의 NHO_3가 함유되어 있는가? (이 용액의 비중은 1.42이다.)

4. 농도 98%인 농황산으로 10% H_2SO_4 용액을 만들려면 농황산이 몇 mL가 필요한가? (황산의 비중은 1.84이다.)

5. 0.25N NaOH 용액을 200 mL 만들려면 NaOH가 몇 gm이 필요한가?

6. NaOH 60 g을 증류수 2 L에 녹였다면 농도는 몇 M인가?

7. 2 M의 황산용액 1 L를 만들려면 98%인 농황산이 몇 mL가 필요한가? (비중은 1.84)

8. $FeSO_4$ 42 gm을 증류수로 녹여 1 L가 되게 하였다면 몇 m농도인가? (비중은 1.0375)

9. 2.03 M CH_2COOH 용액(비중 1.017)은 몇 m농도인가?

10. 0.2N NaOH 용액 2 L를 만들려면 NaOH가 몇 gm이 필요한가?

11. 20 g의 NaOH을 증류수 500 mL에 용해시켰다면, 이 용액은 몇 N인가?

12. 0.15N HNO_3 용액 2 L를 만들려면 70%이 농질산(비중 1.42)이 몇 mL가 필요한가?

13. 35% 농염산(비중 1.19)은 몇 N인가?

14. NaCl 60 g에 1 L에 녹였다면 이 용액은 몇 osmole 농도인가?

15. 95% Alcohol 용액으로부터 60% Alcohol 용액 2 L를 만들려면 95% Alcohol이 몇 mL가 필요한가?

16. 농도를 모르는 NaOH 용액 20 mL을 취하여 정확한 농도 0.12N NCl로 적정하였을 때 25 mL가 소비되었다면 이 NaOH 용액은 몇 N인가?

17. 98%(w/w)인 농황산(비중 1.84)은 몇 M, N 인가?

CHAPTER 5

완충액

Buffer Solution

1. 완충액

약산과 그의 염 및 약염기와 그의 염으로 구성된 용액을 완충액이라 한다. 일정한 산도를 나타내는 용액에 소량의 산과 염기를 가하거나 농축시키거나 희석하여도 pH가 변하지 않는 성질을 갖는다. 작용은 모두 공통이온의 효과에 의하여 산이 투입되면 염기가 작용하여 H^+이 제거되고, 염기가 투입되면 산이 해리되어 H^+을 증가시켜 일정한 pH를 유지한다.

$$pH = \log\frac{1}{[H^+]} = -\log[H^+]$$

완충액의 pH 산정식(Henderson-Hasselbalch equation)

$$pH = pka + \log\frac{salt}{acid}$$

2. 1 M 인산(phosphate)완충액 제조

1 M 인산완충액(pH 7.4)을 1 L만들려면 Na_2HPO_4와 NaH_2PO_4의 비를 구하고, 필요한 량(무게)을 분자량에 의해 구한다.

방법

1) Henderson-Hasselbalch식에 의거하여 정리하면

$$pH = pKa + \log\frac{[Na_2HPO_4]}{[NaH_2PO_4]} \quad (\text{단. } pKa=7.1)$$

$$7.4 = 7.1 + \log\frac{[Na_2HPO_4]}{[NaH_2PO_4]}$$

$$0.3 = \log\frac{[Na_2HPO_4]}{[NaH_2PO_4]}$$

$$2 = \frac{[Na_2HPO_4]}{[NaH_2PO_4]} = \frac{[\text{염}]}{[\text{산}]}$$

따라서 [염]과 [산]의 비는 2 : 1이다.

2) 완충액의 몰 농도는 염과 산의 몰 농도의 합이다.

즉 [염] + [산] = 1 M

[염] = 1-[산]

여기에 [염]과 [산]의 비를 대입하면

$$\frac{[\text{염}]}{[\text{산}]} = \frac{2}{1} = \frac{1-[\text{산}]}{[\text{산}]}$$

정리하면 2[산] = 1=[산]

3[산] = 1

결국, $[\text{산}] = \frac{1}{3} = 0.33 \qquad [\text{염}] = \frac{2}{3} = 0.67$

3) 각 염의 분자량은 Na_2HPO_4가 142, NaH_2PO_4는 120이므로 대입하면

Na_2HPO_4 = 142 × 0.67 = 95.14 g

NaH_2PO_4 = 120 × 0.33 = 39.60 g

4) 위 물질의 무게를 칭량하고, 1 L 용량플라스크에 미리 끓여 놓은 증류수를 2/3정도 넣고, 용질을 넣고 용해한 후 1 L눈금까지 증류수로 채운다.

그리고 pH meter로 pH를 측정하고, 차이가 나면 보정해야 한다.

Clinical Chemistry

실험 보고서

제목 : 년 월 일 학번 : 성 명 :

1. 원리(요약)

2. 조작법(요약)

3. 결과

4. 토의사항

CHAPTER 6

규정용액의 제조 및 보정

Preparation of Normal Solution

1. 산, 염기의 중화적정(Acid-base titration)

중화반응은 산과 염기가 반응하면 정량적으로 중화되어 염과 물이 생성된다. 그 예로서 $HCl + NaOH \rightleftharpoons NaCl + H_2O$

수용액에서 중화반응을 이온으로 표시하면

$H_3O^+ + OH^- \rightleftharpoons 2H_2O$로 된다.

위 반응에서 일어나는 용액에서 알려진 몰농도(M)의 용액과 그 용액의 일정량(V)에 들어있는 몰수는 다음과 같이 계산한다.

$$M \times V = \frac{\text{용질의g수}}{1\ell\text{의 용액의g몰수}} \times \text{용액의 }\ell\text{수}$$

중화반응은 전체의 H_3O^+와 그의 같은 몰수의 OH^-와의 반응이다. 즉 산 1 mole당 1 mole의 H_3O^+를 가진 임의의 산이 염기 1 mole당 1 mole의 OH^-를 가진 염기와 완전 중화하면 다음 식이 성립된다.

$MaVa = MbVb$

단, Ma와 Mb는 산 및 염기의 몰 농도이고, 단 V_A와 V_B는 그 용액의 부피이다.

따라서 이식은 산 및 염기의 1 mole이 수소 및 Hydroxy기를 가진 경우는 언제나 성립된다.

산과 염기가 중화할 때는 같은 당량이 작용하므로 당량수로 나타내는 N농도를 사용하는데 계산식은

$$N = \frac{\dfrac{g}{D}}{\dfrac{V}{1{,}000}}$$

N : 규정농도
D : 산, 염기의 g 당량수(기준)
g : 실제 산 염기의 g 수
V : 산, 염기의 부피

위에서 g/D는 당량수이며, $g/D = N \times \frac{V}{1,000}$ 이므로 산, 염기가 중화할 때는 다음 식이 얻어진다. 산의 당량수와 염기의 당량수는 같으므로

$N \times \frac{V}{1,000} = N' \times \frac{V'}{1,000}$ 에서 양변에 1,000을 곱하면

∴ $NV = N'V'$: 산, 염기의 농도와 부피를 계산할 때, 또는 농도를 모르는 산이나 염기의 일정량을 농도를 아는 염기나 산으로 적당한 지시약을 사용하여 반응시켜 중화점까지 소비된 부피를 측정함으로써 농도를 구하는 과정을 중화적정이라 한다.

예비실험

(1) 정확한 1N HCl용액으로, 조제한 NaOH용액 20 mL을 적정하였더니 HCl용액 15 mL가 소비되었다면 NaOH용액의 농도는 얼마인가?

(2) 95% Alcohol을 증류수로 희석하여 70% Alcohol용액 1 L를 만들려고 한다. 95% Alcohol 몇 mL가 필요한가?

(3) 정확한 0.15N NaOH 용액으로, 조제한 염산용액 1 L중에서 10 mL을 취하여 0.15 N NaOH 용액으로 적정하였으니 20 mL 소비되었으면, 염산용액의 농도는 얼마인가?

2. 1N NaOH 용액 제조 및 농도측정

1) 시약

(1) sod. hydroxide(순도 95% 이상)
(2) pot. biphthalate crystal($C_8H_5O_4K$)
(3) phenolphthalein(1% Alcohol 용액)

2) 기구

(1) Buret(50 mL 용)
(2) Desiccator
(3) Cylinder(100 mL 용)
(4) Volumetric flask(1,000 mL 용)
(5) Erlenmeyer flask(300 mL 용)
(6) Petri dish
(7) Direct balance

3) 조작법

(1) 용액의 조제

① 필요한 량의 증류수를 끓이고 냉각한다.
② 1N NaOH 용액을 제조.
순도가 95%인 NaOH가 있다면 42 gm을 신속히 칭량하여 증류수로 녹여 1 L가 되게 한다.

(2) 농도측정

① pot. biphthalate의 적당량을 Petri dish에 옮겨서 건조기(110℃)에서 2시간 건조하고, Desiccator에 넣어 냉각한다.
② 건조된 pot. biphthalate를 정확히 10.2115 gm 칭량하여 삼각 플라스크에 넣고 증류수 50 mL 정도를 가하여 녹인다.
③ 완전히 녹지 않은 상태에서 지시약 2~3 drops을 가한 다음, 조제된 1N NaOH 용액으로 적정하여 적색이 나타날 때를 종말점으로 하고 소비된 NaOH양을 구한다.

4) 계산

기준 : $1{,}000 \pm 0.0004 = \text{Factor}$

$$\text{Factor의 계산} = \frac{50}{\text{NaOH의 소비량}}$$

[예] 조제한 1N NaOH가 48.5 mL가 소비되었다면

$$F = \frac{50}{48.5} = 1.0309$$

∴ NaOH의 농도가 높다는 의미가 된다.

5) 보정방법

농도가 1N보다 높은 1.0309N이므로 조제한 NaOH 용액을 보정해야 한다.

조제량의 1 L 중에서 적정에 사용한 량이 48.5 mL가 소비되었으므로 남은 량은 1,000 − 48.5 = 951.9 mL이다. 따라서 $651.9 \times \frac{1.000}{1.0309} = 981.30$ mL 981.3 − 951.9 = 29.4 mL

즉, 증류수 29.4 mL을 더 가하면 이론상으로 1N NaOH가 된다는 의미이다. 증류수를 가하고 다시 적정하여 확인한다.

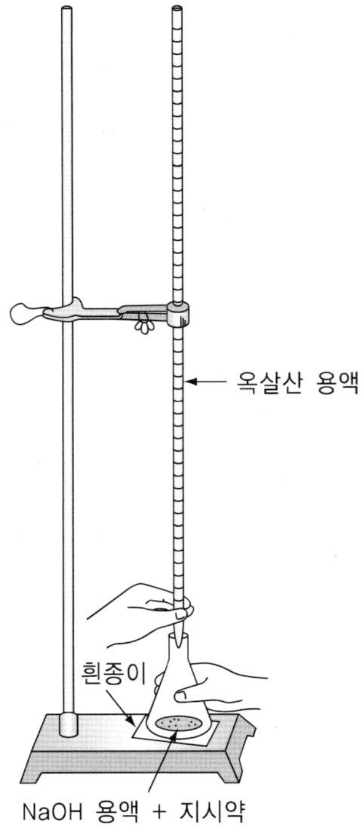

〈적정하는 방법〉

Clinical Chemistry

실험 보고서

실험 : 1N NaOH 용액 조제 및 농도측정

제목 : 년 월 일 학번 : 성 명 :

1. 실험결과를 기록하시오.

① pot. biphthalate의 무게 = ______ gm

		소비된 mL	농도(N)
② 수산화나트륨 용액	1회	( )	( )
	2회	( )	( )
	3회	( )	( )

2. 보정방법을 기술하시오.

수산화나트륨( ) 증류수( )
(계산)

3. 최종농도를 측정하시오.

		소비 mL	농도(N)
수산화나트륨용액	①	( )	( )
	②	( )	( )
	③	( )	( )

4. 적정할 때 플라스크 밑에 흰 종이를 까는 이유는?

5. 적정할 때 왼손으로는 무엇을 잡고, 오른손은 무엇을 잡는가?

3. 1N HCL 용액 제조 및 농도 측정

1) 시약

(1) HCl conc.
(2) Na_2CO_3 Anhydrous
(3) Indicator(Methyl red)

2) 기구

(1) Buret(50 mL 용)
(2) desiccator
(3) Cylinder(100 mL 용)
(4) Volumetric flask(1 L용)
(5) Erlenmeyer flask(300 mL 용)
(6) Petri dish
(7) Balance

3) 조작법

(1) 용액의 조제

① 필요한 증류수를 끓이고 냉각한다.
② 1N HCl용액을 조제
용량 플라스크에 증류수 500~600 mL을 넣고 conc HCl 90 mL을 취하여 혼합하고, 증류수로 1 L되게 채운다.

(2) 농도측정

① sod. carbonate의 적당량을 petri dish에 옮겨서 건조기(500~600℃)에서 40~50분간 건조하고 Desiccator에 넣어 냉각한다.
② 냉각된 sod. carbonate를 정확히 2.6495 g을 칭량하여 삼각 플라스크에 넣고 증류수 40 mL 정도 가하여 용해한다.
③ 지시약 methyl red를 3방울 가하고 조제한 1N HCl용액으로 적정하여 적색이 나타날 때를 종말점으로 하고 소비된 HCl량을 구한다.
④ 적정완료 후 끓여서 색이 변하여 무색이 되면 더 적정하여 소비된 HCl의 양을 추가한다.

4) 계산

기준 : 1.000 ± 0.004

Factor의 계산= $\frac{50}{\text{HCl의소비량}}$

(예) 조제한 1N HCl이 52 mL가 소비되었다면

F= $\frac{50}{52}$ =0.9615

기준인 0.996~1.004를 벗어났으므로 보정해야 한다. 즉 농도가 낮다는 의미이다.

5) 보정방법

1N HCl 용액 1 L 조제시 conc. HCl 90 mL을 가했으므로

90 mL × $\frac{1.000}{0.9615}$ = 93.6 mL

93.6-90 = 3.6 mL

즉, conc HCl을 3.6 mL을 더 가하면 이론상으로 1N HCl이 된다는 의미이다. 보정한 후 다시 적정하여 확인한다.

Clinical Chemistry

실험 보고서

실험 : 1N NaOH 용액 조제 및 농도측정

제목 : 년 월 일 학번 : 성 명 :

1. 실험결과를 기록하시오.

① Na_2CO_3의 무게 = ______ gm

② 염산용액

	소비된 mL	농도(N)
1회	( )	( )
2회	( )	( )
3회	( )	( )

2. 보정방법을 기술하시오.

염산( ) 증류수( )

(계산)

3. 최종농도를 측정하시오.

염산용액

	소비 mL	농도(N)
①	( )	( )
②	( )	( )
③	( )	( )

4. 농도가 결정되면 보관병에 기입해야 하는 사항은 무엇인가?

①

②

③

④

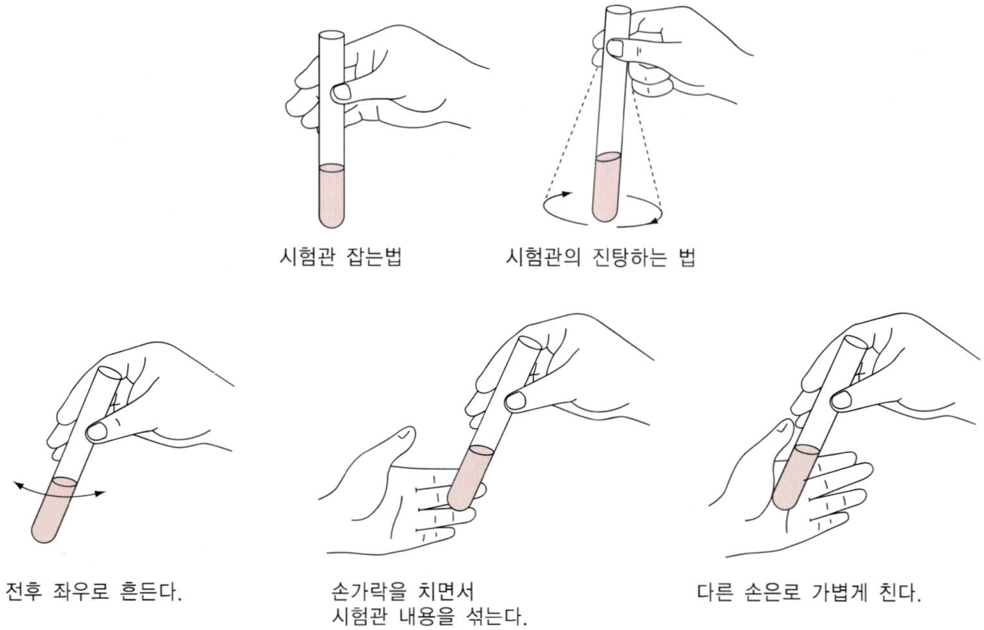

그림 6-1. 시험관의 사용법

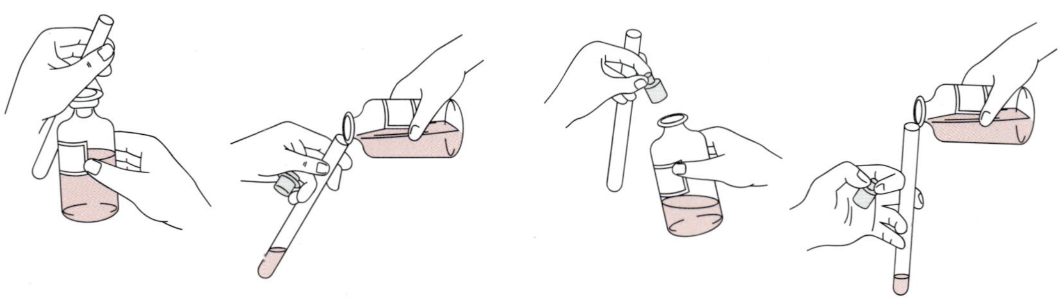

그림 6-2. 시약 조작법

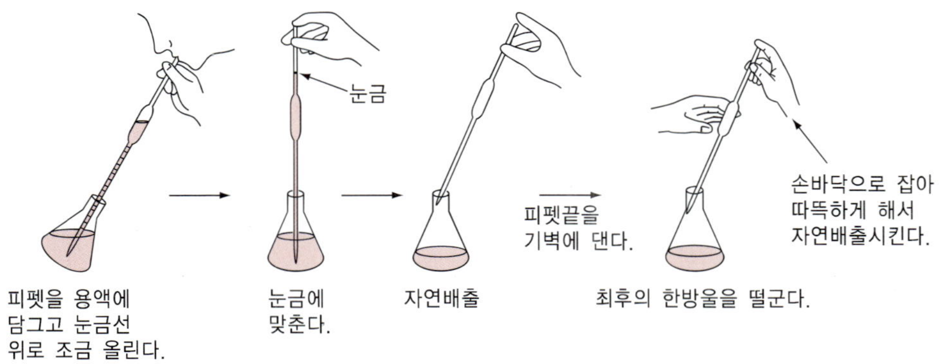

그림 6-3. Volumetric pipette 취급법

CHAPTER 7

검체 및 용액의 희석방법

Dilution of Methed Sample and Solution

높은 농도의 용액이나 시료 중 성분이 분석법의 한계이상으로 다량 존재할 때 필요한 농도로 희석하여 측정에 이용한다. 희석법에는 계열희석과 고도희석법이 있는데, 계열희석법은 동일 시료를 필요한 희석단계의 수만큼 시험관을 준비하여 같은 량의 희석액을 넣고, 시료를 첫 시험관에 가하여 연속적으로 희석하는 방법이며, 최종 희석배수를 산정하여 결과 산출에 적용해야 한다.

고도희석법에서 희석의 표현은 원시료 1용에 대한 최종액량의 비로 표시하며, 희석율은 최종액량에 대한 원시료의 체적의 비로 나타낸다.

$$희석율계산법 = \frac{최종액\ 량}{원액의\ 량}$$

[예 1] 0.2 mL의 혈청에 9.8 mL의 증류수를 가했다면 희석률은 얼마인가?

$$희석율 = \frac{0.2\ mL + 9.8\ mL}{0.2\ mL} = \frac{10}{0.2} = 50$$ 로써 1 : 50이며,

혈청은 50배 희석되었다.

[예 2] 100 mg/dL인 포도당 표준액을 1 : 5로 희석하고 다시 1 : 4로 희석하였다면 최종농도는 얼마인가?

$$최종농도 = 100 \times \frac{1}{5} \times \frac{1}{4} = 5\ mg/dL$$

∴ 5 mg/dL

[예 3] 95% alcohol용액을 희석하여 70% alcohol용액 1,000 mL를 만들려면 95% alcohol 몇 mL가 필요한가?

[계산법은 NV=N′V′를 적용하여 계산하면 매우 편리하다]

즉, 원액의 농도×원액의 량 = 희석용액의 농도×희석용액의 량

따라서 95% × VmL = 70% × 1,000 mL

∴ VmL = 736.8 mL

[예 4] 보존 표준액(10 mg/mL)를 희석하여 사용표준액(0.2 mg/mL) 100 mL를 만들려면 어떻게 하는가?

보존표준액 2 mL를 취하여 용량 플라스크 100 mL 눈금까지 증류수로 채우고 혼합한다.

$$\text{희석배수 계산} = \frac{\text{보존 표준액 농도}}{\text{사용 표준액 농도}} = \frac{10}{0.2} = 50$$

CHAPTER 8

Calibration curve 작성법

• Creatinine측정의 Calibration curve작성(각론 Creatinine측정법을 참조).

1. 시약조제

1) Creatinine 표준원액(1 mg/mL)

특급의 creatinine 0.1 g을 0.1N HCl용액으로 용해하고 전량이 100 mL 되게 한다.

2) Creatinine 사용 표준액(20 μg/mL)

Creatinine표준원액을 증류수로 정확히 50배 희석한다.

3) 0.4M picric acid 용액

4) 0.75N NaOH 용액

2. 기기 및 기구

1) Spectrophotometer
2) Voltex mixer
3) Serological Pipette
4) Test tube

3. 조작법

1) 아래와 같이 시험관 5개를 준비하고, 표준액(20 μg/mL), 증류수, 0.4 M picric acid, 0.75N NaOH를 순서대로 가하고 혼합한다.

	사용표준약	증류수	picric acid	NaOH	해당농도(mg/dL)
1	0.00	4.00	1.0	1.0	0.0
2	0.25	3.75	1.0	1.0	1.0
3	0.50	3.50	1.0	1.0	2.0
4	1.00	3.00	1.0	1.0	4.0
5	2.00	2.00	1.0	1.0	8.0

(※ 단. 단위는 mL임)

2) 각 시험관을 혼합한 후 실온에서 15분간 방치한다.
3) 1번 시험관을 대조로 하여 파장 500 nm에서 각각의 흡수도를 측정한다.
4) 측정된 흡수도와 해당농도를 사용하여 표준선을 작성한다.

Clinical Chemistry

실험 보고서

제목 : 년 월 일 학번 : 성 명 :

1. 원리(요약)

2. 조작법(요약)

3. 결과

4. 토의사항

CHAPTER 9

정도관리

Quality control

실험실에서 매일 실시하는 검사성적의 중요한 점은 정확도와 정밀도이며, 신뢰성이 높아야 한다. 자신이 분석한 측정치가 허용오차의 한계이내라는 것을 판독할 줄 알아야 하고 그 한계를 벗어나면 그 원인을 찾아낼 능력이 있어야 하며 교정할 수 있어야 한다. 환자관리, 검체관리, 분석시약 및 방법의 관리, 분석기계 기구의 관리, 분석자의 관리 등을 통하여 오차의 폭을 최대한 줄임으로써 신뢰성을 높여 줄 수 있다.

정도관리를 원만히 운영하기 위해서는 통계방법의 선택, 정도관리 용어의 이해, 사고 및 계산에 익숙해야 함은 물론, 인증 프로그램의 참여와 제도적인 장치 마련 및 참여 기관과의 상호협조적인 체계 등을 구축하여야 한다.

1. 정도관리의 용어

1) 정확도(Accuracy)

정확도는 분석하여 얻어진 분석치가 그 검체 중 목적성분의 진값(true value)에 얼마만큼 가까운가를 표시하며, 검사성적의 정확도는 검사법이 갖는 예민성(sensitivity)과 특이성(specificity)에 의하여 규정되지만, 검사법이 될 수 있는 한 신속·용이하게 실시되어야 하고, 정확도를 높이기 위해서는 제품화된 관리혈청을 이용하거나 표준물질을 이용한다.

2) 정밀도(Precision)

정밀도는 동일검체를 여러 번 반복 측정했을 때 얻어진 성적이 얼마나 서로 접근하여 있는가를 표시하며, 어떤 특정조건하에서 그 값이 좁은 제한점 이내로 들어오는 재현성(reprocibility)의 능력을 말하며 분석치 간의 폭이 작을수록 정밀도가 좋다.

정밀도 실시는 (1) 다른 검사실 간에, (2) 다른 기계를 사용하며, (3) 시약의 제조원이 다른 것을 사용한다든지, (4) 다른 검사실의 기술로, (5) 매일매일 측정하든지 하는 사항을 모두 참작해야 한다.

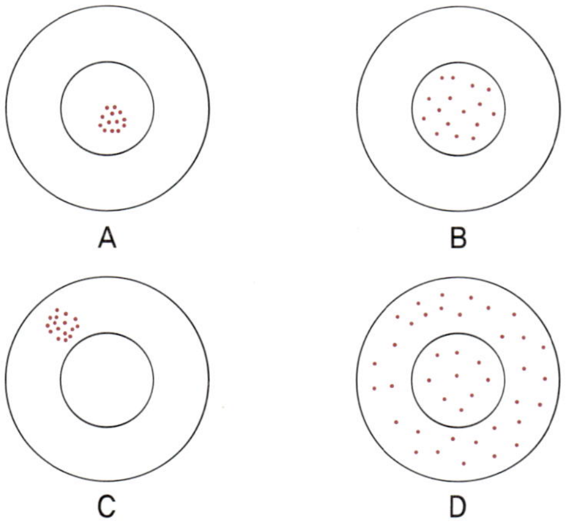

그림 9-1. 측정의 정확도와 정밀도
A : 정밀도, 정확도 양호
B : 정확도 양호, 정밀도 불량
C : 정확도 불량, 정밀도 양호
D : 정확도 불량, 정밀도 불량

3) 변동(Variation)

동일검체를 측정하였을 때 분석치가 일치하지 않는 것을 변동이라 하며, 그 원인은 측정상 복잡한 조작, 측정기구의 불량, 시설간의 차이 등에 의해 이루어진다.

4) 특이도(Specificity)

비특이적 물질은 반응하지 않고 분석하고자 하는 물질만 반응하는 방법일수록 특이성이 높다. 즉 한가지 목표 물질하고만 반응하여 분석되는 것으로 여러 가지 다른 물질의 방해를 받는 검사방법은 개선되어야 한다.

5) 예민도(Sensitivity)

분석방법마다 분석가능 농도의 하한차와 상한치를 결정하여야 한다. 분석 상한치와 하한치 범위가 클수록 예민도가 좋다.

2. 오차(Error)

오차란 진값으로 부터의 폭을 의미하며, 오차가 작을수록 좋은 결과를 얻을 수 있으며, 검사결과에 큰 영향을 주는 많은 복잡한 제반인자가 존재하기 때문에 항상 그 조작과정을 통해 충분한 관리를 실시하고, 신뢰성을 과학적, 객관적으로 확인하는 것이 요구된다.

1) 계통오차(systematic error)

분석치의 평균치가 상승하거나 하강하며, 표준편차는 변하지 않는다. 즉 정확도가 저하된다. 원인은 임의로 측정법을 변경하거나, 표준액의 부정확, 시약의 불안정, 측정 기구의 불량 등이 있다.

2) 우연오차(random error)

분석치간의 변동폭이 크며, 평균치는 변하지 않고 표준편차가 상승한다. 즉 정밀도가 저하된다. 원인으로는 부정확한 pipetting, 불결한 초자기구, 조작상의 불안정, 측정 조건(반응온도, 반응시간, pH, 실온 등)의 변화 등이 있다.

3) 사무적인 오차(official error)

검사전과 검사 후에 발생되는 오차로써 Label 잘못부착, 계산착오, 기록상의 착오, 검체를 바꾸어 분석, 성분변화 후 분석 등이 주요인이 된다.

3. 도수분포(Frequency distribution)

건강인들의 집단(관리혈청)을 대상으로 어떤 성분을 측정하여 그 결과를 분류 정리하여 표를 만든 것이 도수분포표라 하고, 그 자료를 이용하여 Histogram을 작성하고 곡선을 연결하면 도수분포 곡선이 된다. 이 곡선은 좌우 동형의 대칭인 종모양의 정상분포가 되고 많은 자료를 얻을 수 있다. 도수분포 곡선이 정규분포(Gaussian normal distribution)일 때 평균치를 중심으로 하여 대체적으로 고른 분포를 나타내며 ±1 SD 내에 포함되는 것이 68.3%, ±2 SD 내에 포함되는 것이 95.5%, ±3 SD 내에 포함되는 것이 99.7%가 됨을 알 수 있다.

4. 표준편차(Standard deviation : SD의 계산)

1) 계산공식

$$표준편차(S.D) = \sqrt{\frac{\sum(X-\overline{X})^2}{N-1}}$$

$\sum X =$ 측정치의총화

$\overline{X} =$ 평균치$(\frac{\sum X}{N})$

$N =$ 측정개체수

$X =$ 측정치

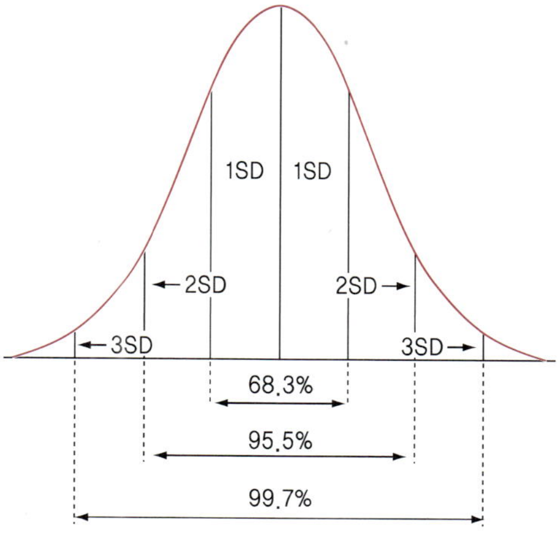

그림 9-2. Gaussian의 정규분포곡선

2) 계산방법

(1) 적어도 관리혈청을 20~30회 분석하여 얻어진 결과를 기록한다.
(2) 평균치를 산출한다.
(3) 평균치와 측정치의 차이를 각각 구한다.
(4) 각 차이를 제곱한다.
(5) 차이의 제곱값을 모두 합한다.
(6) 위에서 구한 값을 공식에 대입하여 계산한다.

표 9-3에서 혈청 K의 표준편차를 계산하면

$$S.D = \sqrt{\frac{\sum(X-X)2}{N-1}} = \sqrt{\frac{1.12}{25-1}} = \sqrt{\frac{1.12}{24}} = 0.22$$

$\pm 1\mathrm{SD} = 0.22$ $\qquad \pm 2\mathrm{SD} = 0.44$ $\qquad \pm 2\mathrm{SD} = 0.66$

5. 변동계수(Coefficient of variation : CV)

측정치의 변화상태를 나타내는 것으로 변동계수가 적으면 적을수록 그 결과치는 평균주위에 접근 산포하며, 양호한 재현성과 신뢰성이 있는 결과이다. 정밀도의 지표가 되며 정량법이 다르거나 성질이 다른 자료의 산포도를 비교하는데 편리하다.

$$\text{변동계수}(\%) = \frac{\text{표준편자}}{\text{평균치}} \times 100$$

표 9-1. (예) 혈청 K의 측정

검체수	측정치(X)	$X-\overline{X}$	$(X-\overline{X})^2$
1	4.2	0.2	0.04
2	4.6	0.2	0.04
3	4.5	0.1	0.01
4	4.7	0.3	0.09
5	4.5	0.1	0.01
6	4.6	0.2	0.04
7	4.0	0.4	0.16
8	4.3	0.1	0.01
9	4.5	0.1	0.01
10	4.4	0	0
11	4.1	0.3	0.09
12	4.5	0.1	0.01
13	4.2	0.2	0.04
14	4.6	0.2	0.04
15	4.4	0	0
16	4.7	0.3	0.09
17	4.0	0.4	0.16
18	4.2	0.2	0.04
19	4.1	0	0
21	4.5	0.1	0.01
22	4.1	0.3	0.09
23	4.6	0.2	0.04
24	4.4	0	0
25	4.3	0.1	0.01
26	4.7	0.3	0.09
$\Sigma X = 110$, $\overline{X} = 4.4$			1.12

6. Tonk's 허용범위(Acceptable variance)

검사실 간에 결과의 변동을 허용할 수 있는 범위를 정하여 그 이상의 변동이 일어나지 않도록 함으로써 정도관리 기술을 보완하는 것이며, 어느 성분의 정상범위의 25%폭을 오차의 허용한계로 정한다.

$$\text{Tonk's 허용한계(\%)} = \frac{\text{표준편차}}{\text{평균치}} \times \frac{1}{4} \times 100$$

7. 정확도의 관리

1) 검사법에 대한 검토

임상화학 검사 성적의 정확도는 기본적으로 검사법과 밀접한 관련성을 갖고 있으므로 검사법이 갖는 예민도와 특이성에 대하여 충분히 검토하고, 검사법을 선택하여 조작법을 철저히 수행하여야 한다.

2) 표준액

비색측정에 있어 수치산출의 척도가 표준액인데, 불량한 것이나 사용 중의 변화에 주의를 요하고, 검체와 동일한 성질을 갖는 성분을 함유한 표준액을 사용해야 한다.

3) 관리혈청(control serum)을 이용

신뢰성이 높은 표준액을 사용하여 시료와 관리혈청을 동시에 동일조건하에서 측정하여 얻은 결과를 기대치와 비교하여 일정의 허용변동범위 내에 들어가는 경우는 정확도가 있다고 간주한다. 만약 기대치의 범위를 벗어나면 그 오차의 원인을 추구하고 정정해야 한다.

8. 정밀도의 관리

일상 검사의 조작상 나타난 변동의 크기는 일차변동, 이중측정치의 차로 나타낸다. 이런 조작상의 오차가 일정범위 내에 들어가고 항상 안전한 검사가 행해지는 가를 객관적으로 확인하여 그 결과로 신뢰성을 보호하는 것이 정밀도의 관리이다. 더욱이 동일한 관리혈청을 사용하여 매일 측정하고 측정상의 변동을 확인하여 측정상의 오차를 관리하며, Tonk's 허용한계인 ±10% 이내에 있어야 의의가 있다.

정밀도 관리방법으로는 관리혈청을 이용하는 방법과 검체성적을 이용하는 방법으로 분류한다.

1) 관리혈청을 이용하는 관리법

(1) $\overline{X}$ 관리도법

정밀도 관리법 중 가장 많이 실시되고 있는 방법으로 동일검체(관리혈청)를 20~30회 이상 측정하여 평균치($\overline{X}$)와 표준편차(S.D)를 구하고 방안지에 평균치를 중심으로 ±2 SD까지를 경계선, ±3 SD까지를 한계선으로 chart를 작성한다. 동일 검체를 매일 측정 분석하여 결과를 관리도상에 plot하고 판독한다.

[$\overline{X}$관리도의 판독]

① **탈선(outlier)**

± 2SD를 경계선을 벗어난 상태를 의미하며, 원인은 용량의 부정확, 검체의 오염, 광도계의 변화 등으로 발생한다.

② **요동(unrest)**

변동폭이 표준편차의 3배이상의 진폭을 나타내는 것을 의미하며, 시약의 불안정, 기술미숙, 분석자의 빈번한 교대등의 원인으로 발생한다.

③ **편재(shift)**

분석결과가 계속하여 6~7회 이상의 중심선이 평균선을 벗어나 한쪽으로 치우쳐서 나타나는 것을 의미하며, upward shift의 원인은 표준액의 과다 희석, 시약의 오염, 반응온도의 상승, 반응시간의 연장 등이 있고, Downward shift는 표준액의 농축, 반응온도의 저하, 반응시간의 단축, 시약의 농축 등이 원인이다.

④ **경향(trend)**

분석결과가 6~7회 이상 계속적으로 상승하거나 하강하는 현상을 의미하며, upward trend는 표준액이 계속해서 파괴, photocell이나 lamp의 노후, 분주기의 이상, 파장선택의 잘못 등이 있고, downward trend는 표준액의 계속적인 농축, 시약의 계속적인 희석, 시약의 오염 등을 의심한다. 즉 $\overline{X}$관리도에서 검사결과가 평균치 ±2 SD범위가 신뢰한계로써 이 경계를 벗어나면 주의를 요하므로 재검토할 필요가 있다.

(2) 쌍치법(twin plot method)

동질의 성분인 정상 농도의 관리혈청과 높은 농도의 관리혈청 2종을 사용하여 1개월간 분석하여 각각의 평균치와 표준편차를 구하고, X축은 정상농도치, Y축은 높은 농도치에 대한 관리도를 작성하여 매일 2종의 관리혈청을 분석한 결과를 plot하고 판독한다.

판독시 측정조건의 변동이 2개의 검체에 개별적으로 작용하는 경우, Random error가 일어날 때는 좌상 또는 우하에 위치한다. 또한 편중된 분포를 나타내는 경우에는 2개의 검체에 똑같은 영향을 주는 systematic error가 일어날 때는 대각선의 위쪽 또는 아래쪽에 편중을 나타낸다. 즉 계통오차와 우연오차를 판별하는 유력한 근거를 제공하는 것이다.

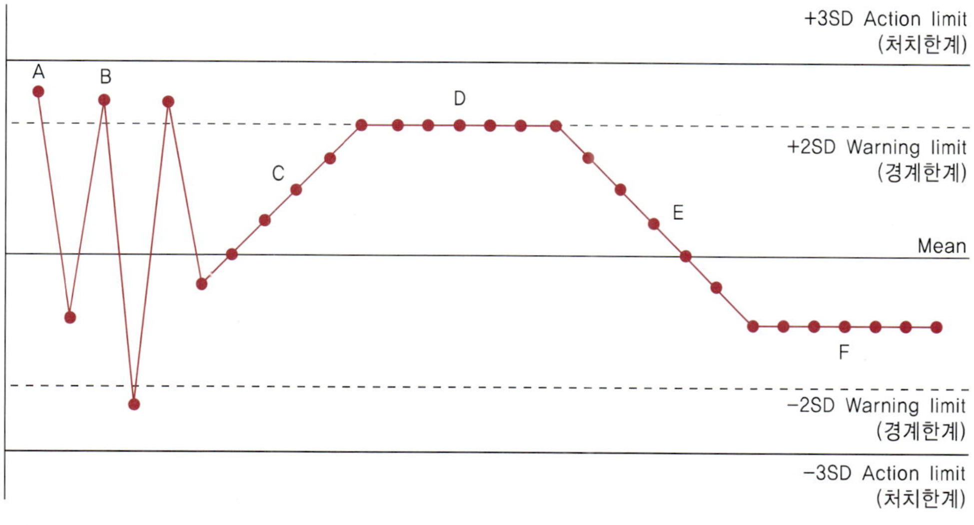

그림 9-3. $\overline{X}$-관리도

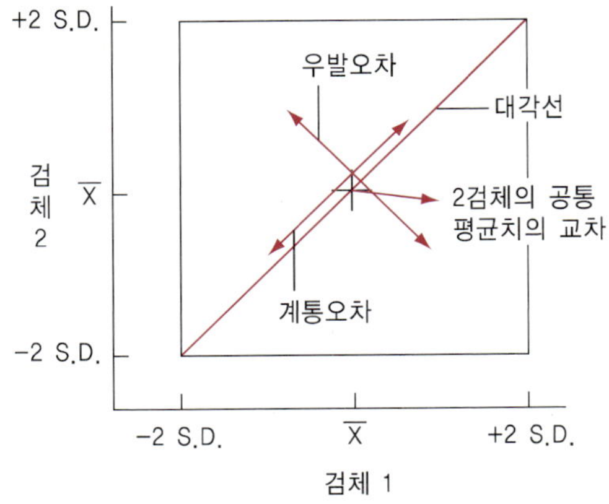

그림 9-4. 쌍치법 관리도

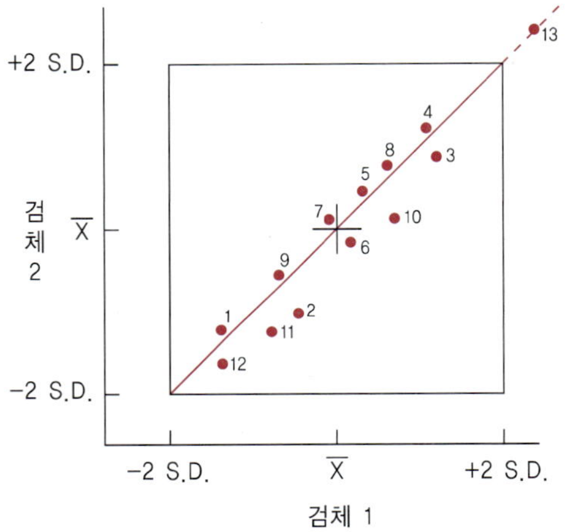

그림 9-5. ± 2 SD 범위 밖의 것.

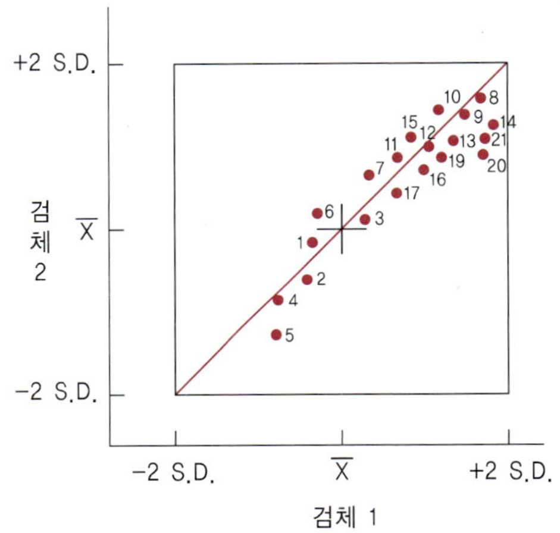

그림 9-6. 한데 뭉친 쌍치관리도의 예.

(3) 누적화법(CUSUM method, Cumulative Sum법)

관리혈청으로 20회 이상 측정분석하여 평균치($\overline{X}$)를 구하고 Chart를 작성한 후 매일 매일 관리혈청으로 반복 측정하여 평균치와의 차를 구하여 계속적으로 누화하여 관리도에 plot하고 판독한다. 양호한 관리도는 0선에 상하의 파상적으로 분포될 때 관리상태가 좋다. 판독에서 오차의 증가는 변동이 누화 확대시켜 나타나기 때문에 비교적 신속한 관찰이 가능하고 따라서 자동분석의 정밀도 관리에 유용하다. 특히 이 방법에서는 Trend(경향), shift(편재)를 쉽게 관찰할 수 있다.

(4) 변동계수법(C.V method)

관리혈청으로 20회 이상 분석하고 평균치($\overline{X}$)와 표준편치(SD), 변동계수를 구한다. 동일 관리혈청을 매일 측정하여 평균치와의 차를 CV로 환산하여 기입한다. 임상적으로 허용할 수 있는 CV치 내에 있으면 양호하나 그 이상이 되었을 때 원인을 분석해야 한다. 이 방법은 농도가 다르더라도 CV치는 서로 같이 낮은 수치로 나오므로 높은 치에 대해서도 변화를 검정할 수 있으며, 개개의 항목에 관한 관리에 측정치가 다른 경우는 비교가 곤란하나 CV치를 이용하여 비교하면 정밀도 관리가 양호하다.

2) 검사성적을 이용한 정밀도 관리법

(1) 반복 측정법(repeat analysis method)

검사를 끝낸 검체중 적당한 것을 선택하여 다음날 재측정한 결과와의 차를 구하여 plot하는 방법이다. 결과의 차가 0선에 가까울수록 관리가 잘 되는 것을 의미하며, 변동이 어느 한쪽으르 기우는 것에 주의해야 하며, 변동폭이 큰 경우에는 용량의 부정확, 기술의 불안정, 검사자의 빈번한 교대시 등에서 발생 할 수 있다.

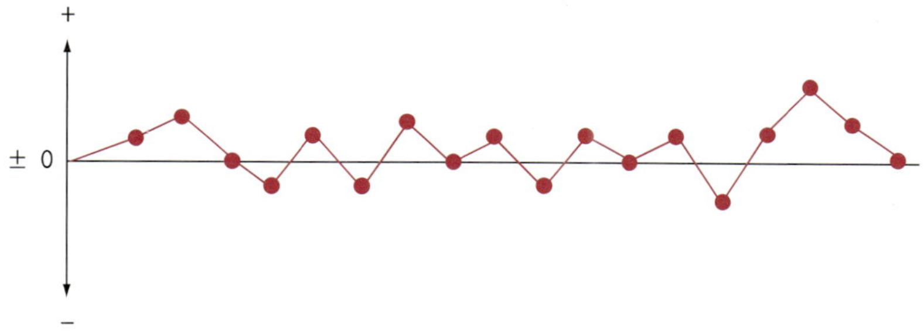

그림 9-7. 누화법 관리도(정상관리도)

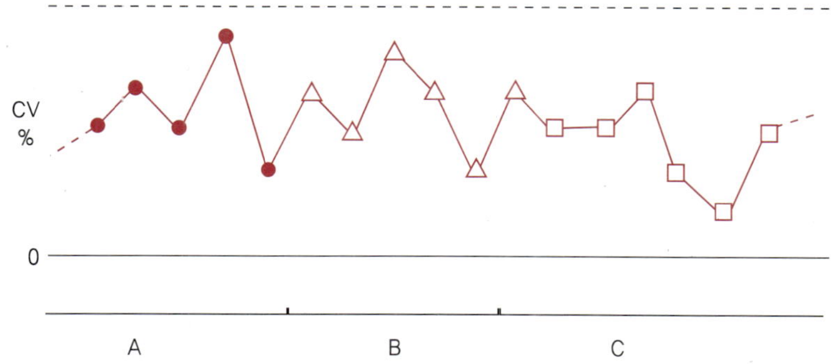

그림 9-8. 변화계수법 관리도

(2) Number plus법

일상측정에 있어서 환자 측정치의 분포는 매일 크게 변하는 것이 아니고, 통계적 처리를 하는 경우 그 최빈도치를 초월하는 s측정치의 수는 60%인 것을 전제로 하고, 여기서 최빈도수를 초월하는 측정수를 number plus라 부르고, 이 법을 number plus법이라고 한다.

(3) 정상치 평균치법(average of normals method)

환자검체의 측정치의 대부분을 정상범위 내에 들어가고 그 정상치 범위 내에 포함하는 측정치의 평균치를 안정한 것으로 정하며 그다지 변동이 없다는 것을 전제하는 방법이다.

(4) 검체 혼합법(mixed sample method)

임의로 검체 2개를 선택하여 그 시료를 동량으로 섞어 동시에 측정하여 2개의 측정치의 평균치와 비교해서 그 차이에 의해 관리하는 방법이다.

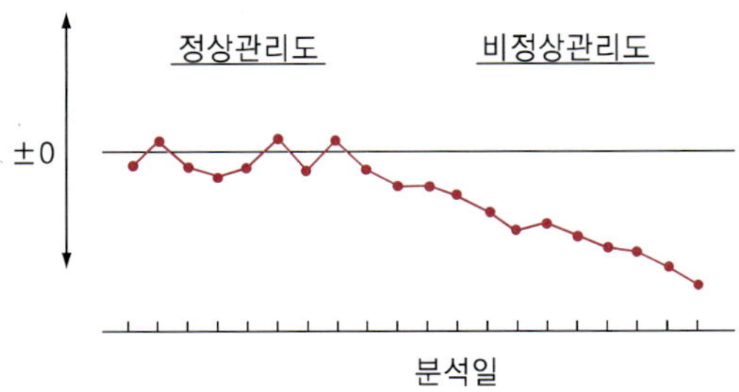

그림 9-9. 반복측정에 의한 관리도

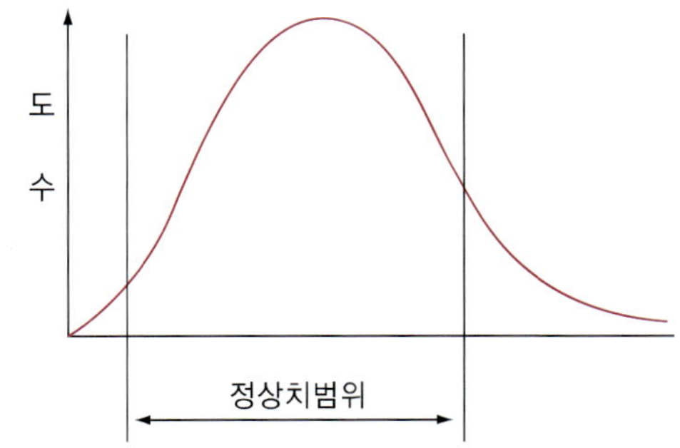

그림 9-10. 일상의 환자검체 측정치의 도수분포

9. 회수율(Recovery rate)

피검시료에 목적 성분의 순품을 일정량 가하고 첨가시킨 량이 정확하게 측정되는가를 확인하는 방법이다.

$$\text{회수율}(\%) = \frac{\text{첨가 분석량} - \text{본래의 양}}{\text{첨가한 량}} \times 100$$

10. 내부정도관리

환자, 검체, 분석방법, 분석시약, 분석 기계기구 및 분석자의 관리를 통하여 정확도, 정밀도, 특이도, 감도를 높이고, 오차의 폭을 줄임으로써 검사결과에 대한 신뢰성을 높이는데 있다.

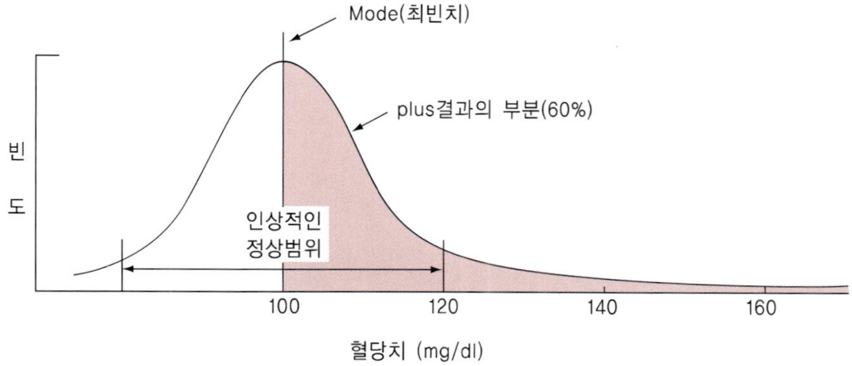

그림 9-11. 혈당의 도수분포곡선

1) 환자관리

일내변동, 일차변동 및 생리적변동 등으로 인한 검사결과의 변화와 식이성이나 약제투여로 인한 검사결과의 변화를 항상 예상하여야 하며, 분석목적에 따라 검체를 채취하기까지 알맞은 환자상태를 유지하여야 한다.

2) 검체관리

분석성분의 종류에 따라 검체 채취의 시기와 검체의 종류를 결정하여야 하고, 분석시간이 지연됨으로써 발생하는 성분의 변화와 보존방법을 결정하여야 한다.

3) 분석방법의 관리

분석하고자 하는 성분의 분석법과 특징을 충분히 이해하고, 조작법을 충실히 수행하여 감도와 특이도를 높임으로써 오차의 폭을 줄일 수 있다.

4) 분석시약의 관리

분석에 사용하는 시약을 선택시에는 보존기간이 비교적 길고, 장기간 안정성이 높은 시약을 선택해야 되며, 시약의 오염이나 변질과 표준액의 농축, 희석 등의 변화를 방지하여 오차의 유발을 예방하고 관리한다.

5) 분석기계기구의 관리

분석에 사용되는 초자기구의 오염, 부정확한 Pipette, 광도계의 노후로 인한 Noise, 전류, 전압의 변화 등이 오차의 원인이 될 수 있다.

6) 분석자의 관리

검체의 채취로부터 분석과정의 수행, 분석결과의 정리, 완료될 때까지 세심한 주의가 필요하며, 분석기술이 숙달되어야 하고, 분석자의 빈번한 교대는 바람직하지 못하다.

분석자는 분석방법이나 기자재관리, 관리혈청의 활용, 동일한 분석조건에서 분석업무를 수행하여 오차를 예방하고 그 폭을 줄일 수 있다.

11. 회귀직선과 상관계수

어떤 측정법에 의한 측정결과와 그 기준이 되는 측정법, 또는 다른 검사실 측정법등과의 정확도의 차이를 비교 · 검토하는 방법으로써 측정법이나 측정과정 등을 변경하는 것과 2종의 방법에 대한 비교 · 검토에 이용된다.

1) 회귀직선의 계산법

$Y = ax + b$

b : Y의 절편(상가오차, 일정오차)

$b = \overline{Y} - b\overline{X}$

a : 직선의 기울기(상승오차, 비례오차)

$$a = \frac{\sum(XY) \cdot \ \overline{X}\sum(Y)}{\sum(X^2) - \overline{X}\sum(X)}$$

X : X검사실의 측정치

Y : Y검사실의 측정치

N : 양쪽의 측정건수

$\overline{X}$: X검사실의 평균치

$\overline{Y}$: Y검사실의 평균치

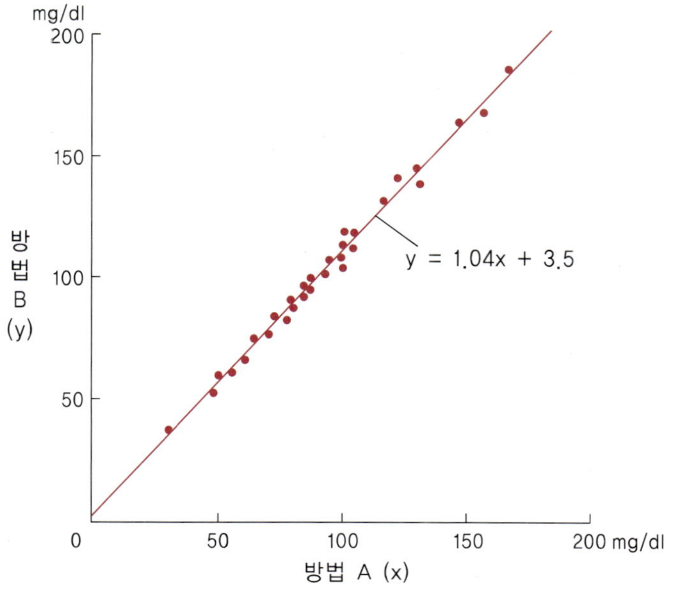

그림 9-12. 상관도와 희귀방정식 포도당 분석방법. A방법과 B방법의 비교

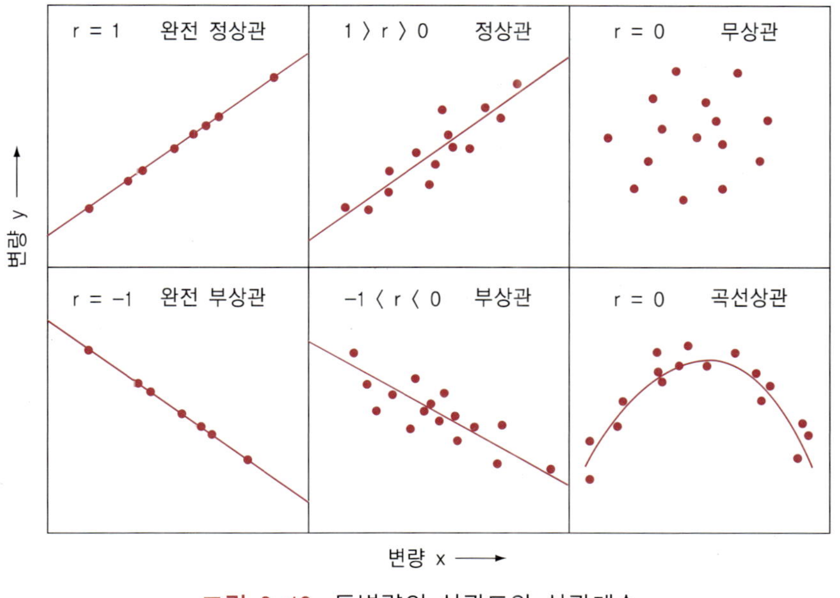

그림 9-13. 두변량의 상관도와 상관계수

$$표준편차 = \sqrt{\frac{\sum(Y^2) - [a\sum(Y) + b\sum(XY)}{N}}$$

2) 상관계수(γ)

$$\gamma = \frac{N\sum XY - \sum X\sum Y}{\sqrt{[N\sum X^2 - (\sum X)^2]\,[N\sum Y^2 - (\sum Y)^2}}$$

상관계수(γ)가 0.98 $|\gamma|$ 이고, a의 값이 1에 가깝고, b의 값이 0에 가까울수록 정확도가 좋다.

CHAPTER 10

외부정도관리

External quality control

1. 각 검사 시설간의 정도관리(Inter laboratory quality control)

동일환자에 대한 동일 측정목적을 2곳 이상 다른 시설 내에서 행하여진 경우 시설간의 검사결과가 변동이 있는 것을 알 수 있다.

이러한 각 시설간의 변동을 줄여 각 시설이 환자에 대해서 항상 임상적 의의가 있고 신뢰성이 높은 검사치를 얻을 수 있으며 전체에 있어서 의료의 수준을 높이는 것이 중요하다.

따라서 각 시설에서는 자기 검사실 내에서의 정도관리를 충분히 실시하고 노력을 하여 얻어지는 검사치의 신뢰성이 타 시설과의 상대적 관련성에 있어서 어떠한 수준에 있을까를 검토하고, 자기 시설의 검사수준을 일정하게 유지시키며 질적인 향상에 노력하는 것이 중요하다.

이 목적을 위해서 실시된 구체적인 방법이라고 하는 control survey의 참가와 QAP (Quality Assurance program) 등이 이용되고 있다.

2. Control survey

동일의 미지의 관리용 검체를 각 시설에 배포하고 그 동일성분에 대하여 각각의 검사실내에서 얻어지는 수치를 모아, 통계계산에 의해서 각 시설간의 검사치의 변동의 크기를 검토하는 방법을 CAP의 survey라 하고, 각각의 나라에 있어서 개별적으로 계획된 많은 survey가 행하여지고 있다. 이러한 control survey에 참가함으로써 자기 시설의 일반적 관리상태, 검사법상의 정확도, 사용한 시약 및 용기의 좋고 나쁨, 기술수준을 포함한 총괄적 관리상태를 반영한 검사치의 신뢰성이 다른 시설과 비교하여 어느 정도의 수준에 있는 가를 알고, 문제가 있을 경우에는 그 원인을 규명하여 개선하는데 유용하다.

3. QAP(Quality Assurance program)

Control survey는 intra laboratory quality control 검토로 하는 하나의 수단이 있지만, 이것은 검사성적에 관한 것을 검토하는 데 불과하다.

QAP는 일상 적으로 행하여진 계속적인 검사성적을 기본 Data라 하고, Intra lab. 및 Inter lab.의 quality control의 양쪽을 동시에 실시하기 위해 계획된 program이다.

이 QAP는 많은 량의 같은 Lot의 pooled serum(정상역 및 이상치역)을 준비하고, 이 QAP에 참가하고 있는 다수의 검사실에 송부한다. 검사실에서는 이러한 pool혈청을 환자 혈청과 같이 측정하고 매일매일의 측정성적을 일정한 form에 기입하고, 25~30회의 검사 data를 매회 computer center에 송부한다.

Computer center에서는 각 검사실에 송부시켜 data에 의해서 통계처리한 것으로 개개의 검사실의 관리에 필요한 평균치(mean), 표준편차(SD), 변동계수(CV)를, 또한 시설간의 data라고 하고 측정항목별, 측정방법별, 사용기기 및 사용시약별 등의 mean, SD를 computer의 결과를 출력하여 각 검사실에 반송한다.

각 검사실에서는 이 반송된 computer center정보에 따라서 자기 검사실내의 quality control를 행함과 함께 병원간의 통계 data로부터 자기의 검사실에서의 검사성적이 전체의 참가시설 중에서 어느 위치에 있는가를 아는 것이며, 동시에 Inter-laboratory quality control에 유익하게 계획된 program이다.

이상 임상화학검사를 중심으로 quality control에 관해서 기본적인 생각과 각종 검사실에 있어서 Intra laboratory의 quality control의 구체적인 실시법 및 Intra laboratory의 quality control에 관해서 설명하였다. 이 Intra laboratory의 quality control에 있어서는 표준물질의 통일화, 측정방법의 표준화, 측정치의 표현방식 등 국제적 규모로써 해결하지 않으면 곤란한 문제가 내포된다. 국내적 및 주체적으로 각 검사실에서의 정보교환이 이루어지는 것이 바람직한 것이다.

4. 외부정도관리법(External quality control)

외부정도관리란 Reference laboratory에서 field laboratory의 검사성적을 관리하기 위하여 실시하는 정도관리이다.

정도관리를 주관하는 부처에서는 reference laboratory에서 선택한 관리혈청으로 관리하려고 하는 검사항목을 20회 이상 분석하고 평균치(M), 표준편차(SD), 변동계수(CV)를 구한다. 이때 reference laboratory에서 구한 CV를 선택변이계수(CCV : chosen coefficient of variation)다라 한다.

Variance index(VI)는 참가 검사실의 결과 참고치(designated value: mean)와의 차이를 참고치의 백분율로 나타낸 것이 % variation이고, 이것을 다시 선택 변이계수(CCV)에 대한 백분율을 VI이라고 한다. Reference laboratory는 동일 관리혈청을 각 검사실에 보내고, 분서결과를 회수한다. 회수한 각 검사실의 검사결과를 가지고 변이지수점수(Variation of index score : VIS)를 구하고 이 결과를 각 검사실에 보낸다. 각 검사실의 VIS치는 150 이하를 유지하도록 권장한다. VIS의 값은 최고치가 400이며, 400 이상일 때도 400으로 표현한다.

VIS는 낮을수록 양호하다. 즉 Designated value와 같은 결과를 나타내면 VIS는 0이고, CCV와 같은 정도의 오차를 내면 VIS는 100이며, CCV의 4배 이상의 오차를 내면 VIS는 400이다. 여기서 VIS의 최고치를 400으로 정한 것은 기록상의 오차 등에 의해 어느 한 검사항목에 너무 큰 오차가 생길 때 한 검사결과의 오차가 전체적인 결과에 너무 큰 영향을 주는 것을 방지하기 위한 것이다.

1) VI계산법

〈% vatriation계산법〉

$$\% \text{ variation(V)} = \frac{X - DV}{DV} \times 100$$

X : 측정값

DV : designated value

〈VI계산법〉

$$VI = \frac{V}{CCV} \times 100$$

CCV : 선택변이계수

2) VIS계산법

〈검사실의 CV계산법〉

$$CV = \frac{\text{검사실 검사결과} - M}{M} \times 100$$

M : Reference laboratory에서 구한 평균치

〈VIS계산법〉

$$\frac{CV}{CCV} \times 100 = VIS(\text{단, } VIS \leq 400)$$

CV : 검사실의 CV

5. Delta check(변화치)와 Panic value(경고치)

1) Delta check(변화치)

1967년 Lindberg에 의해 제안되었으며, 환자의 검체를 이용한 정도관리 방법 중 검사전 오차, 표식의 오기 및 무작위 오차를 발견하는 가장 효과적인 방법으로써 환자의 지난번 검사치와 현 검사치를 비교하여 기준치 이상으로 변화를 보였을 때 변화의 차이가 환자상태의 변화에 의한 것인지 또는 다른 오류에 관련된 것인지를 분석하여 재검을 통해 검사치를 수정 및 확인하는 방법이다.

2) Panic value(경고치)

환자의 현재 검사결과가 생명이 위태로울 정도로 정상치로부터 크게 벗어 난 수치일 때 원인조사 및 재검사 과정을 거쳐 확인하는 방법이다.

외부 정도관리란 Reference laboratory에서 field laboratory의 검사 성적을 관리하기 위하여 실시하는 정도관리이다. 우리나라의 외부 정도관리는 대한 정도관리협회에서 실시한다. 정도관리 학회에서는 reference laboratory에서 선택한 관리혈청으로 관리하려고 하는 물질을 20회 이상 분석하고 평균치(M), SD, CV를 구한다. 이때 reference laboratory에서 구한 CV를 CCV(chosen coefficient of variation)이라 한다.

Reference laboratory는 동일 관리혈청을 각 검사실에 보내고 분석결과를 회수한다. 회수한 각 검사실의 검사 결과를 가지고 변이 지수점수(Variation of index score, VIS)

를 구하고 이 결과를 각 검사실에 보낸다. 각 검사실의 VIS치는 150이하를 유지하도록 권장한다. VIS의 값이 400 이상일때도 400으로 표현한다.

〈VIS 계산 방법〉

$$\frac{CV}{CCV} \times 100 = VIS \ (\text{단 } VIS \leq 400)$$

CV : 검사실의 CV

〈검사실의 CV 계산법〉

$$\frac{\text{검사실 검사결과} - M}{M} \times 100 = CV$$

M : Reference laboratory에서 구한 평균치

VIS치의 비교는 같은 peer group 과의 비교가 의의가 있다.

표 10-1. 정도관리도표 - I

년 월 일 ~ 년 월 일						검사자명	
측정종목						허 용 폭	±
측정방법						관리혈청	(Lot. No.)
						표 시 치	
월 일 요일	No.	X_1	X_2	R(차)	$\overline{X}$	$\overline{X}^2$	비 고
	1						
	2						
	3						
	4						
	5						
	6						
	7						
	8						
	9						
	10						
	11						
	12						
	13						
	14						
	15						
	16						
	17						
	18						
	19						
	20						
	21						
	22						
	23						
	24						
	25						
	26						
	27						
	27						
	28						
	29						
	30						
총 합	Σ			ΣR	$\Sigma\overline{X}$	$\Sigma\overline{X}^2$	$\Sigma\overline{X}^2 \cdot \frac{1}{N-1} =$
평 균				$\overline{R}$	@	@^{2}	@$^2 \cdot \frac{N}{N-1} =$

S.D.=@	2S.D.	±	$\Sigma\overline{X}^2 \cdot \frac{1}{N-1} = @^2 \cdot \frac{N}{N-1} =$
C.V.=@	@ ± 2S.D.	~	
	R상한치 = 2.18 × $\overline{R}$ =		R상한치 = 0

비고란기호	F : 반응 조작중 문제 있음	L : 불명의 원인으로 이상치 출현
A : 신시약 일부	G : 비색 예정시간 초과	M : Control혈청 Lot. No.변경(Lot. No. 기입할 것)
B : 신시약 전부	H : 관리 혈청 파손 또는 부족	N : 반응시간 초과
C : 신표준액	I : 반응조작중 실패	O :
D : 신검량선	J : 측정기구 변경 있음	P :
E : 검사자 교체	K : 측정기구 문제 있음	Q :

표 10-2. 정도관리도표 - Ⅱ

No.	1	2	3	4	5	6	7	8	9	10	11	12	13	14	15	16	17	18	19	20	21	22	23	24	25	26	27	28	29	30	31
표준액 Blank (흡광도)																															
$\bar{x}$																															
R																															
월 일																															

Control Serum

CHAPTER 11

혼합혈청 제조

Preparation of Pooled Serum

(1) 분석하고 남은 혈청중 감염 및 전염성이 없으며 용혈이 안되고, 황달기가 없으며, 혼탁되지 않은 맑은 혈청만을 모은다.
(2) 모은 혈청에 마개를 막고 －20℃에 보관한다.
(3) 다음날 그 위에 다시 모아 보관한다.
(4) 적당량이 모아지면 전체를 용해하여 혼합한다.
(5) 아스베스트 여과 또는 Seitz여과기로 가압여과한다.
(6) 무균적으로 분주하고 잘 봉해서 －20℃에 보관하여 필요시에 꺼내어 사용한다.

1. 나머지 혈청을 모은다.

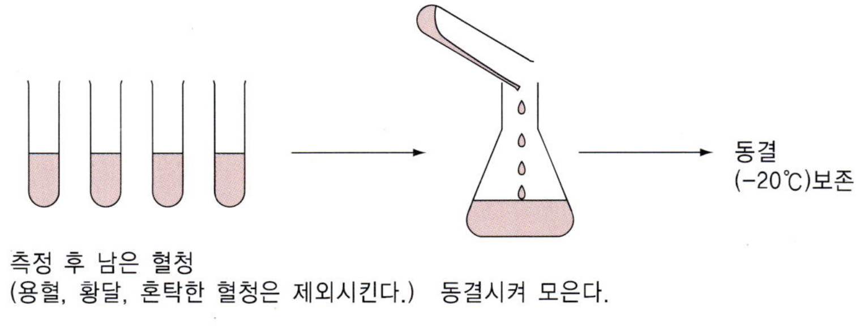

2. 조제의 전처리

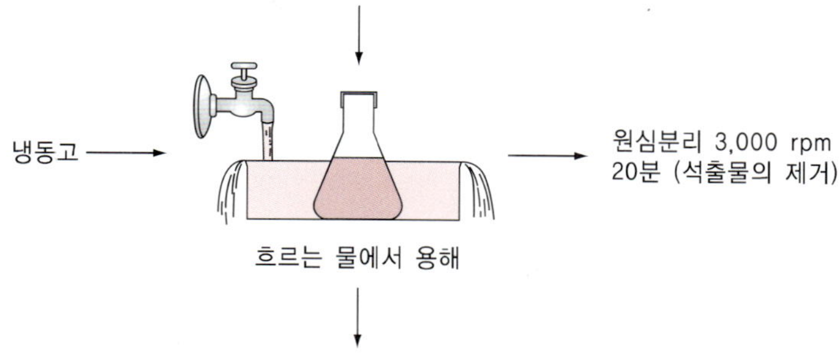

3. 아스베스트 여과 재료에 의한 가압여과(Seitz여과기나 millipore filter)

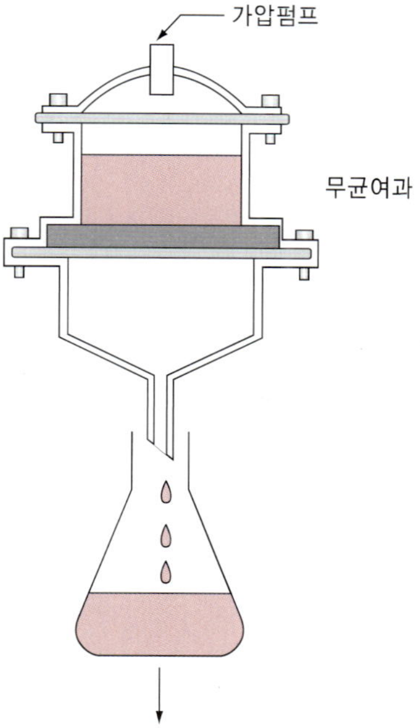

4. 무균적으로 눈주하고 잘 봉해서 －20℃에 보관(필요량을 분주)

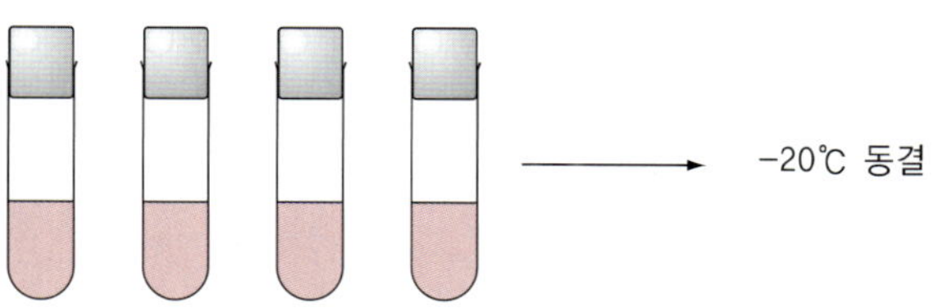

그림 11-1. 혼합혈청의 조제방법

각론

CHAPTER 1

검체 취급

Preparation of Specimen

검체내의 여러 가지 성분을 임상화학적으로 분석하여 정확한 검사성적을 얻기 위해서는 검체의 채취 및 보존에 주의가 필요하며, 각각의 성분이 채취전과 채취 후에 분석하여 얻어진 분석치가 변동이 없어야 한다. 그러나 검체의 성분들은 시간이 경과됨에 따라 변하는 것이 많으므로 가급적 신속하게 검사해야 한다. 따라서 채취 후 즉시 검사가 곤란한 경우에는 분석목적에 따라 적절한 방법으로 검체 성분의 변화를 방지해야 된다.

1. 혈액채취

혈액채취는 공복상태에 하는 것을 원칙으로 하고 적어도 식후 12~24시간 후에 채취하는 것이 음식물 섭취로 인한 혈액성분의 변화를 막을 수 있다. 특히 환자는 초조감, 불안감이 없는 안정된 상태에서 채취하는 것도 성분변화를 막을 수 있다. 혈액은 보통 정맥혈을 이용하는데, 필요에 따라서 동맥혈도 이용되며, 검체량이 적을 경우는 모세관혈액을 이용한다. 정맥혈 및 동맥혈을 채혈할 때는 멸균된 주사침과 건조된 주사기를 사용해야 하며, 보존해야 할 시험관은 청결해야 하고 건조된 것이어야 한다. 수분을 함유한 경우에는 용혈의 원인이 되기 때문이다.

1) 채혈방법

채혈 부위는 전완 공간에 나타나는 Median cubital vein이나 Cephalic vein 그 다음으로 Basilic vein의 상부에 구혈대(Torniquet)을 매고, 혈관이 잘 나타나는 부위를 70% Alcohol로 소독하고, 주사침을 찔러 혈관삽입이 확인되면 검사에 필요한 혈액을 채혈하고 구혈대를 풀은 후 주사침을 혈관으로부터 빼낸다. 만약 채혈 전에 장시간 구혈대를 매놓는다면 울혈이 생기고, 그 영향으로 세포와 혈장사이에 이온 교환이 일어나 무기질의 변화를 초래하고, 혈액의 소견이 달라질 수 있으므로 신속히 채혈해야 한다. 혈청을 필요로 하는 경우는, 채혈 후에 주사기에서 주사침을 분리하고 목적에 따라 적당한 용기에 기벽을 따라 서서히 주입하여 방치한다. 만약 전혈이나 혈장을 필요로 할 경우는 항응고제가 들어있는 용기에 혈액을 넣고 충분히 혼합하여 항응고제가 완전히 용해되므로써 응고를 방지하며, 혼합할 때 지나치게 흔들면 용혈의 원인이 된다. 근래에는 진공채혈관인 SST시험관 등을 사용하여 간편하게 혈청을 분리할 수 있다.

2. 혈청분리

혈액을 채혈하여 용기에 넣고, 실온에 20~30분 방치한 후 유리봉이나 면봉으로 관벽에 붙은 혈병을 분리하고, 2,000~3,000 rpm에서 5~10분간 원침한 후, 다른 시험관에 상층을 옮긴다. 이때에 상층액에 혈액이 혼입되면 다시 반복 원침하고 상층액을 완전 분리한다. 만약 완전응고가 되지 않았을 때 원침하면 혈청내 섬유소가 함유되기도 하고, 때로는 용혈의 원인이 될 수도 있다.

3. 용혈의 원인

혈청이나 혈장을 이용하므로 세포내액(혈구)과 세포외액(혈청내)의 농도가 다른 성분들은 적은 용혈이 일어나면, 결과에 미치는 영향이 매우 크므로 용혈이 일어나지 않도록 채혈, 혈청 분리과정에서 주의해야 한다. 용혈의 주요인은 주사기나 주사침 그리고 용기에 수분이 있을 때, 채혈시 무리한 흡입으로 인한 혈구파괴, 주사침을 가는 것을 사용하였을 때, 시험관에 혈액을 주입시 주사침을 분리하지 않고 주입했을 때, 혈청분리시 응고가 충분히 이루어지지 않았을 때, 항응고제가 담긴 용기에 넣고 강하게 혼합할 때 등이 원인이 되므로 주의를 해야 한다.

4. 성분변화 방지법

채혈 후 혈액을 방치했을 때 성분변화가 일어나는데 이것을 방지하기 위해서는 신속한 혈청 및 혈장분리, 필요에 따라서 제단백을 실시하고, 화학반응을 방지할 수 있는 약품을 첨가하거나, 검사목적에 따른 목적물질을 추출하여 보존하거나, 검체와 공기접촉을 차단하고 저온으로 저장한다.

CHAPTER 2

항응고제

Anticoagulant

항응고제란 혈액을 응고시키는 데 가장 중요한 인자를 제거하거나 비동화시켜 응고를 방지하는 약제를 의미한다. 특히 어떤 검사항목 중 반드시 전혈이나 혈장을 사용해야만 하므로 항응고제를 첨가한 검체가 필요하다.

항응고제를 첨가했을 때 미치는 영향은 첫째, calcium이온이 제거되고, 둘째, Na^+, K^+, ammonium염의 오염, 셋째, 시료의 pH변화를 일으킬 수 있고, 넷째, 혈구용적의 수축 및 팽창 등이 있다. 항응고제의 종류는 Double oxalate, Lithium oxalate, Sod. oxalate, Sod. citrate, EDTA염, Heparin, Sod. fluoride 등이 있다.

1) Double oxalate(이중 수산염)

(1) 원리

혈액 중의 calcium이 항응고제(double oxalate) 중 oxalate와 결합하여 불용성인 복염(calcium oxalate)을 형성하여 calcium을 제거함으로써 응고가 방지된다.

- Amm. oxalate와 Pot. oxalate는 3 : 2 비율로 혼합되어 있으며, amm. oxalate는 혈구용적을 팽창시키고, pot. oxalate는 혈구 용적을 수축시키는 성질을 갖는다.

(2) 용도

CBC, ESR 등에 사용하나, BUN, NPN, Ammonia, Uric acid 및 potassium측정에는 부적합하다.

2) Lithium oxalate

(1) 원리

혈액 중 calcium이 Lithium oxalate 중 oxalate와 결합하여 불용성인 복염을 형성하여 calcium을 제거함으로써 응고를 방지한다.

(2) 용도

Creatinine, Uric acid측정에 많이 사용한다.

3) EDTA-Na

(1) 원리

혈액 중 calcium은 EDTA-Na중 EDTA와 결합하여 불용성인 착염을 형성하여 calcium을 제거함으로써 응고를 방지한다.

- EDTA는 일명 sequestrene(혈액저장에 사용하는 항응고제의 상품명)과 Versene(분석시약의 상품명)이라고도 한다.

(2) 용도

CBC(혈구), 혈소판검사에 이용되고, 임상화학적 검사에는 ammonia, HbA1c측정에 이용된다.

4) Heparin

(1) 원리

혈액중 prothrombin이 thrombin이 되는 것을 억제함으로써 응고가 방지된다.

(2) 용도

모든 검사에 적합하나 경제적 부담이 커서 혈액 gas분석에 주로 이용된다.

5) Sod. citrate(구연산 나트륨)

(1) 원리

혈액의 등장농도와 같은 3.8% sod. citrate을 이용하거나 혈액 중의 calcium이 citrate와 결합하여 불용성인 calcium citrate을 형성하여 응고를 방지한다.

(2) 용도

ESR, prothrombin time측정에 이용되고, 헌혈 bag에 첨가하기도 한다.

6) Sod. fluoride(불화 나트륨 : NaF)

(1) 원리

혈액중의 calcium활성이 fluoride작용에 의해 활성이 저하되므로 응고를 방지한다.

(2) 용도

혈당측정에 주로 사용하나, 효소활성측정에는 fluoride때문에 활성이 저하되므로 사용할 수 없다.

CHAPTER 3

제단백

Protein free Filtrate

1. 목적

임상화학 검사에 이용되는 검체는 혈액, 혈청, 혈장, 요, 뇌척수액 등이 있는 데, 혈청중 단백질 함량이 많아 각 성분의 측정 결과에 영향을 주는 경우가 많다.

즉, 요산이나 glutathion 등의 환원성 물질 및 빌리루빈, 혼탁, 침전형성 및 반응에 직접 방해작용이 있을 수 있다. 따라서 단백질을 제거함으로써 생길 수 있는 오차를 줄이거나 제거할 수 있으므로 검사항목의 측정법에 따라 다르므로 제단백법을 잘 선택해야 한다.

2. 제단백법

1) 서론

단백질을 침전시키는 원리는 어떤 pH에 따른 단백분자가 띈 전하와 상반되는 이온이 결합 침전되는 방법이나 수화수를 제거하는 방법등으로 분류한다.

수화수를 제거하는 방법은 단백분자와 결합하고 있는 물분자를 제거하여 단백의 친수성을 저하시켜 침전시키는 원리로써 자비법(가열법), 염석법(saltin out), 친수성 유기용매에 의한 방법이 있으며, 양이온(금속이온)결합 침전법에는 Somogyi Nelson법, 음이온결합 침전법에는 Folin Wu법, Greenwald(삼염화초산)법, Perchloric acid법, metaphosphoric acid법, Haden법 등이 있으며, 물리적인 제거법으로는 반투막에 의한 투석법(Dialysis), Sepadex에 의한 흡착제거법 등이 있다.

2) 제단백법

(1) Folin Wu법

환원당(Reduced glucose), NPN, BUN, Uric acid, Ammonia, amino acid 등의 정량에 이용되며, 침강제는 Tungstic acid이고, 여액의 pH는 pH 4~6정도이다.

① 원리

황산과 텅그스텐 나트륨이 반응하여 텅그스텐산과 황산나트륨이 생성되는데, 그 중 생성된 텅그스텐산과 양전하를 띈 단백분자와 결합하여 침전된다.

$$2/3N\ H_2SO_4 + 10\%\ Na_2WO_4 \rightarrow H_2WO_4 + Na_2SO_4$$

$$H_2WO_4 + \text{단백분자} \rightarrow \text{침전}$$

② 시약

a. 2/3N sulfuric acid용액
 농황산 18.8 mL를 취하여 증류수로 희석하여 1 L되게 한다.

b. 10% Sod. tungstate

③ 기기 및 기구

a. Centrifuge
b. Voltex mixer
c. Lough balance
d. Serological Pipette
e. Test tube

④ 조작법

a. 시험관을 준비하고, 증류수 7 mL를 취하고, 혈액(혈청) 1 mL를 가하고 혼합한다.
b. 10% Sod. tungstate 1 mL를 가하고 혼합한 후 2/3N sulfuric acid를 한방울씩 가하면서 혼합한다.
c. 충분히 혼합한 후 실온에서 5분간 방치하고, 2,500~3,000 rpm에서 5~7분간 원침한다.
d. 제단백 결과를 관찰한다.

⑤ 주의사항

a. Na_2WO_4와 H_2SO_4시약의 농도가 정확하지 않으면 제단백이 불충분하게 되어 그 여액은 불투명하게 된다.

b. 항응고제가 과량 함유되면 제단백이 불충분하게 된다.

c. 혼합시 적당한 강도로 혼합해야 한다.

d. 상층액 중에 혼탁이 생길 경우 황산을 한 두방울 가하고 혼합한 후 다시 원침한다.

Clinical Chemistry

실험 보고서

제목 : 년 월 일 학번 : 성 명 :

1. 원리(요약)

2. 조작법(요약)

3. 결과

4. 토의사항

(2) Somogyi Nelson법

환원성 물질이 저거되어 진당(True glucose)측정에 이용되고, 침강제는 Zinc hydroxide이며, 여액의 pH는 약알칼리(pH 7.5~7.8)이다. 특히 시약의 절대 농도는 중요하지 않고, 같은 량(같은 농도)이 중요하다.

① 원리

수산화바륨과 황산아연이 반응하여 수산화아연과 황산바륨이 생성된다. 생성된 수산화아연이 단백분자와 결합하여 침전된다.

$Ba(OH)_2$ + $ZnSO_4$ → $Zn(OH)_2$ + $BaSO_4$

$Zn(OH)_2$ + 단백분자 → 침전

② 시약

a. 0.3N Barium hydroxide시약
b. 5% Zinc sulfate시약

③ 기기 및 기구

a. Centrifuge
b. Voltex mixer
c. Lough balance
d. Serological Pipette
e. Test tube

④ 조작법

a. 시험관을 준비하고, 증류수 5 mL를 취하고, 혈액(혈청) 1 mL를 가한 다음 혼합한다.
b. 5% Barium hydroxide 2 mL를 가하고 혼합한 후 5% Zinc sulfate 2 mL를 가하고 충분히 혼합한 후 실온에서 5~7분간 방치한다.
c. 2,500~3,000 rpm에서 5~7분간 원침한다.
d. 상층액의 상태를 관찰한다.

⑤ 주의사항

a. 제단백시약의 농도는 동일농도가 되어야 한다.
b. Barium hydroxide시약을 사용한 초자기구는 될 수 있는 한 빨리 물에 담가야 한다.
c. Barium hydroxide를 조제하여 Zinc sulfate로 적정해야 한다.
d. 마지막 시약을 가하고 혼합할 때는 강하게 혼합한다.
e. 약간의 혼탁이 존재할 때에는 Zinc sulfate 한 두방울을 가하여 혼합한 후 다시 원침한다.

Clinical Chemistry

실험 보고서

제목 : 년 월 일 학번 : 성 명 :

1. 원리(요약)

2. 조작법(요약)

3. 결과

4. 토의사항

(3) Trichloroacetic acid(삼염화초산)법

인산효소 및 전해질측정에 이용되는 제단백법으로써 단백질이 산성용액에서 양이온으로 하전되어 초산음이온과 결합 침전되는 것으로 여액의 pH는 약 1.0정도에 해당된다.

① 원리

Trichloroacetic acid(CCl_3COOH)는 강산성으로 CCl_3COO^-이온과 H^+으로 해리된다. 해리된 CCl_3COO^-이온이 양전하를 띈 단백질과 결합 침전된다.

$$CCl_3COOH \rightarrow CCl_3COO^- + H^+$$

$$CCl_3COO^- + \text{protein} \rightarrow \text{침전}$$

② 시약

a. 5~10% Trichloroacetic acid용액(TCA용액)

③ 기기 및 기구

a. Centrifuge
b. Voltex mixer
c. Lough balance
d. Serolgical Pipette
e. Test tube

④ 조작법

a. 적당한 시험관을 준비하고, 혈액 1 mL를 취하고 5% TCA용액을 9 mL 가하고 강하게 혼합한 후 3~5분간 실온에 방치한다.
b. 2,500~3,000 rpm에서 5~7분간 원침한다.
c. 상층액의 상태를 관찰한다.

⑤ 주의사항

a. TCA는 흡수성(hydroscope)이 높고, 부식성(corrosive)이 강한 시약이므로 취급하는 데 주의해야 한다.
b. 전해질인 chloride나 가열하는 당 측정법에는 부적합한 제단백법이다.

Clinical Chemistry

실험 보고서

제목 : 년 월 일 학번 : 성 명 :

1. 원리(요약)

2. 조작법(요약)

3. 결과

4. 토의사항

(4) Perchloric acid법(과염소산법)

주로 Mucoprotein, glycoprotein, heptoglobulin 및 enzyme활성측정에 이용되는 제단백법으로 음이온 침전법이며 여액의 pH는 대략 1.0이하이다.

원리

Perchloric acid($HClO_4$)가 해리되면 ClO_4^-이온과 H^+이온으로 해리된다.
해리된 ClO_4^-이온이 산성에서 양이온으로 하전된 단백이 결합 침전된다.

$HClO_4 \rightarrow ClO_4^- + H^+$

ClO_4^- + protein → 침전

(5) Metaphosphoric acid법

Vitamine, lactic acid, glutathion등 측정에 이용되는 제단백법으로 음이온 침전법이며, 여액의 pH는 2.1~2.6정도이다.

원리

Metaphosphoric acid(HPO_3)가 해리되면 PO_3^-이온과 H^+이온이 생성된다.
생성된 PO_3^-이온이 양전하를 띈 단백질과 결합하여 침전된다.

$HPO_3 \rightarrow PO_3^- + H$

PO_3^- + protein → 침전

(6) Dialysis(투석)

주로 자동분석기에서 사용하는 제단백법으로 투석의 정의는 단백질 등의 colloid용액 입자는 일반 용액입자보다 현저히 크기 때문에 적당한 막을 이용하여 시료액으로부터 colloid입자를 분리정제하는 조작을 의미한다.

투석막으로는 황산지, 물고기의 부레, colloidin막, cellophane막 및 cellulose막 등이 있다.

CHAPTER 4

혈당

Blood Glucose

1. 혈당

1) 서론

혈당은 생체의 에너지원으로서 가장 중요한 물질이며, 정상 혈중에 존재하는 당은 glucose가 가장 많고, fructose, galactose, mannose, lactose, sucurose 및 5탄당이 미량 존재한다. 혈중농도는 소화관으로부터의 흡수, 간장의 glycogen 분해, 단백 및 중성지방의 glycerol로부터 체내에서 합성되어 상승하는 반면, 말초조직에서의 당이용, 신장으로부터의 배설 등으로 감소한다.

혈당 농도의 조절은 당이 부족할 때 젖산, 아미노산, glycerol과 같은 비탄수화물로부터 glucose가 생성되는 대사과정을 Gluconeogenesis라하며, 이 과정에 관여하는 hormone은 hydrocortisone, 11-oxysteriod이다. 또한 glycogen이 glucose와 다른 중간생성물로 분해하는 과정을 Glycogenolysis라 하며, 관여하는 hormone은 adrenalin, ACTH glucagon, thyroxine, Growth hormone 등이 있다.

반면에, 당이 너무 많이 생산되어 여분의 glucose를 glycogen으로 전환하는 과정을 Glycogenesis라 하며, glucose나 다른 6탄당이 lactate나 pyruvate로 전환하는 과정을 Glycolysis라 하며, 작용하는 hormone은 Insulin이다.

당질을 분류하면 단당류, 2당류, 다당류로 분류하는데 단당류는 당질의 최종 가수분해물질인 기본당, 즉 더 이상 간단한 형태로 가수분해 될 수 없는 당을 의미하며, 탄소수에 따라 2탄당, 3탄당, 4탄당, 5탄당, 6탄당으로 다시 분류하며, aldehyde기를 갖는 것을 Aldose, ketone기를 갖는 Kotose라고 한다. 단당류에 속하는 일반적인 당은 glucose, mannose, galactose, fructose 등이 있다.

2당류는 다당류를 가수분해하여 2분자의 동일한 당 또는 각각 다른 단당류로 구성되어 있는 당을 의미하며, 2당류에 속하는 일반적인 당은 lactose, maltose, sucrose가 있는데, sucrose는 자유 aldehyde기나 ketone기가 없기 때문에 환원성이 없다.

다당류는 단당류가 9개 이상이 탈수 중합하여 이루어진 당으로써 homopolysaccharide(균일 다당류)에는 starch, glycogen, cellulose, inulin 및 dextran 등이 있으며, hetero-polysaccharide(복합다당류)에는 pectin, heparin, chondriotin sulfate등으로 분류한다.

생리적 변동에서 성별, 연령, 계절에는 거의 변동이 없으나 음식물섭취, 운동, stress 등에서는 약간의 증가를 나타내며, 일내변동에서 오전 4시경에 가장 높고, 오후 4시경에 최저치를 나타낸다.

혈당 측정은 당뇨병의 진단에 유용할 뿐 아니라 저혈당증 및 각종 내분비질환의 진단에도 매우 유용한 검사이다.

정상 참고치는 70~110 mg/dL이나 측정법에 따라 약간의 차이가 있다. 혈당의 측정에는 당의 환원력을 이용한 Folin Wu법, Somogyi-Nelson법, Hagedorn-Jensen법 및 Hoff-man법(Ferricyanide법) 등이 있으며, 축합반응을 이용한 o-toluidine법, o-aminobiphenyl법 등이 개발되어 일상검사에 이용되었으나, 빙초산을 사용하는 것과 조작중 가열조작을 하는 불편함이 있었다.

그러나 근래에는 포도당과 특이적으로 반응하는 glucose oxidase법, hexokinase법 및 glucose deydrogenase(GDH)법인 효소법이 이용되고 있다. 이 효소법 중 glucose oxidase 법은 특이성이 높고, 감도와 재현성이 높은 방법이며, 임상검사에 널리 이용되고, 자동분석기에도 많이 이용되고 있다.

2) 측정법

(1) Folin Wu법

① 원리

Folin Wu 제단백여액에 alkaline copper시약을 일정량을 가하고, 가열하면 glucose는 2가의 Cu^{+2}를 1가 Cu^{+}로 환원시킨다. 환원된 1가 Cu^{+}에 phosphomolybdic acid시약을 가하면 청색의 molydous acid로 환원된다. 이와 같이 발색된 청색을 비색정량한다.

F.W filtrate(glucose) + alkaline copper시약 — (가열) — Cu_2O

Cu^{+} + phosphomolybdic acid — molybdous acid(청색)

② 시약

a. 2/3N H_2SO_4시약

b. 10% Sod. tungstate시약

c. Alkaline copper시약(Sod. carbonate, tartaric acid, copper sulfate)

d. Phosphomolybdic acid시약(molybdic acid, sod. tungstate, phosphoric acid)
e. 표준액(glucose, benzoic acid)

③ 측정조작법

a. 원심침전관에 증류수 7 mL, 혈액 또는 혈청 1 mL를 넣고 혼합한 후 5% Sod. tungstate 1 mL를 가하고 혼합한 다음 2/3N Sulfuric acid 1 mL를 방울방울 가하면서 혼합하여 실온에서 5~7분간 방치한다.
b. 3,000 rpm에서 5~7분간 원침하여 맑은 상층액을 분리한다.
c. 3개의 Folin Wu sugar시험관을 준비하고, 각 시험관에 B(blank), S(standard), U(unknown)를 표기한다.
d. B관에는 증류수 2 mL, S관에는 표준액 2 mL, U관에는 여과액 2 mL씩을 취한 다음, 각 시험관에 alkaline copper시약 2 mL씩 가하고 혼합한다.
e. 3개의 시험관을 동시에 boiling water bath(100℃)에서 정확히 8분간 끓인다.
f. 흐르는 찬물에 냉각 후, 각 시험관에 phosphomolybdic acid시약 2 mL씩을 가하고 혼합한 후 실온에 5분간 방치한다.
g. 증류수를 가하여 25 mL눈금까지 채우고 완전히 혼합한다.
h. 파장 520 nm에서 맹검을 대조로 하여 각각의 흡수도를 측정한다.

④ 계산

$$\text{Glucose농도(mg/dL)} = \frac{\text{검체의 흡수도}}{\text{표준액의 흡수도}} \times \text{해당농도}$$

⑤ 정상 참고치

90~120 mg/dL

⑥ 측정상 주의사항

a. 검체 및 시약을 정확하게 취한다.
b. 혼합할 때는 잘 혼합한다.
c. 3개의 시험관을 수욕조에 넣을 때는 동시에 넣는다.
d. pipetting할 때 기벽을 닦아준다.

실험 보고서

Clinical Chemistry

제목 : 년 월 일 학번 : 성 명 :

1. 원리(요약)

2. 조작법(요약)

3. 결과

4. 토의사항

(2) Glucose oxidase법

① 원리

혈청중 glucose는 α-D-glucose와 β-D-glucose가 존재하는데, glucose oxidase는 주로 β- D-glucose와 반응하므로 α-D-glucose에 mutarotase를 작용시켜 β-D-glucose로 전환시킨다. 이 β-D-glucose에 glucose oxidase를 작용시키면 guconic acid와 H_2O_2를 생성된다. 생성된 과산화수소는 phenol과 4-aminoantipyrine을 peroxidase존재 하에 반응시키면 산화축합되어 적색의 quinone 색소를 형성하는 데, 이것을 파장 500 nm에서 흡수도를 측정한다.

② 시약

a. 효소시약(Glucose oxidase, 4-aminoantipyrine, mutarotase, peroxidase)
b. 완충액(phenol, phosphate buffer)
c. 포도당 표준액

• **효소시약의 조제**
효소시약 1병을 완충액 1병에 용해하여 조제한다.
(단, 조제한 효소시약은 2~8℃에서 3주간 안정하다)

③ 측정조작법

a. 3개의 시험관을 준비하여 맹검용시험관(B), 표준액용시험관(S), 검체용시험관(U)을 준비하고, 시험관에 표기한다.
b. B관에는 증류수 0.02 mL, S관에는 표준액 0.02 mL, U관에는 혈청 0.02 mL를 각각 취한다.
c. 각 시험관에 조제한 효소시약 3 mL씩을 가하고 혼합한 후 37℃ 항온조에서 5분간 항온한다.
d. 시간이 되면 항온조에서 3개의 시험관을 꺼내어 40분 이내에 맹검을 대조로 하여 파장 500 nm에서 각각의 흡수도를 측정한다.

④ 계산

$$\text{glucose농도(mg/dL)} = \frac{\text{검체의 흡수도}}{\text{표준액의 흡수도}} \times \text{해당농도(표준액중의 포도당농도)}$$

⑤ 정상 참고치

70~110 mg/dL

⑥ 주의사항

a. 시료가 미량이므로 정확히 채취하도록 해야 한다.

b. 효소시약은 완전용해하여 냉암소에 보관해야 한다.
c. 방해물질은 bilirubin(10 mg/dL), 혈색소(500 mg/dL), ascorbic acid(2 mg/dL)이하에서는 거의 영향이 없으나, 그 이상에서는 약간의 오차를 나타낸다.

Clinical Chemistry

실험 보고서

제목 : 년 월 일 학번 : 성 명 :

1. 원리(요약)

2. 조작법(요약)

3. 결과

4. 토의사항

(3) O–toluidine법

원리

Glucose는 빙초산 산성하에서 방향족 amine인 o-toluidine과 탈수 축합반응에 의하여 생성된 녹색화합물을 파장 630 nm에서 비색 측정한다.

Glucose + o-toluidine시약 — $\frac{\text{산성}}{\text{가열}}$ → 녹색

(4) Hexokinase법

원리

Glucose와 ATP가 Hexokinase의 촉매작용에 의하여 ADP와 Glucose-6-phosphate가 생성된다. 생성된 Glucose-6-phosphate에 NADP+를 가하고 glucose-6-phosphade-hydrogenase 작용에 의해 NADPH와 6-phosphogluconate가 생성되는데, 이때 파장 340 nm에서 증류수를 맹검으로 하여 흡수도의 증가율을 측정한다.

Glucose + ATP $\xrightarrow{\text{Hexokinase}}$ ADP + Glucose-6-phosphate

Glucose-6-phosphate + NADP $\xrightarrow{\text{G-6-PDH}}$ NADPH + 6-phosphogluconate

(5) Hagedorn–Jensen법

원리

Somogyi-Nelson 제단백여액에 potassium ferricyanide를 가하고 가열하면 당에 의해 pot. ferrocyanide로 환원된다. 환원된 ferrocyanide는 황산아연으로 침전되고, 과량으로 남은 ferrocyanide를 iodine용액으로 적정한다.

• **임상적 의의**

증가하는 경우(고혈당)	감소하는 경우(저혈당)
1) 당뇨병	1) 인슐린 과잉투여
2) 기능적 원인	2) 기능적 원인
① 식사성 ② 발열성 질환	① 식사성(위부문절재) ② 신성당뇨
③ 빈혈 ④ 경련	③ 소아 특별성 저혈당 ④ 수유
⑤ 조율성 ⑥ 정신분열증	⑤ 심한 근육운동
3) 기질적 원인	3) 기질적 원인
① 급성 췌장염 ② 췌장결석	① 고 Insulin혈증 ② 상행성 담관염
③ 췌장암 ④ 이하선염	③ 부신피질기능저하 ④ 간암
⑤ 만성간염 ⑥ 지방간	⑤ 중추신경질환 ⑥ 울혈간
⑦ 말단비대증 ⑧ 심근경색	
⑨ 비만증 ⑩ 갑상선기능항진증	

• **신성당뇨(Renal threshold)**

혈당치의 상승이 없어도 신장의 당배출 역치가 저하되어 나타내는 경우를 말하며, 건강인의 포도당의 신역치는 혈당 160~180 mg/dL이다.

2. Glycosylated hemoglobin(HbA1c)

1) 서론

당뇨병조절 지표로서 사용하는 glucose는 식이나 여러 가지 조건에 의해 변동하기 쉽다. 그러나 변동이 적고 장기간 당뇨병 조절에 유용한 것은 HbA_{1c}이다.

고혈당 당뇨병환자에는 HbA_1 또는 HbA_{1c}가 증가하지만 그 농도는 채혈시점 이전 고혈당 상태의 장기적인 상황을 추측할 수 있기 때문에 이용된다.

적혈구 용혈 검체는 양이온 교환수지 chromatography법으로 용출시키면 HbA_{1a}, HbA_{1b}, HbA_{1c} 및 HbA순으로 분리된다. HbA_{1a}, HbA_{1b}, HbA_{1c}를 합쳐서 표현하며, HbA는 HbA_0이라고 한다. 이중 HbA_{1b}, HbA_1 가운데 HbA_{1c}가 차지하는 비율이 크고, 다른 성분은 미량 존재하므로 일명 HbA_{1c}라고도 한다.

HbA_1중에는 a, b, c, d, e 등으로 분류되는데 이중 d, e는 극히 미량이고, a, b, c가 측정대상이 되는데, 이중에서 c가 HbA_1의 반이상을 차지하므로 변동의 요인으로 작용한다. HbA_1는 혈당과 효소적, 비효소적으로 형성되는데, 1개월 전의 공복시 혈당치 또는 1~2개월 전의 요당치와 상관성이 높아 당뇨병의 진단이나 관리에 이용된다.

HbA_{1c}합성과정은 HbA의 β-chain N 말단의 varine과 glucose이 축합반응에 의해 Schiff base인 불안정한 aldimine은 amadori 전위과정을 거쳐 안정한 ketamine을 형성하는데, 이것을 glycosylated Hb(당화 헤모글로빈)이라 한다.

2) 측정법

용해(산)물을 준비한 후 불안정한 분획이 제거되고, hemoglobin은 양이온 교환수지에 의해 남게 된다. HbA_{1c}는 HbA_{1a+b}를 세척제거 후 특별히 용출된다. 이것을 415 nm에서 비색분석한다.

(1) 시약(20 test)

① Reagent Ⅰ(30 mL) : pot. biphthalate 50 mmol/L, Detergent pH 5.0
② Reagent Ⅱ(50 mL) : phosphate buffer 48 mmol/L, pH 6.5, NaN 0.95 g/L
③ Reagent Ⅲ(450 mL) : phospahte buffer 72 mmol/L, pH 6.4, NaN 0.95 g/L
④ Micro column : phospahte buffer와 Resin

(2) 검체

EDTA나 heparine blood. 2~8℃에서 10일간 안정

(3) 조작법

1. Hemolysated preparation and labile fraction elimination
① column과 reagent을 실온(21~26℃)로 유지시킨다.
② blood 50 uL에 reagent Ⅰ 200 uL를 혼합한다.
③ 강하게 혼합한 후 실온에서 10~15분간 방치한다.
(이 hemolysated는 5와 10의 과정에서 사용한다)
2. Column준비
④ 위 과정의 cap을 우선 분리한 다음 아래 cap을 분리한다. Pipette의 끝이 둥근 것을 사용하여 압축되지 않도록 조심하여 resin표면에 upper disc를 아래로 누른다. column drain을 완전히 버린다.
3. Separation and reading of HbA1c fraction
⑤ filter 윗부분을 조심히 pipetting한다. 즉 hemolysate 50 uL를 가하고 drain하여 버린다.
⑥ upper disc Pipette 위에 검체잔유물이 있도록 하기 위하여 reagent Ⅱ 200 uL를 첨가하고 drain하여 버린다.
⑦ Pipette에 reagent Ⅱ 2 mL를 첨가하여 column drain하여 버린다.

⑧ 시험관위에 column를 놓고 reagent Ⅲ 4 mL를 첨가한다. 용출액을 수집한다 (HbA_{1c}분획).

⑨ 파장 415 nm에서 증류수를 대조로 하여 흡수도를 측정한다.

4. Total Hb측정

① hemolysate 50 uL에 reagent Ⅲ 12 mL을 가하여 파장 415 nm에서 증류수를 대조로 하여 흡수도를 측정한다.

5. 계산

$[AHbA_{1c} \ / \ 3 \times AbA_{1c}] \times 100 = \%HbA_{1c}$

온도에 따른 Factor : 18~20℃ : 1.15

27~30℃ : 0.90

6. 정상 참고치

5.2 ± 0.45%(4.2~6.2%)

당뇨병환자 : 8% 이상

(4) 전기영동법

pH 6.3인 agar지지체에서 HbA_1은 HbA보다 약하게(+)로 대전한다. 이때 HbA는 $HbAl_1$보다 작용도가 크기 때문에 HbA_{1d}의 이동도보다 저지를 받는다. 따라서 HbA_1은 HbA에 앞서 음극쪽으로 영동한다.

(5) 이온교환수지법

양이온교환수지를 함유하는 인산완충액(pH 6.9)에 용혈혈액을 가하고 섞으면 HbA는 이온 교환수지와 결합하지 않는다. 결합하지 않은 HbA1를 분리하여 비색정량한다.

(6) 임상적 의의

증가를 일으키는 경우	감소를 일으키는 경우
당뇨병 신부전증 Alcohol중독 연중독 aspiring다량 투여	용혈성 빈혈 약물에 의한 용혈

(7) 주의사항

① 채혈은 항응고제(heparin EDTA, oxalate염, NaF)로 처리한다.

② HbF은 비정상적으로 높은 농도를 나타내고, HbS, Hbc, HbD, HbS HbS, HbC, HbD는 낮은 농도의 감소를 나타낸다.

CHAPTER 5

비단백 질소

Non protein nitrogen

1) 서론

혈액 중 단백질을 제외한 모든 질소화합물 중에 포함되어 있는 질소를 비단백질소(NPN, non protein nitrogen)라고 하며, 그 주성분은 45~50%를 차지하는 urea nitrogen을 비롯하여 uric acid, creatinine, creatine, ammonia 및 amino acid 등으로 구성되어 있으며, 나머지 질소화합물을 잔여질소라 한다.

비단백질소는 단백질이나 요산대사의 중간산물 및 대사종말산물로써 체내에서 생성되나 신장에 의해 배설되어 혈중 농도를 일정하게 유지하면서 분포되어 있다.

특히 혈중 질소가 증가하는 경우는 단백질에 의한 이화작용의 항진, 신장으로부터 배설능력의 감소에 기인한다. 검체는 질소를 포함하지 않는 항응고제를 사용할 수 있고, 제단백법에 따라 농도 차이가 있으나, 주로 Folin Wu법을 사용하였으나 근래에는 제단백을 하지 않고 직접 분석한다.

혈청중 NPN의 참고치는 측정법에 따라 차이가 있으나 20~35 mg/dL정도이고, 혈액중에는 25~50 mg/dL로서 전혈의 농도가 혈청농도보다 높다.

총 NPN의 측정법은 Kjeldahl-Nessler법, phenate hypochlorite법 및 Rappaport법 등이 있느나 임상적의의가 낮아 근래에는 거의 분석되지 않는다.

2) 측정법

(1) Kjeldahl-Nessler 법

검체의 제단백 여액에 촉매($CuSO_4$) 존재 하에서 농황산을 가하고 가열하면 ammonium ion이 생성되고 알칼리에 의해 생성된 ammonia에 Nessler시약을 가하여 반응시키면 황색~등적색을 형성하는 데, 이것을 비색 정량한다.

(2) Phenate hypochlorite 법

검체의 제단백여액에 촉매($CuSO_4$) 존재 하에서 농황산을 넣고 가열하면 중간생성물인 amm. sulfate가 생성되고, 알칼리에 의해 생성된 ammonia에 hypochlorite와 phenol을 가하여 반응시키면 청색을 얻는데, 이것을 비색 정량한다.

(3) Rappaport 법

제단백 여액을 알칼리 하에서 sod. hypobromite을 작용하면 탈아미노화시키고, 남은 sod. hypobromite에 산성 하에서 pot. iodide을 반응시키면 iodine이 유리된다. 유리된 iodine을 옥도법으로 적정하여 총 NPN량을 측정한다.

1. 요소질소(Urea nitrogen)의 측정

1) 서론

요소는 주로 간에서 합성되는데, 음식물 중의 단백질은 각종 단백질효소의 작용으로 amino산으로 분해되어 장관에서 흡수되어 문맥을 통해 간장으로 운반된다. 체조직으로부터 분해된 amino산과 함께 amino acid pool을 형성하고 체내 단백질을 합성하기도 하며 과량의 amino산일 때는 혈중농도를 일정하게 조절하기 위해 탈아미노화 반응이 일어나 ammonia가 생성된다.

조직에서 생성된 ammonia는 glutamine으로 합성되어 간으로 운반되고 glutaminase의 작용으로 유리되어 간장에서 urea cycle를 거쳐 urea로 합성된다.

ammonia는 강한 독성을 나타내는 반면, urea는 인체에 무해한 것으로 체액으로 방출되고 세포내외로 쉽게 확산된다. 요소는 다시 대사에 참여하지 않고 혈류를 거쳐 신장을 통해 요로 배설된다.

생리적 변동에서 신생아는 성인에 비해 4~5 mg/dL 정도 높다. 일내변동은 하루 중, 낮에는 높고, 밤에는 낮으나 심한 운동 후, 설사, 구토, 발열 후에는 높은치를 나타내고 단백질 섭취에 따라 증감이 일어난다.

용혈이 있을 경우 적혈구 중의 요소함량은 혈청의 80%정도에 달하므로 용혈에 의한 직접적인 영향은 없다. 특히 urease는 SH효소이기 때문에 2가 금속에 의해 저해를 받는데 $Ag^{+} > Hg^{++} > Cu^{++} > Cd^{++} > Co^{++} > Ni^{++} > Mn^{++}$ 순으로 영향을 받는다.

요소는 체내 단백대사의 최종산물로서 그 70%는 신장을 통해 배설되므로 혈청중의 요소질소는 신기능을 잘 반영한다. 요소질소량은 신기능 장애(신장의 배설장애, 다량의 단백섭취, 조직단백의 붕괴) 이 외에도 심장질환, 탈수, 출혈이 있을 때 증가하며,

특히 신부전과 요독증에서는 현저히 증가한다.

반면에, 요소질소량, 비단백질소 및 creatinine의 결과치를 종합하여 판정하므로서 신장질환의 진단에 도움이 된다.

BUN은 요소 중의 질소성분으로 실제 측정되는 것은 요소이지만 우리나라에서는 BUN으로 표현하고 있으나 BUN이 아니고 urea라는 이름으로 사용될 가능성이 높다.

임상적 의의는 요독증, 신부전, 요로폐쇄, 당뇨병성 혼수, 소화관 출혈, shock, 조직단백의 이화항진 등에서 증가하는 반면, 감소하는 질환은 간기능부전, 임신, 조직단백의 이화감소 등이다.

- 임상적 의의

증가하는 질환	감소하는 질환
1) 일과성 질소혈증(20~30m/dL) ① BUN과잉생산 단백의 다량섭취, 절식, 당뇨병, 중증간질환, 고열, 악성질환 ② 탈수(혈액농축) 2) 지속성 질소혈증(30~60 mg/dL) 핍뇨, 요로 폐쇄, 신기능경도저하, 고혈압, 통풍, 골수종, 항생제투여 3) 지속성 질소혈증(60~100 mg/dL) 신부전증, 간경변증(복수저류) 4) 지속성 질소혈증(100~400 mg/dL) 요독증(신부전)	1) 임신 2) 급성 간부전 3) 요붕증 4) 저단백식사 5) 강제 다뇨증

측정법에는 urease를 이용한 urease-Nessler법, urease-indophenol법 및 자외부법이 있으며, 이들 중 urase-indophenol법은 요소에 대한 특이성, 간편성 및 감도가 양호하여 널리 이용되고 있다. 또한 Fearon반응을 이용한 oxime법, 그리고 urease-GLDH법 및 Dry chemistry법 등이 있다.

- Nesslerization

ammonia에 Nessler시약을 가하여 반응시키면 황색~등적색을 나타내는 반응을 의미한다.

2) 측정법

(1) Urease-Indophenol 법

① 원리

요소는 urease작용에 의해 특이적으로 분해하여 암모니아와 탄산을 생성한다. 생성된 암모니아는 sod. nitroprusside를 촉매로 하여 salicylic acid와 sod. hypochlorite를 가하면 chloramine으로 되고, 이어서 청색의 indophenol이 생성되는데 이것을 비색 정량한다.

• **Berthelot반응**

ammonia에 phenol과 sod. hypochlorite 가하고 알칼리하에서 반응하면 청색을 나타내는 반응을 의미한다.

② 시약

a. 효소시약(Urease)
b. 효소용해액(Sod. salicylate, Sod. nitroprusside)
c. 발색시약(Sod. hydroxide, Sod. hypochlorite)
d. 표준액(urea)

• **효소시약의 조제법**

효소시약 1병을 효소용해액 1병으로 기포가 생기지 않도록 용해한다. 조제한 효소시약은 실온에서 1주일, 냉암소에서는 2개월간 안정하다.

③ 기기 및 기구

a. Spectrophotometer
b. 37℃ water bath
c. Voltex mixer
d. Centrifuge
e. Test tube
f. Lambda Pipette 또는 Auto pipette

④ 측정조작법

a. 시험간 3개를 준비하고, 시험관에 B(맹검용), S(표준액용), U(검체용)를 표기한다.
b. B관에는 증류수 0.02 mL, S관에는 표준액 0.02 mL, U관에는 혈청 0.02 mL씩 각각 취하고 효소용액을 2,0 mL씩 가하고 잘 혼합한다.

c. 37℃ 항온조에서 5분간(실온에서는 15분간) 가온하고, 정색시약 2.0 mL씩을 각 시험관에 가하고 혼합 후 다시 37℃ 항온조에서 10분간 반응시킨다.
d. 시간이 되면 꺼내어 60분 이내에 맹검을 대조로 하여 파장 580 nm에서 각각의 흡수도를 측정한다.

⑤ 계산

$$혈청요소질소량(mg/dL) = \frac{검체의\ 흡수도}{표준액의\ 흡수도} \times 해당농도(표준액의\ 농도)$$

⑥ 주의사항

a. 용해한 효소시약은 빛의 영향을 받기 쉬우므로 차광 보존해야 한다.
b. 시험관 등의 초자기구는 암모니아의 오염을 방지해야 한다.
c. 효소반응이나 정색반응은 모두 5분이상 60분이내이면 지장이 없다.
d. 방해물질인 bilirubin(20 mg/dL), hemoglobin(200 mg/dL)은 측정치에의 영향은 거의 없다.
e. 검체를 장기 보존할 때는 −20℃이하에서 보존해야 한다.
f. 표준액은 알부민 용액이므로 정제수로 희석하여 사용하지 않아야 한다.

⑦ 정상 참고치

혈청 : 7.5~20 mg/dL

요 : 12~20 g/day

Clinical Chemistry

실험 보고서

제목 : 년 월 일 학번 : 성 명 :

1. 원리(요약)

2. 조작법(요약)

3. 결과

4. 토의사항

(2) Oxime 법

① 원리

혈청중의 urea는 산성 용액 중에서 diacetylmonoxime과 thiosemicarbazide를 가하고 가열반응하면 적색의 유색물질이 생성되는데, 이것을 비색 측정한다.

• Fearon반응

Urea에 diacetylmonoxime을 가하고 산성 하에서 가열하면 황색을 나타내는 반응을 의미한다.

② 시약

a. Diacetylmonoxime시약 : Diacetylmonoxime 3.0 g과 thiosemicarbazide 0.15 g을 증류수에 녹여서 전량이 500 mL되게 한다.

b. 34% phosdphoric acid용액
농인산 400 mL를 증류수로 희석하여 전량 1 L가 되게 한다.

c. 보존표준액(100 mg/dL)
urea 214 mg을 정확히 칭량하여 증류수 80 mL에 용해시키고, 농황산 0.5 mL을 가하여 혼합한 후 증류수를 가하여 전량 100 mL가 되게 한다.

d. 사용표준액(20 mg/dL)
보존표준액 2.0 mL에 증류수 8 mL를 가하여 희석한다.

③ 기기 및 기구

a. Spectrophotometer
b. 100℃ water bath
c. Voltex mixer
d. Centrifuge
e. lambda Pipette 또는 Auto pipette
f. Test tube

④ 측정조작법

a. 맹검용(B), 표준액용(S), 검체용(U)의 시험관 3개를 준비한다.
b. B관에는 증류수 0.02 mL, S관에는 표준액 0.02 mL, U관에는 혈청 0.02 mL를 각각 취한다.
c. 각 시험관에 diacetylmonoxime시약 0.5 mL와 34% phosphoric acid 2.5 mL씩을 각각 가하고 혼합한다.
d. 3개의 시험관을 동시에 100℃ water bath에서 20분간 가열하고 냉각한다.
e. 맹검을 대조로 하여 파장 540 nm에서 각각의 흡수도를 측정한다.

⑤ **계산**

$$\text{혈청 urea nitrogen량(mg/dL)} = \frac{\text{검체의 흡수도}}{\text{표준액의 흡수도}} \times \text{해당농도(표준액의 농도)}$$

⑥ **주의사항**

a. 혈청 량이 미량이므로 정확히 취해야 한다.

b. 100℃에서 가열할 때 3개의 시험관을 동시에 실시해야 한다.

c. 강산을 사용하므로 항상 주의를 해야 한다.

Clinical Chemistry

실험 보고서

제목 : 년 월 일 학번 : 성 명 :

1. 원리(요약)

2. 조작법(요약)

3. 결과

4. 토의사항

(3) 자외부법(kinetic 법)

원리

Urea에 urease의 작용으로 암모니아와 탄산을 생성한다. 생성된 암모니아에 glutamate dehydrogenase 촉매작용하에 NAD(P)H와 α-ketoglutaric acid를 반응시키면 glutamate와 NAD(P)가 생성되는데, 이때 파장 340 nm에서 흡수도의 감소율을 측정하여 요소질소량을 계산한다.

(4) Urease-Nessler법

원리

검체에 urease를 작용시키면 ammonia와 탄산이 생성된다. 생성된 ammonia는 Nessler 시약과 반응하여 황적색을 형성하는데, 이것을 비색 측정한다.

2. Creatinine 및 Creatine측정

1) 서론

Creatinine은 creatine phosphate로부터 생성된 creatine의 비효소적 탈수물이며, 생체내에서는 전혀 이용되지 않고 배설된다. 요중 creatinine배설량은 일정하며(총 근육량에 비례), 세뇨관에서 재흡수가 안되고, 식사 등의 외인성의 영향을 받지 않고, 요량에도 좌우되지 않으므로 요소질소보다 더 유용하고 신장질환(사구체여과기능)에 대한 지표가 된다.

생리적 변동에서 남자가 여자보다 10~20%정도 높은 농도를 나타내고, 출생시는 낮은치를 보이다가 서서히 증가한다. 한편 고지혈증과 황달인 혈청은 제단백 여액을 사용하면 영향이 없으며, 용혈 혈청도 큰 영향은 없으나 적혈구내에 Jaffe반응 물질이 혈청내 농도의 약 10배 정도 포함되어 있는데, 그 물질은 단백질, glucose, ascorbic acid, guanidine, acetone, acetoacetic acid, pyruvate 등이 있다.

혈청 creatinine은 경도의 근육 발육이상(근이양증)과 요붕증에서 낮은 치를 나타내며, 급 · 만성 사구체신염, 신실질 장애, 심부전증, 탈수증, 요로폐쇄성 질환에서 증가한다.

• 임상적 의의

증가하는 질환	감소하는 질환
1) 사구체여과량의 저하, 급・만성 사구체 신염, 급・만성신부전, 울혈성 신부전, Shock	1) 요중 배설량의 증량, 요붕증, 임신
2) 근세포 증대, 말단비대증, 거인증	2) 근Dystrophy, 갑상선 질환, 근위축
3) 혈액농축, 탈수증, 화상	3) 생성장해, 간장애
4) 약물투여, 당뇨병성, acidosis	

측정법에는 Jaffe반응을 이용한 비색법(Folin Wu변법)은 특이성은 없으나, 임상에 이용되고 있으며, 그밖에 Lloyd시약을 이용한 Owen법과 Creatinine deaminase법 및 효소법 등이 있다.

Creatine은 간장, 소장점막 및 췌장에서 arginine과 glycine으로부터 guanidinoacetic acid가 생성되고, 이것이 간에서 methionine의 methyl기를 받아 guanidinoacetic acid가 methyl 화되어 creatine을 합성한다.

생성된 creatine은 근육과 뇌로 운반되어 인산화되어 고에너지 화합물인 creatine-phosphate가 되어 근육 수축시 에너지로 공급된다. 근육의 creatine은 1~2% 정도가 매일 creatinine으로 전환되며, creatine과 creatinine은 사구체로부터 여과되나 세뇨관에서 creatine은 재흡수가 되지만 creatinine은 재흡수가 되지 않는다. 생리적 변동에서 혈청 creatine은 여자가 남자에 비해 20~30%정도 높으며, 생후 6개월에서 15세까지 높은치를 나타내고 과격한 운동에서도 높게 나타난다.

creatine이 증가하는 경우는 근육질환, 갑상선 기능항진증, 영양실조, 열성질환, 종양, 당뇨병 등에서 증가하고, 감소하는 경우는 갑상선 기능저하증, 간질환 등이다.

정상범위에서 남자는 0.17~0.5 mg/dL이고, 여자는 0.35~0.93 mg/dL이며, 측정법은 직접 측정할 수 없고, 산성하에서 가열, 탈수시켜 creatinine을 생성시킨 후 Jaffe 반응을 이용하여 측정한다.

2) Creatine측정법

원리

제단백여액에 산성하에서 가열하면 creatine이 탈수되어 creatinine으로 전환된다.

전환된 creatinine과 기존 creatinine에 알칼리성 picrate를 가하여 반응하면 등적색이 생성되는데, 이것을 비색 측정한다(총 creatinine량).

기존의 creatinine은 알칼리성 picrate와 반응하여 얻어진 등적색을 비색 측정한다(기존creatinine량). 총creatinine량에서 기존creatinine량을 빼면 전환된 creatinine량을 얻는데, 이 결과치에 1.16을 곱하면 creatine량을 얻는다.

3) Creatinine측정법

(1) Creatinine측정 (Jaffe반응)

① 원리

제단백여액 중 creatinine은 알칼리용액 중에서 picric acid와 반응하여 등적색을 형성하는데, 이것을 비색 측정한다.

- **Jaffe반응**

creatinine이 alkaline picrate와 반응하여 등적색을 나타내는 반응을 의미한다.

② 시약

a. 0.04M Picric acid용액

b. 0.75N Sod. hydroxide용액

c. 보존표준액(1 mg/mL)

d. 사용표준액(20 µg/mL)

e. 10% Sod. tungstate용액

f. 2/3N Sulfuric acid용액

③ 기구

a. Spectrophotometer

b. Voltex mixer

c. Centrifuge

d. Serological Pipette 또는 Auto pipette

e. Test tube

④ 측정조작법

a. 제단백과정

혈청 1 mL에 증류수 7 mL을 가하고, 10% Sod. tungstate 1 mL, 2/3N Sulfuric acid 1 mL을 넣고 강하게 혼합한 후 5분간 방치한 후 2,500 rpm에서 5~7분간 원침한다.

b. 맹검용(B), 표준액용(S), 검체용(U)의 시험관을 준비한다.

c. B관에는 증류수 4 mL, S관에는 증류수 3 mL와 표준액 1 mL, U관에는 증류수 2 mL와 제단백여액 2 mL을 각각 취한다.

d. 각 시험관에 Picric acid용액 1 mL씩 가하고, 이어서 Sod. hydroxide 1 mL씩을 가하고 혼합한 후 실온에서 15분간 방치한다.

e. 맹검을 대조로 하여 파장 500 nm에서 각각의 흡수도를 측정한다.

⑤ 계산

a. 표준선에서 결과를 구한다.(총론 calibration curve를 참조)

b. 계산법

$$\text{creatinine결과치(mg/dL)} = \frac{\text{검체의 흡수도}}{\text{표준액의 흡수도}} \times \text{해당농도}$$

⑥ 주의사항

a. sod. hydroxide는 강알칼리이므로 취할 때 주의해야 한다.

b. picric acid시약은 조제시 폭발성이 있으므로 주의해야 한다.

c. 순수한 creatinine시약이 없을 때는 다른 시약을 사용하되 정확히 계산해야 한다.

d. 제단백여액은 맑은 상층액을 얻어야 하고 취할 때 주의해야 한다.

e. 장기 보존시에는 −20°C 이하에서 보존한다.

f. 혈청중의 아세톤, 환원당, ascorbic acid 등은 picric acid를 환원하여 유사한 발색을 일으킨다.

g. 요는 원칙적으로 10배~20배 희석하여 측정하지만 농도가 10 mg/dL이하일 때는 그대로 측정한다.

⑦ 참고치

혈청 creatinine (남자) : 0.8~1.2 mg/dL

(여자) : 0.6~0.8 mg/dL

Clinical Chemistry

실험 보고서

제목 : 년 월 일 학번 : 성 명 :

1. 원리(요약)

2. 조작법(요약)

3. 결과

4. 토의사항

(2) Jaffe 변법

원리

크레아친 측정용 시액은 제단백겸 발색제의 기능을 가진 피크린산을 알칼리 용액 중에서 크레아티닌과 반응시켜(Jaffe 반응) 생성된 등적색 물질을 520 nm에서 비색 측정한다.

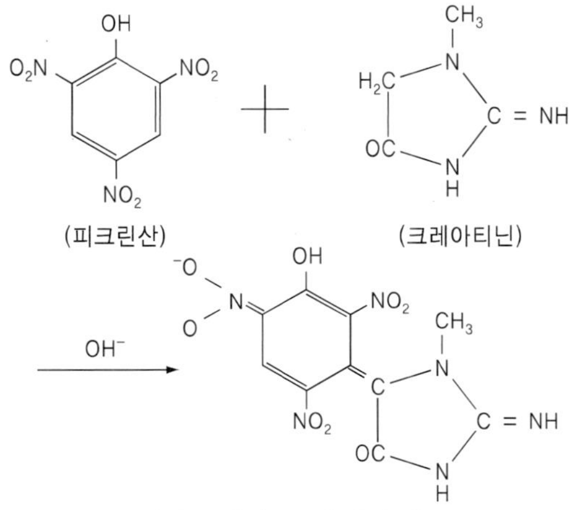

(피크린산-크레아티닌)

특징

① 피크린산에 제단백, 정색의 양기능을 부여하였기 때문에 따로 제단백 시액이 필요 없다.
② Blank용 시액, 표준액은 제단백 조작이 필요 없이 알칼리에서 직접 발색되므로 간단하다.
③ 측정파장을 520 nm로 하여 혈청 중에 함유된 chromogen의 Jappe 반응 간섭도를 최소로 한다.
④ 시약의 안정성, 재현성이 양호하여 장기간 안정된 치를 얻을 수 있다.
⑤ 종래의 Folin법과의 상관이 아주 양호하다.

시약내용

100회분

① 제단백 · 정색시액 … 140 mL × 3
② 4.0N 수산화나트륨용액 … 50 mL × 1
③ Blank 용시액 … 55 mL × 1
④ 크레아티닌표준액(5 mg/dL 상당) … 55 mL × 1

측정조작법

	검 체	표 준	시약 Blank
검 체 혈 청	0.5 mL		
제단백 · 정백시액	4.0		
	잘 혼합하여 20분간 실온에 방치 후, 3000r.p.m에서 10분간 원심분리		
제단백상청	3.0 mL		
크레아티닌표준액		3.0 mL	
Blank 용시액			3.0 mL
0.4 N NaOH 용액	1.0 mL	1.0 mL	1.0 mL

20분간 실온에 방치후, 시약 Blank를 대조로 하여 파장 520 nm에서 흡광도 측정

– 계산법

$$혈청\ 크레아티닌산(mg/dl) = \frac{검체의\ 흡광도}{표준의\ 흡광도} \times 5$$

크레아티닌 표준액 농도 : 5 mg/dL

– 검량선의 작성

그래프용지의 횡축에 농도(mg/dL)와 종축에 흡광도와의 대응점을 잡아서 검량선에 작성한다.

표준 검량선의 예

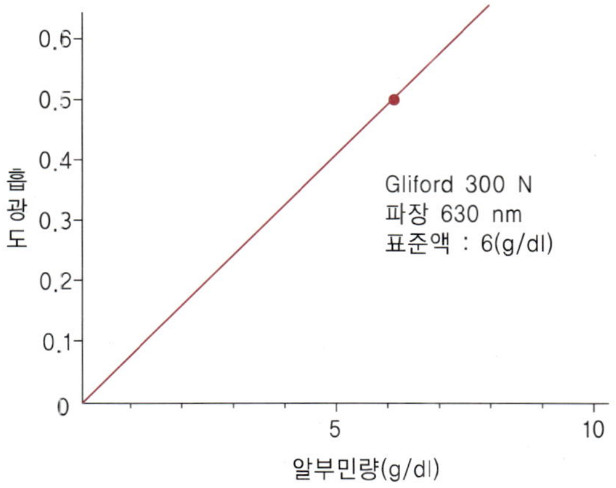

측정상의 주의사항

(1) 크레아티닌의 측정은 실온에 의한 영향을 받기 쉬우므로 온도 변화가 심한 곳에서는 원심 분리후의 조작에 항온조를 사용하시면 더욱 안정한 Data를 얻을 수 있다.

(2) 4.0N NaOH는 10배 희석하여 0.4N NaOH로 합니다. GOT, GPT용 0.4N NaOH와 병행하여 사용하여도 무방하다.

정상치

남자 : 1.05~1.65 mg/dL
여자 : 0.9~1.0 mg/dL

임상적의의

(1) 증가 :
- 신부전
- 심부전
- 말단비대증
- 거인증

(2) 감소 :
- 근디스트로피증
- 요붕증

실험 보고서

Clinical Chemistry

제목 : 년 월 일 학번 : 성 명 :

1. 원리(요약)

2. 조작법(요약)

3. 결과

4. 토의사항

(3) Owen법

원리

혈청을 T.C.A로 제단백을 하고, 제단백여액에 Lloyd시약을 가하면 creatinine은 흡수되어 Lloyd's creatinine으로 침전된다. 이 침전물에 알칼리성 picrate용액을 가하면 creatinine이 유리되어 등적색을 형성하는데 이것을 비색 측정한다.

(4) Deaminase법

원리

creatinine은 가수분해효소인 creatinine deaminase의 작용으로 1-Methylhydantoin과 ammonia가 생성된다. 생성된 ammonia에 a-glutamic acid와 NADPH을 가하고 GDH의 촉매작용에 의해 L-glutamate와 NADP가 생성되는데, NADPH가 NADP로 산화되면서 흡광도가 감소되는데 흡수도의 감소율을 측정하여 creatinine량을 산출한다.

3. Uric acid측정

1) 서론

요산은 핵산 및 purine염기의 종말 대사산물이다. 즉, purine nucleotide의 이화작용에 의해 생성되는 염기인 adenine, guanine의 대사산물로서 식이중의 purine체, 체조직의 붕괴로 생성되는 purine체에서 유래된다. 요산의 합성은 불분명하나 골수가 중심역할을 하고 간장 및 근육 등에서도 합성되는 것으로 알려져 있는데, 혈중의 대부분은 Sod. urate로 존재하며, 체액으로 유출되어 약 70%가 요로 배출되고 나머지는 소화액, 땀, 타액 및 분변으로 배출된다.

합성과정은 AMP와 GMP에 5-nucleotidase의 작용에 의해 adenosine과 guanosine이 생성되고, adenosine에 adenosine deaminase가 작용하면 inosine이 생성되며 반면, guanosine은 nucleotidase작용에 의해 guanine 이 생성되고, deaminase에 의해 xanithine이 형성되며, xanithine oxidase에 의해 요산이 합성된다.

요산은 백색, 무취, 무미한 결정체로서 alcohol, ether에 녹지 않고, 물에도 녹지 않으며, 일부 알칼리용액에서 녹는다.

생리적 변동은 성별에 따라 차이가 거의 없으나 남자가 1~2 mg/dL정도 높고, 연령에서는 여자 20~30세에서 약간 남자보다 낮아지나 폐경기 이후에는 증가한다. 일내변동은 하루 중 오전에 높고 오후에는 낮아지며, 계절에는 변화가 없다. 운동에 의해 1~2 mg/dL정도 증가를 보이고, 식이에 의한 영향이 크다.

또한 용혈은 적혈구내에 2.5 mg/dL 정도 존재하므로 직접적인 영향은 없으나, ascorbic acid나 SH화합물(glutathione 등)에 의해 영향을 받는다. 특히 검체는 potassium염을 함유한 혈액이나 혈장은 phosphotungstate와 결합하여 난용성인 혼탁을 형성하여 측정에 영향을 준다.

생체 내에서의 purine체 대상이상을 일으키는 질환을 파악하는 데 유용한 지표가 된다. 즉, 통풍(정상인의 3~30배까지 증가), 관절류마티스, 백혈병 등을 진단하는데 이용된다.

• 임상적 의의

증가하는 질환	감소하는 질환
1) 통풍 2) 골수 증식성 질환 : 백혈병, 다혈증, 악성빈혈 3) 만성 신부전, 당뇨병 4) Acidosis : 고지방식, 기아, 비만, 과음 5) 관절류마티스 6) 악성종양, 고혈압증 7) 약물투여	1) 요세관 흡수장애 : Fancoi증후군, 만성 카드늄중독, Multiple myeloma, Alcohol중독증 2) 생합성의 저하 : 간질환, 합성효소 활성저하, 선천성Xanthine oxidase 결손증 3) 임신

측정법에는 요산의 환원력을 기본으로 하는 Henry법, Brown법 등이 있으며, 효소의 특이성을 이용한 uricase-POD법이 최근에 널리 사용되고 있다.

2) 측정법

(1) Uricase-peroxidase법

① 원리

혈청중의 요산은 uricase에 의해 산화되면 allantoin, H_2O_2와 CO_2를 생성한다. 생성된 H_2O_2는 peroxidase작용에 의해 4-aminoantipyrine과 TOPS를 산화적으로 축합시켜 생성되는 청자색의 quinone형을 비색정량한다.

② 시약

a. 효소시약(uricase, 4-aminoantipyrine, POD, ascorbic oxidase)

b. 완충액(TOPS, Tris buffer)

c. 표준액

• **효소용액의 조제법**

효소시약 1병을 완충액 1병을 완전히 용해한다. 용해한 효소용액은 냉암소 보관하고 3주간 사용이 가능하다.

③ 기기 및 기구

a. Spectrophotometer
b. 37℃ water bath
c. Voltex mixer
d. Lambda Pipette or AutoPipette
e. Test tube

④ 측정조작법

a. 맹검용(B), 표준액용(S), 검체용(U)의 시험관 3개을 준비한다.
b. B관에는 증류수 0.05 mL, S관에는 표준액 0.05 mL, U관에는 혈청 0.05 mL를 각각 정확히 취한다.
c. 각 시험관어 효소용액 3.0 mL씩을 가하고 혼합한 후 37℃ 항온조에서 5분간 가온한다.
d. 60분 이내어 맹검을 대조로 하여 파장 550 nm에서 각각의 흡수도를 측정한다.

⑤ 계산

$$\text{uric acid량(mg/dL)} = \frac{\text{검체의 흡수도}}{\text{표준액의 흡수도}} \times \text{해당농도}$$

⑥ 정상 참고치

남자 : 3.0~7.5 mg/dL
여자 : 2.6~6.0 mg/dL

⑦ 주의사항

a. hemoglobin은 약간의 정의 오차를 일으킨다.
b. 검체는 오염이 되지 않도록 한다.
c. bilirubin은 약간의 부오차를 일으킨다.
d. ascorbic acid 보통 혈중 농도에는 영향이 없지만, 높은 농도인 경우는 부의 오차를 일으킨다.
e. 검체 및 표준액은 미량이므로 정확히 취하도록 한다.

Clinical Chemistry

실험 보고서

제목 : 년 월 일 학번 : 성 명 :

1. 원리(요약)

2. 조작법(요약)

3. 결과

4. 토의사항

(2) Henry법

① 원리

제단백여액중의 uric acid는 알칼리(sod. carbonate)조건에서 phosphotungstic acid를 환원시켜 청색의 tungsten blue를 형성하는 데, 이것을 비색 측정한다.

② 시약

a. Folin Wu제단백시약

b. 10% sod. carbonate용액

c. phosphotungstic acid용액

sod. tungstate 10 g을 정확히 칭량하고, phosphoric acid 8 mL를 취하여 증류수 42 mL에 용해 희석한 후 2시간 환류시킨 다음 냉각 후 증류수를 가하여 전량이 1 L되게 한다.

d. 보존표준액(1 mg/mL)

청결한 용기에 증류수 50~60 mL를 취하고 uric acid 0.1 gm, $LiCO_3$ 0.06 g을 칭량하여 넣고 용해한 후 1N H_2SO_4용액 2.5 mL를 가한 다음 증류수를 가하여 전량이 100 mL되게 한다.

e. 사용표준액(필요한 농도로 희석하여 사용)

③ 기기 및 기구

a. Spectophotometer

b. Transfer Pipette

c. Magnetic stirrer

d. Voltex mixer

e. Centrifuge

f. Test tube

④ 측정조작법

a. 제단백과정 : 혈청 1.0 mL을 시험관에 취하고 증류수 7.0 mL, 그리고 10% sod. tungstate 1.0 mL를 넣고 혼합한 후 2/3N sulfuric acid 1.0 mL를 서서히 가한 후 충분히 혼합한 후 실온에 5분간 방치 후 2,500 rpm에서 원침한다.

b. 맹검용(B), 검체용(U) 시험관을 준비하고, B관에는 증류수 5 mL, U관에는 제단백여액 5.0 mL를 각각 취한다.

c. 각 시험관에 10% sod. carbonate 1.0 mL씩을 가하고 혼합한 후 phosphotungstic acid용액 1.0 mL씩을 가하고 혼합한 후 실온에서 15분간 방치한다.

d. 맹검을 대조로 하여 파장 700 nm에서 흡수도를 측정한다.

⑤ 표준선작성

a. 보존용 표준액을 다음과 같이 희석한다.
b. 각 희석액을 5.0 mL씩 취하고 측정조작법과 동일하게 실시하여 흡수도를 측정한다.

보존표준액(mL)	증류수(mL)	해당농도(mg/mL)
0.2	99.8	2
0.5	99.5	5
0.8	99.2	8
1.0	99.0	10

c. 측정된 흡수도로 graph용지에 표준검량선을 작성한다.

⑥ 주의사항

a. 발색시약 조제할 때 환류시 reflex condenser를 사용하는 것이 좋다.
b. uric acid는 증류수에 잘 녹지 않으므로 lithium을 첨가하여 용해시킨다.
c. 보존표준액을 희석할 때 정확하게 희석해야 한다.

Clinical Chemistry

실험 보고서

제목 : 년 월 일 학번 : 성 명 :

1. 원리(요약)

2. 조작법(요약)

3. 결과

4. 토의사항

4. Ammonia측정

1) 서론

혈액내의 ammonia는 섭취된 음식 또는 조직중의 단백 대사과정에서 amino acid로부터 탈 amine화 반응과 장내세균 등에 의해 생성되며, 생성된 ammonia는 대부분 독성이 강하여 산・염기 평형과 뇌기능에 영향을 준다.

정상적으로 생성되는 ammonia는 glutamine을 합성하거나 또는 요소를 합성하여 요로 배설된다. 혈중에는 아주 미량이 존재하지만 심한 간실질장애나 선천성 요소회로 효소 결핍시에는 요소로 변환되지 못하여 혈중 농도가 높아진다. 혈중 농도가 2 mg/dL 이상 증가하면 간성혼수(hepatic coma)중독증상이 나타난다.

생리적 변동에서 성별에는 차이가 없으나, 생후 2~일에 최고치를 보이고 점차 감소한다. 신생아기는 성인에 비해 약간 높은치를 나타낸다. 측정치는 남녀 간에 차이가 없으며, 식사에 영향이 없으며, 운동 후에는 약간 높아진다.

검체변화는 채혈 후 1분간에 혈액 1 mL당 0.003μg의 ammonia가 증가한다. 채혈시에는 EDTA-Na를 사용하며, 수산, 구연산, 분화물은 NH_3을 유발되고, 실온에 방치하면 glutamine이나 hemoglobin이 분해되어 ammonia가 상승한다.

임상적 의의는 간기능부전증(소위 간성혼수), 심부전증, 출혈성 shock 등에서 증가를 나타내고, 선천성 요소 cycle효소 결핍때에도 증가한다.

측정법으로는 미량확산법, Dry chemistry, 직접 비색법, ion교환법, 효소법 등이 있다.

2) 측정법

(1) Conway diffusion 법(확산법)

원리

Conway diffusion cell의 외실에는 검체와 암모니아 유리시약(K_2CO_3, borate buffer)을 넣고 반응시키면 ammonia가 유리되어 내실에 있는 흡수시약(boric acid, dil. H_2SO_4)에 ammonia가 흡수된 ammonia를 적정법이나 발색시약을 가하여 비색정량한다.

(2) 효소법

원리

혈액중의 ammonia에 GLDH촉매하에 α-ketoglutarate와 NADH를 반응시키면 NADH가 NAD로 산화되면서 흡수도가 감소된다. 흡수도의 감소율을 측정하여 ammonia 농도를 측정하는 자외부법이다.

(3) Dry chemistry(반사 굴절율측정)법

원리

ammonia측정용 slide나 stix에 혈청을 가하면 완충액에 의해 암모니아가 발생되어 반투막을 통해 색소층으로 이동하여 brom phenol blue와 반응하여 청색을 형성하는데, 이것을 반사굴절계로 측정한다.

(4) Phenate hypochlorite 법

원리

채혈후 전혈을 신속히 Folin Wu 제단백을 실시하고 상층액을 일정량 취하여 Berthelot반응을 이용하여 생성된 청색을 비색측정한다.

3) 측정상 주의사항

(1) 채혈시에는 항응고제를 EDTA-Na를 사용하는 것이 가장 좋다.

(2) 채혈하여 실온에 방치할 때는 15분 이내에 측정해야 한다.

CHAPTER 6

단백질

Protein

1) 서론

혈청단백은 여러 가지 기능을 갖고 생체에서 다양한 역할을 하며, 각기 일정한 반감기에 따라서 교체되고 있다. 모든 체액에 존재하는데 혈장, 림프액 및 삼출액에는 고농도로 존재하지만 체액에는 소량 존재한다. 단백질의 기능(생물학적 기능)은 물질과 결합하여 체내 각 부위로 운반(여러가지 양이온, 빌리루빈, 지방산, 스테로이드 호르몬 및 지질)하거나, 영양분의 저장, 교질삼투압, 완충작용 그리고 효소작용, 응고작용, 면역작용(이종단백질, virus, 박테리아에 대한 인체방어), 호르몬작용 등이 있다.

혈청단백의 존재부위는 혈관내, 조직액, 관절액, 뇌척수액, 체강액 등에 존재하며, 혈관 체액과 교환되기도 한다.

단백질의 일반적인 구조는 세포내의 ribosome 상에서 생합성된 peptide가 나선상태로 여러 개가 모여서 이루어진 것이다. 특히, 기본적으로 peptide결합을 갖고 있는데, peptide결합이란 한 amino산의 amino기와 다른 amino산의 carboxyl기 사이에서 물 한 분자가 제거되어 이루어진 결합을 의미한다.

혈청단백질을 분류하면, 단순단백과 복합단백으로 나누는데 단순단백에는 albumin, globulin, 복합단백에는 glycoprotein, nucleoprotein, chromoprotein, lipoprotein, phosphoprotein 등으로 구분한다.

특히, globulin을 세분하면 α1-globulin, α2-globulin, β-globulin, γ-globulin 등으로 구분하고, 혈장단백질에는 혈청에 비해 fibrinogen이 더 함유되어 있다.

생리적 변동에서 성별차이는 거의 없고, 유아기는 성인보다 1.5 gm/dL정도 낮고, 학동기에는 성인과 같아지며, 20~30세에 가장 높고, 60세 이상에서는 약간 (0.5 gm/dL) 낮아진다. 일내변동은 저녁에는 높아지고, 수면 중에는 낮아지며, 겨울철이 여름철보다 높은 경향이 있다. 앉아 있는 자세에서의 채혈은 누워있는 자세보다 0.1~1.0 gm/dL

정도 높으며, 운동 후에는 약간 높아진다. 측정법에 따라 용혈 혈청은 혈색소 1 g당 혈청 총단백량이 1.9 mg 증가할 수 있다. 또한, dextran, mannitol, glycerine, saccharose 등은 Biuret반응에서 양성반응을 보인다.

혈청 단백은 열, 약품, 방사선 등에 의하여 쉽게 변성이 일어나는데, 변성(變性: denaturation)이란 단백질의 peptide결합이 절단됨이 없이 성질이 물리적, 화학적, 생물학적으로 변화되는 것을 의미하며, 변성의 원인으로는 강산, 강알칼리, 유기용매, 열, 광선, 약품, 중금속, 계면활성제 등이 있다. 4℃에서 1주간, -20℃에서는 1년간 안정하나 실온에서 2시간 이상 방치하면 변성이 일어나므로 가능한 한 빨리 측정해야 한다.

임상적 의의에서 단백질이 증가하는 경우는 주로 면역 globulin의 증가로 인한 것이 대부분이고, albumin이 증가한 경우는 거의 없다. 단, 탈수의 경우에는 혈액이 농축되어 증가하는 것 같아 보인다. 즉, globulin 중 면역 globulin의 단일 clone성 증가로 혈청 총단백농도가 10 gm/dL 이상을 나타내는 다발성골수종, macroglobulin혈증 등을 예측하고, poly-clone성 증가는 간경변증, 만성간염, 교원병, malaria 등에서 볼 수 있다.

단백질이 감소하는 경우는 단백공급부족(저영양, 기아), 단백 합성장애(간염, 간경변증), 분해항진증(갑상선기능항진증, 당뇨병, 악성종양, 발열, 임신) 및 배설이상(신증후군, 출혈, 복수) 등에서 감소현상을 볼 수 있다.

측정법에는 Kjeldahl법에 의한 질소정량법, Biuret반응을 이용한 비색법, 단백질농도가 낮은 검체는 혼탁이나 침전반응을 이용한 Kingsbury clark법(3% Sulfosalicylic acid시약)이나 Bossak Rosenburg Harris법(3% Trichloroacetic acid시약), 그리고 굴절계법(Refractometer법, Dry chemistry법) 및 자외부법 등이 있으나, 최근에는 Biuret반응을 이용한 비색법이 널리 이용되고 있다.

2) 측정법

(1) Reinhold-kingsley법

① 원리

일정량의 혈청에 중성염(sod. sulfate)을 가하면 염석이 생성된다. 그중 일부를 취하여 Biuret시약을 가하면 청자색이 생성된다(Total protein량). 나머지 염석액에 ethyl ether를 가하고 혼한한 후 원침하여 albumin 과 globulin을 분리한 후 albumin층을 취하여 biuret 시약을 가하면 청자색이 형성되는데(Albumin량), 이것을 비색 측정한다.

• Biuret반응

단백질이 Biuret시약과 반응하여 청자색(적자색)을 나타내는 것을 의미한다.

② 시약

a. Sod. sulfate(26.8%)용액

b. Biuret시약

1 L volumetric flask에 증류수 600~700 mL정도 취하고, Rochelle salt 9 g, pot. iodide 1 g, NaOH 8 g을 칭량하여 순서대로 용해시키고, $CuSO_4 \cdot 5H_2O$ 3 g을 별도의 증류수 60~70 mL에 용해한 후, 두용액을 혼합하여 증류수로 1 L되게 한다.

c. Ethyl ether

③ 기기 및 기구

a. spectrophotometer

b. Chemical balance

c. 37℃ water bath

d. Voltex mixer

e. Lambda pipette 또는 Auto pipette

f. Volumetric flask

g. Test tube

④ 측정조작법

a. Total protein측정

1) 맹검용(B), 표준액용(S), 검체용(UT)의 시험관을 준비한다.
2) 26.8% sod. sulfate용액을 B관에는 2 mL, S관에는 9.5 mL, U관에는 9.5 mL씩 각각 취한다.
3) S관에 표준액(혹은 control serum) 0.5 mL, UT에는 혈청 0.5 mL씩을 넣고, 4~5회 전도 혼합한 후 각각 2 mL씩을 취하여 다른 S관, UT관에 넣는다.
4) 3개의 시험관에 Biuret시약을 8 mL씩 가하고 혼합한 후 실온에서 30분간 방치한다.
5) 맹검을 대조로 하여 파장 550 nm에서 흡수도를 측정한다.

b. Albumin측정

1) UT관에서 2 mL를 취하고 남은 염석액에 ether 2~3 mL를 가하고, 30~40회 전도 혼합한 후 37℃ water bath에서 5분간 방치하고 2,500~3,000 rpm에서 원침한다.
2) 원침한 후 albumin층을 정확히 2 mL를 취하여 다른 UA관에 옮긴다.
3) 맹검(B)은 26.8% sod. sulfate 2 mL 취하고, 이어서 B관, UA관에 Biuret시약 8

mL씩 가하고 혼합한 후 실온에서 30분간 방치한다.

4) B관을 대조로 하여 UA관의 흡수도를 측정한다.

⑤ 계산

$$\text{Total protein(g/dL)} = \frac{\text{검체(UT)의 흡수도}}{\text{표준액(S)의 흡수도}} \times \text{해당농도}$$

$$\text{Albumin(g/dL)} = \frac{\text{검체(UA)의 흡수도}}{\text{표준액(S)의 흡수도}} \times \text{해당농도}$$

⑥ 정상치

Total protein : 6.1~8.2 g/dL

Albumin : 3.5~5.0 g/dL

⑦ 측정시 주의사항

a. 시약제조시 순서에 따라 용해하여 혼합한다.

b. 강 알칼리시약을 취급하므로 주의해야 한다.

c. 실온이 20℃이하로 떨어지면 sod. sulfate가 재결정체가 생성되어 농도변화를 일으키므로 20℃ 이상에서 조작해야 한다.

d. albumin층을 취할 때 globulin층이나 ether층이 혼입되지 않도록 한다.

e. 원심분리시 rpm은 높을수록 양호하다.

f. 표준액이 없을 때는 관리혈청을 대신 사용할 수 있다.

g. amm. sulfate는 globulin을 침전시키거나 ammonium이온이 Buiret반응을 저해하므로 사용이 곤란하다.

Clinical Chemistry

실험 보고서

제목 : 년 월 일 학번 : 성 명 :

1. 원리(요약)

2. 조작법(요약)

3. 결과

4. 토의사항

(2) Kingsley법

원리

혈청중 단백질은 알칼리성 수용액에서 구리이온에 의해 착염을 형성하여 청자색 유색물질을 생성하는데, 이것을 비색 측정한다.

(3) Micro-Kjeldahl법

원리

Kjeldahl법으로 측정하여 얻어진 질소량에 6.25를 곱하여 총단백질량으로 환산하는 방법이다.

(4) 자외부법(UV법)

원리

단백질을 구성하는 tryptophan, phenylalanine, tryosine과 같은 방향족 아미노산이 파장 280 nm에서 빛을 흡수하는 성질을 이용한 방법이다.

1. Albumin측정

1) 서론

Albumin은 단일 polypeptide의 긴사슬 구조로 580개의 amino산으로 구성되었으며, 분자량은 69,000이고, 반감기는 대략 2~3주로써 탄수화물 함량은 0.08%(주로 hexose와 acetylhexosamine), 지질함량은 0.2%, 등전점은 pH 4.9의 물리적 성상을 나타낸다. albumin은 인체의 총단백질 중 1/8(약 14 g/day)를 간에서 합성되고, 약 40% 순환계에, 나머지는 조직내 체액, 특히 근육, 피부, 장의 체액에 분포하고 있다. 또한 albumin은 혈장 총단백의 약 60~70%를 차지하고, 주로 간에서 합성한다.

albumin의 생리기능 중 운반작용에서 생체의 중요한 유기물(bilirubin, fatty acid, 음이온, hormone, vitamin, 약물, 항생물질, 2가 양이온)을 운반하고, 지질대사에서 free fatty acid을 간에서 말초조직으로 운반한다. 또한, 교질 삼투압 조정기능과 내인성 아미노산 공급원으로 작용한다.

교질삼투압이란 물, 작은 분자, 이온들은 모세혈관을 통하여 양 방향으로 확산할 수 있어 혈관에 단백질이 존재하면 혈관내로 물분자를 끌어 들여 삼투압이 증가하게 된다. 이와 같이 혈장 단백질에 의해 생기는 삼투압을 말한다.

생리적 변동은 남자가 여자보다 약간 높으며, 노년기에는 낮은 농도를 보인다.

임상적 의의는 선천성 저albumin혈증에서 매우 보기 드문 질환으로 혈청내 albumin이 거의 또는 완전히 없는 특징을 보인다. 후천성 저 albumin 혈증에서는 합성저해, 누출, 흡수불량, 간실질장애, 신증후군, 영양불량, 기아에서 나타난다. 또한 albumin 손실에 의한 감소는 위장관출혈, 신장질환, 복수 등에서 볼 수 있다.

측정법에는 Biuret반응을 이용한 비색법과 색소결합법 등이 있는데, 색소결합법에 사용하는 색소는 brom cresol purple, brom cresol green, methyl orange, HABA 그리고 phenol red 등이 있으며, 사용되는 완충액은 succinic buffer와 citrate buffer가 있다.

2) 측정법

(1) Brom cresol green법

① 원리

brom cresol green시약은 pH 4.0부근에서 그 색소의 산성색으로 황색을 나타낸다. albumin은 pH 4.2조건 하에서 정색시약인 brom cresol green이 반응하면 녹색을 나타내는데, 이것을 비색 측정한다.

② 시약

a. BCG정색시약

0.1 mole/L의 succinic buffer 3 mL, 0.6 mole/L의 BCG용액, Brij-35 4 mL를 혼합한 후 증류수를 첨가하여 전량이 1 L되게 한다(succinate buffer 대신에 citrate buffer를 사용할 수 있다).

b. 표준액 혹은 관리혈청

③ 기기 및 기구

a. Spectrophotometer

b. Voltex mixer

c. Lambda pipette or Autopipettor

d. Test tube

④ 측정조작법

a. 맹검용(B), 표준액용(S), 검체용(U)의 시험관을 준비한다.

b. B관에는 증류수 0.02 mL, S관에는 표준액 0.02 mL, U관에는 혈청 0.02 mL를 각각 정확히 취한다.

c. 각 시험관에 brom cresol green 시약 5.0 mL씩을 가하고 혼합한 후 실온에서 10분간 방치한다.

d. B관을 대조로 하여 파장 630 nm에서 흡수도를 측정한다.

⑤ 계산

$$\text{Albumin(g/dL)} = \frac{\text{검체의 흡수도}}{\text{표준액의 흡수도}} \times \text{해당농도}$$

⑥ 정상치

Albumin : 3.5~5.0 g/dL

Clinical Chemistry

실험 보고서

제목 : 년 월 일 학번 : 성 명 :

1. 원리(요약)

2. 조작법(요약)

3. 결과

4. 토의사항

(2) Total protein측정(Biuret반응)

① 원리

혈청중 단백질은 알칼리성 수용액에서 동(구리)이온과 반응하여 착염을 형성하여 청자색의 유색물질을 생성하는데, 이것을 파장 540 nm에서 비색 측정한다.

② 시약

a. Biuret시약($CuSO_4$, Rochelle salt, KI, NaOH)

b. 표준액

③ 기기 및 기구

a. Spectrophotometer

b. Voltex mixer

c. Lambda pipette or Autopipettor

d. Test tube

④ 측정조작법

a. 맹검용(B), 표준액용(S), 검체용(U)의 시험관을 준비한다.

b. B관에는 증류수 0.05 mL, S관에는 표준액 0.05 mL, U관에는 혈청 0.05 mL를 각각 취한다.

c. 각 시험관에 Biuret 시약을 5.0 mL씩을 가하고 혼합한 후 37℃에서 30분간 방치한다.

d. B관을 대조로 하여 파장 540 nm에서 흡수도를 측정한다.

⑤ 계산

$$\text{Total protein(gm/dL)} = \frac{\text{검체의 흡수도}}{\text{표준액의 흡수도}} \times \text{해당농도(표준액의 농도)}$$

⑥ 정상치

총단백 : 6.0 ~ 8.0 g/dL, A/G비 : 1.5 ~ 2.5 : 1

⑦ 주의사항

a. 반응시간을 정확히 지켜야 한다.

b. 알칼리시약을 사용하므로 주의해야 한다.

c. 검체량 및 표준액의 량이 미량이므로 취할 때 정확히 취해야 한다.

d. 온도에 의한 영향이 그다지 크지는 않지만(실온에서의 반응도 가능) 계절적인 차이에 따른 온도 변화에 대한 정도관리를 위하여 37℃에서의 반응을 원칙으로 한다.

Clinical Chemistry

실험 보고서

제목 : 년 월 일 학번 : 성 명 :

1. 원리(요약)

2. 조작법(요약)

3. 결과

4. 토의사항

(3) B.C.G.법

원리

알부민은 pH 4.0 부근에서 BCG와 반응하여 알부민량에 비례하여 녹색을 나타내므로 이것을 파장 630 nm에서 측정하여 알부민량을 구합니다.

특징

(1) 재현성이 우수합니다.
(2) 공존물질(빌리루빈, 헤모글로빈, 설파제 등)의 영향이 없습니다.
(3) 측정이 간편하여, 단시간에 할 수 있습니다.
(4) 장기간 보존이 가능합니다.
(5) 자동분석기에 적용이 가능합니다.

시약 내용

정색시액 … 100회용(500 mL × 1)
… 200회용(500 mL × 2)

측정조작법

	검체	표준	시약 Blank
혈 청	0.02 mL	−	−
표 준 액	−	0.02 mL	−
증 류 수	−	−	0.02 mL
정색시액	5.0 mL	5.0 mL	5.0 mL

잘 혼합하여 실온에 10분간 방치
30분 이내에 시약블랭크를 대조로 파장 630 nm에서 흡광도 측정
*시약블랭크의 증류수 0.02 mL는 생략해도 결과에 영향이 없음.

− 계산법

$$\text{혈청중의 알부민량(g/dL)} = \frac{\text{혈청의 흡광도}}{\text{표준액의 흡광도}} \times \text{표준액의 농도(g/dL)}$$

− 검량선의 작성

Graph용지의 횡축에 농도(g/dL)와 종축에 흡광도와의 대응점을 잡아서 검량선에 작성합니다.

검량선의 예

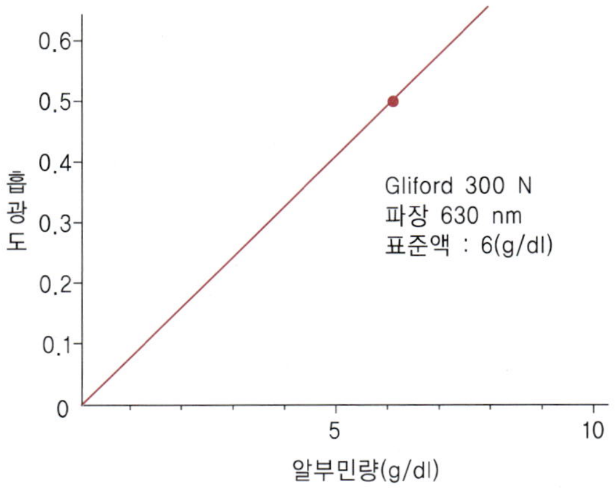

측정상의 주의사항

(1) 온도에 의한 영향(20~30℃)은 그다지 없지만, 온도 변화에 커지면 반드시 검량선을 재작성해 주십시오.

(2) 항응고제 가운데서 EDTA-2Na, 수산염은 통상의 사용농도에서 영향이 없지만, 헤파린은 약간 낮은 값을 나타냅니다.

(3) 10 g/dL까지 Beer의 법칙이 적용되며 자동분석기에도 사용 가능합니다.

정상치

알부민 : 3.7~5.2 g/dL

A/G비 : 1.1~1.7 : 1

$$A/G비 = \frac{알부민}{총단백 \cdot 알부민} = \frac{알부민}{글로부린}$$

임상학적 의의

사람의 혈액 중에는 3,500~5,500 mg/dL의 알부민이 들어있으며 그 분자량은 66,000 ~69,000 이다.

알부민은 단백질의 성분이며, 삼투압의 유지, 이온물질의 운반 등의 기능이 있다. 특히, 간질환, 네프로제 염증 등에서 감소하여, 또한 선척적으로 결핍증인 경우도 나타난다.

알부민은 총단백 검사와 병행 실시하여 A/G비에 의한 간질환 검사에 중요한 의의를 가집니다.

혈청단백 및 그 분획의 정상치와 이상치를 나타내는 질환(혈액응고계 호르몬, 면역 글로블린의 제외)

	정상치	증가	감소
혈청 총단백	6.5~8.0(g/dL) 100(%)	M단백혈증(특히 10 g/dL 이상) 간경변증 만성염증 림파종	네프로제 증후군 단백누출성위장증 악액질, 중증간장해 급성감염증
Ab	3.7~5.2(g/dL) 61.3~74.1(%)		영양섭취부족 간경변, 화상 무 알부빈 혈증 이성 알부민 혈증
α_1	0.10~0.22(g/dL) 1.3~2.9(%)	간암(α_1-Fetoprotein) 급성만성염증(α_1-antitrypsin) 신부전(α_1-microglobulin) 임신(Transcortin)	범발성급성간장해 간질환 Tangier병(HDL) 간경변(α_1-microglobulim)
α_1/α_2		임신(셀룰로 플라스민)	Wilson 병(셀룰로플라스민) 간질환(Gc 글로부린)
α_2	0.30~0.75(g/dL) 4.1~10.1(%)	염증질환(헵토글로빈 type-1) 임신(pregnancy zone protein) 네프로제, 간질환 및 당뇨병 (α_2-마크로 글로부린)	악성종양((α_2-HS-glycoprotein) 간질환과 용혈성질환(합토글로빈)
α_2/β_2			간장해(혈청콜린에스테라제)
β	0.56~0.80(g/dL) 7.6~10.8(%)	임신(steroid-binding β-globulin) 임신(트란스 페린) 신부전(β_2-microglobulin) 고지혈증(β_2-lipoprotein)	간질환, 용혈성질환(헤모펩신) 네프로제(트란스페린)
α_2		단구성백혈병(리튬)	

(4) HABA법

원리

혈청중 albumin이 pH 6.2 하에서 HABA(2-(4-hydroxyazobenzene benjoic acid) 시약과 반응하면 적색을 형성하는데, 이것을 비색 정량한다.

(5) Brom cresol purple법

원리

혈청중의 albumin은 pH 5.2 하에서 brom cresol purple(BCP)색소가 결합하면 청색이 형성되는데, 이것을 비색정량한다.

2. 단백질 전기영동법

1) 서론

단백질분획의 분리는 최초로 침전법을 이용하였고, 그후, Svedberg에 의한 초원심분리법, Heidel berger에 의한 면역화학 분석법, Tiselius에 의한 전기영동법으로 개발되었다.

전기영동법은 기본적 원리에 따른 분류에는 ① 이동계면전기 영동법과 ② Zone 전기영동법이 있으며, 전기장의 차이점에 따른 분류에는 ① 자유전기 영동법과 ② 지지체 전기영동법등으로 나눈다.

전기영동법의 종류는 ① 자유계면 전기영동법, ② Zone전기영동법, ③ 지지체전기영동법 등으로 크게 분류하고, 다시 지지체 전기영동법은 ① paper전기영동법, ② cellulose acetate전기영동법, ③ agar gel전기영동법, ④ Starch전기영동법, ⑤ Agarose전기영동법, ⑥ Polyacrylamide gel전기영동법, ⑦ Block전기영동법, ⑧ 연속전기영동법, ⑨ 등전점 분획법으로 분류한다.

전기영동법의 원리는 pH 8.6에서 단백질은 대부분 음성으로 하전되고, 양극과 음극인 2개의 전극사이에 직류전기를 흐르게 하면 음전기를 띈 단백은 양극쪽으로 이동하면서 하전량과 분자량에 따라 비례하여 각 분획이 분리된다.

혈청을 전기영동 했을 때 albumin은 가장 빠르게 양극쪽으로 이동하고, 이어서 α_1-globulin, α_2-globulin, β-globulin, γ-globulin순으로 영동한다. γ-globulin은 전기삼투로 인해 혈청도포의 위치로부터 양극쪽으로 이동한다. 한편 혈장을 전기영동하면 fibrinogen은 β-globulin과 γ-globulin사이에 나타난다.

전기삼투(electroendosmosis)란 지지체를 완충액에 적시면 고체표면은 음전하, 액체층은 양전하를 띄게 된다. 이때 완충액이나 양이온이 음극쪽으로 이동하는 현상이다.

전기영동에 영향을 주는 인자는 대전도, 분자량, 완충액의 pH, 이온강도, 전압, 열, 함유된 전해질의 성질, 전기삼투현상, 단백질의 모양 등이 있다.

염색의 원리는 단백분자와 결합하는 색소가 1개 또는 수개의 sulfon기를 갖는 산성

색소와 단백분자의 polypeptide chain에 함유되는 염기성 화학기와 결합하므로서 염색이 이루어지는 데, 단백질 염색액은 ponceau S, amido black 10B, brom phenol blue, lissamine green, coomassie brilliant blue G 250, nigrosine, azocarmine, acid fuchsin 등이 있으며, 지질단백의 염색액으로는 oil red O, sudan black B, fat red 7B, nile blue, sudan Ⅲ, Ozone화 shiff염색 등이 있다.

각 분획에서 α_1-globulin은 전기영동에서 두 번째로 빨리 이동하고, thyroxine binding globulin, α_1-antitryposin, α_1-acid glycoprotein 등을 함유하고 있으며, 간에서 합성되는 반면에 감염, 염증성질환에서 albumin은 증가하고 α_1-globulin은 감소한다.

α_2-globulin은 전기영동에서 세 번째로 빠르게 이동하고, 이 분획에는 haptoglobin, ceruloplasmin, macroglobulin 등이 함유되어 있으며, reumatoid관절염 및 홍반성 낭창과 같은 염증상태 혹은 심근경색시 증가한다.

β-globulin은 네 번째로 빨리 이동하는 분획으로 hemopexin, transferrin, complement C_3, β-lipoprotein 등이 함유되고, 여러 가지 지혈증에서 상승한다.

γ-globulin은 전기영동에서 가장 느리게 이동하는 분획으로 면역 글로브린(IgA, IgM, IgG 성분이 존재하고 주로 세망내피계에서 합성된다.

prealbumin은 간에서 합성되고 분자량이 54,000정도이며, 전기영동시 albumin보다 더 양극쪽으로 더 빨리 이동하는 분획으로서 가시적으로 나타나지 않는다. 이 성분의 기능은 thyroxine과 vitamin A을 수송하는 역할이 있으며, 혈청 중 prealbumin농도는 약 10~40 mg/dL정도 함유된다.

2) 전기영동의 조작법 (Helena제품)

(1) 시약 및 재료

① Cellulose acetate지지체 : Titan Ⅲ plate(Helena제품)

② 완충액(pH 8.6 Ion강도 0.067) : Tris-Sod. barbital-Barbital buffer인 한 포장(18 g)을 증류수로 750 mL에 용해시킨다.

③ 염색액(ponceau S)

ponceau S 2.5 g과 sulfosalicylic acid 50 g을 칭량하여 증류수로 용해하여 500 mL 되게 한다.

④ 탈색액(5% acetic acid용액)

⑤ 탈수액(absolute methyl alcohol)

⑥ 투명화제(Clear aid) : polyethylene glycol 400 4%, methanol 67%, glacial acetic acid 29%의 비율로 혼합하여 사용한다.

(2) 기기 및 기구

① 전기영동 chamber
② Power supply(정전류장치)
③ Sample applicator(검체를 취하는 장치)
④ Sample well plate(검체를 담는 장치)
⑤ Aligning base(검체도포장치)
⑥ IOD incubator(부란기) : 37℃ 또는 56℃ 항온기
⑦ Densitometer(농도측정계)
⑧ Stain butt

(3) 조작

① Titan III cellulose acetate membrane plate를 준비하고, 뒷면에 pen으로 기록하고 완충액에 plate 한쪽 끝에서부터 서서히 담그어 20분간 방치한다.
② Chamber 양쪽 수조에 완충액 50 mL 씩 붓는다.
③ Sample well plate에 혈청(3 μL) 씩을 채운다,
④ Applicator로 well plate의 혈청을 3~4회 묻힌다.
⑤ 이것을 여과지에 예비도포한다.
⑥ 담가 두었던 cellulose acetate plate을 꺼내어 여과지 사이에 끼어 눌러서 여분의 완충액을 흡수 제거한다.
⑦ plate를 Aligning base에 놓고 Applicator에 혈청을 충분히 묻히고 곧 plate에 도포한다(누른 상태에서 5초간 기다린다).
⑧ 영동 chamber에서 180 Volt로 15분간 전기영동 한다.
⑨ 영동이 완료되면 ponceau S염색액에 6분간 염색 한다.
⑩ 5% Acetic acid 용액에서 탈색 한다.
⑪ 무수 methanel액에서 plate를 탈수 한다.
⑫ 투명화제에 3분~5분간 담가 둔다.
⑬ 수평면에서 약 1분간 건조하고 IOD incubator(56℃~60℃)에서 건조시키면 투명화 된다.
⑭ 파장 525 nm에서 Densitometer로 정량분석 한다.

〈조작순서의 그림〉

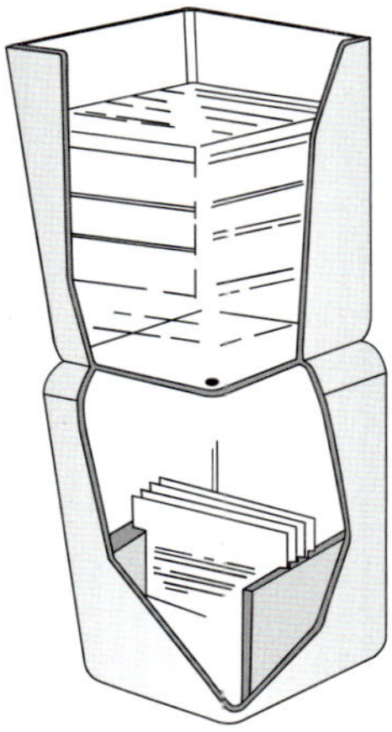

조작(1)

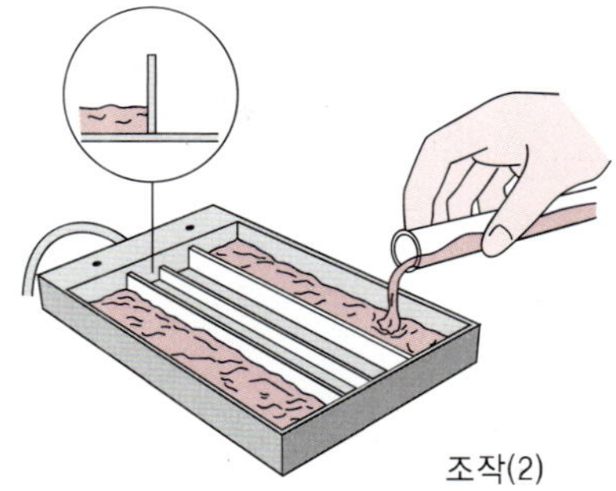

조작(2)

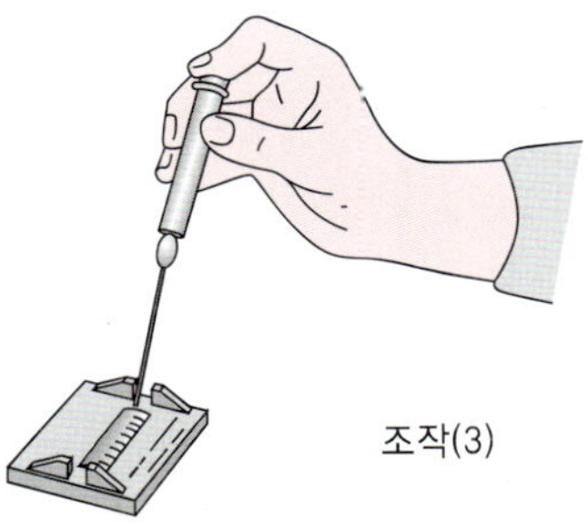

조작(3)

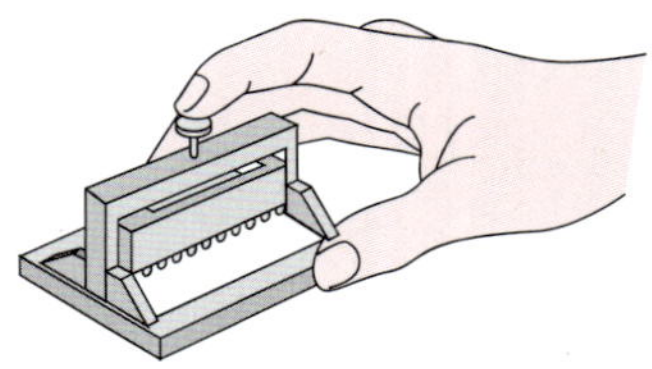

조작(4)

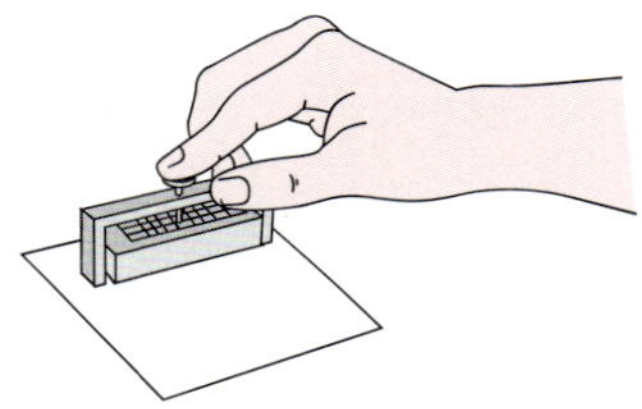

조작(5)

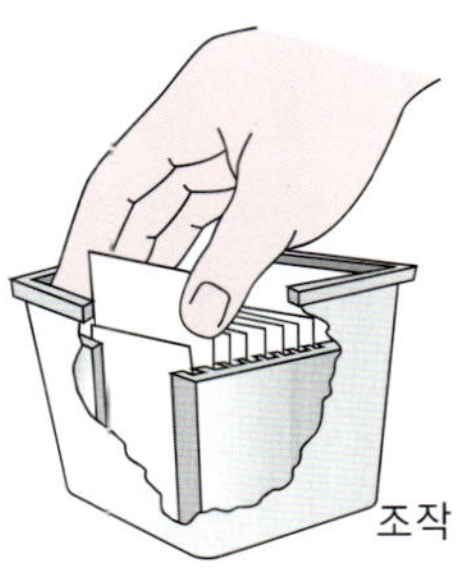

조작 (6)-①

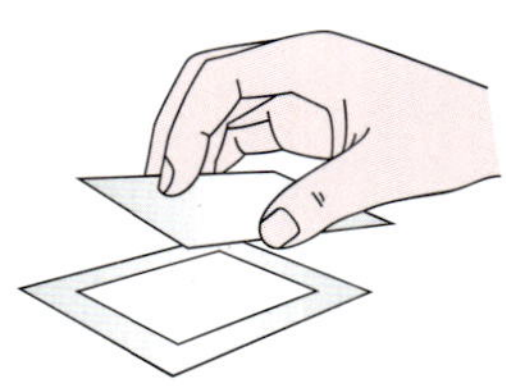

조작 (6)-②

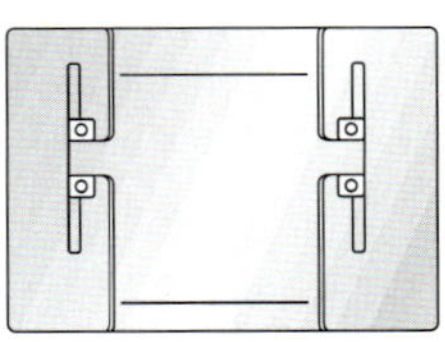

조작 (7)-①

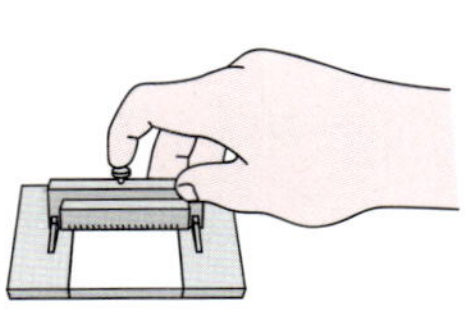

조작 (7)-②

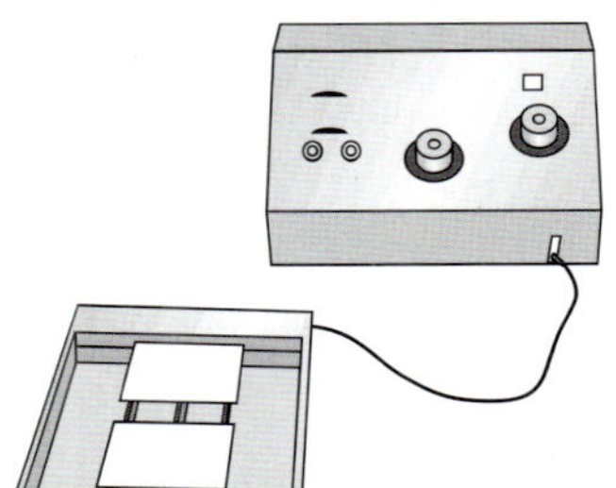

조작 (6)

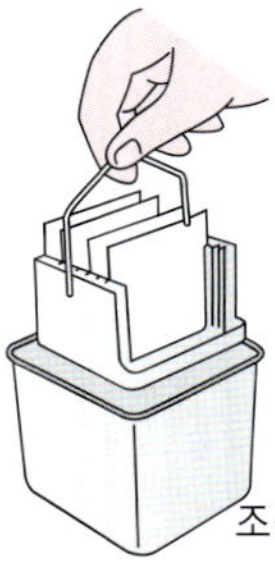
조작 (9)

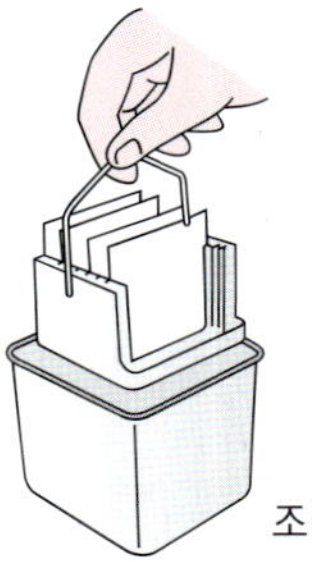
조작 (10)

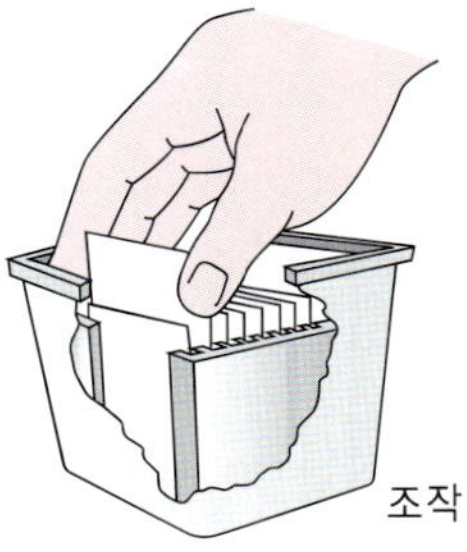
조작 (11)

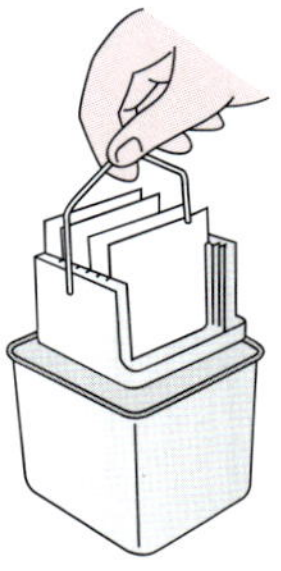
조작 (12)

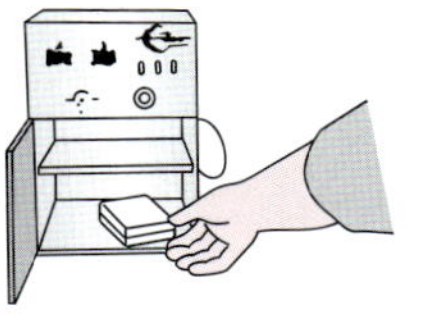
조작 (13)

(4) 결과의 예

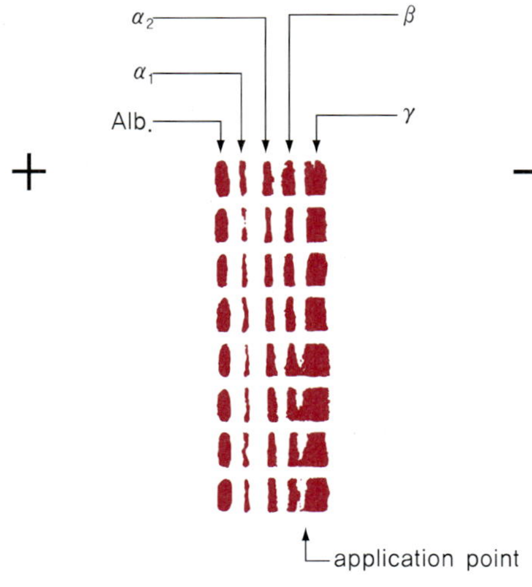

Cellulose acetate 벽에
염색된 분획도

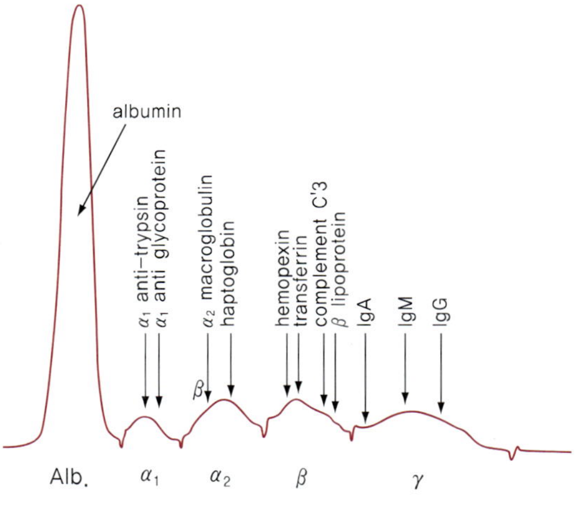

Densitometry 된 serum protein pattern 과
각 분획에 존재하는 혈청성분

(5) 정상치

	Cellulose acetate	paper
Albumin 분획	62~71%	62.5~66.1%
α1-globulin 분획	2.8~4.1%	3.5~4.3%
α2-globulin 분획	5.7~9.9%	5.5~6.7%
β-globulin 분획	6.1~10.7%	9.0~10.4%
γ-globulin 분획	9.0~18.3%	14.6~16.8%

Clinical Chemistry

실험 보고서

제목 : 년 월 일 학번 : 성 명 :

1. 원리(요약)

2. 조작법(요약)

3. 결과

4. 토의사항

3. Lipoprotein 전기영동법(Helena)

혈액과 기타 체액 내에 있는 지질의 대부분은 유리상태로 존재하지 않고, 단백질과 결합하여 lipoprotein으로 존재하므로 지지체 전기영동법에 의하여 분리한 후 지질염색을 함으로써 분획을 나눌 수 있다.

지지체로는 여과지, cellulose acetate membrane, agar, agarose, polyacrylamide 등을 사용하며, 지질염색법에는 oil red O, Sudan black B, Fat Red 7B, 그리고 Ozone화 Schiff 염색법 등이 있다.

〈Oil Red O 염색법〉

1) 시약 재료 및 기구

(1) cellulose acetate 지지체 : Titan III Lipo. Helena
(2) 완충액(pH 8.6~9.0) : Tris-barbital-Sod. barbital buffer(18 gm)을 증류수 650 mL에 용해한다(Helena 시판용을 사용하면 편리하다).
(3) 염색액 : Oil Red O(1.4 gm을 methanol 1 L에 용해시킨다)
(4) 사용염색액 : Oil Red O 용액 3 volume과 1.0N NaOH 용액 1 volume을 사용 직전에 혼합한다.
(5) Absolute methanol
(6) 1.0N NaOH 용액
(7) 영동조(Zip Zone Chamber)
(8) 정전류장치(Titan power supply)
(9) Sample applicator
(10) Sample well plate
(11) Aligning base
(12) Densitometer
(13) Stain Butt

2) 조작법

(1) cellulose acetate 막 plate의 뒷면에 pen으로 환자의 성명을 기입한 후 완충액에 plate 한쪽 끝에서부터 서서히 담가 20분간 방치한다.
(2) Chamber 양쪽에 완충액을 100 mL 씩 붓는다.
(3) well plate에 혈청(10 uL)을 채운다.
(4) Applicator로 3~4회 혈청을 묻힌다.
(5) 여과지에 예비로 Applicator에 묻은 혈청을 도포한다.

(6) 완충액에 담가둔 plate을 꺼내 여분의 완충액을 흡수지 사이에 넣어 흡수제거 한다.

(7) 혈청을 묻힌 Applicator로 plate에 혈청을 도포한다.

(8) 혈청을 묻힌 면의 plate가 아래로 향하게 뒤집어 Chamber에 올려놓고 180 Volt 에서 25분간 전기영동 한다.

(9) 영동이 완료되면 염색에서 30~45분간 염색한다.

(10) 염색이 끝나면 흐르는 물에 여분의 염색액을 깨끗이 제거한다.

(11) plate을 유리판 사이에 끼워놓고 기포가 없도록 한 후 파장 525 nm에서 Densitometer로 정량한다.

〈조작순서의 그림〉

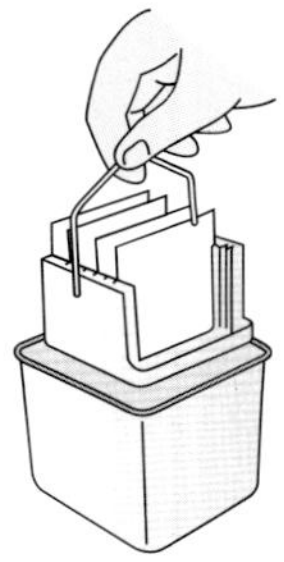

조작(1)

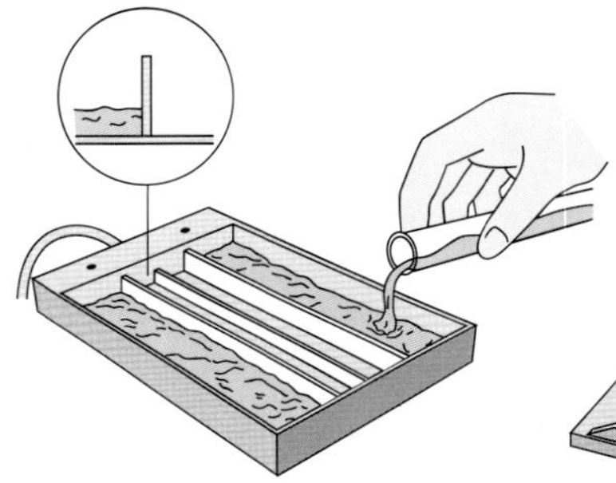

조작(2)

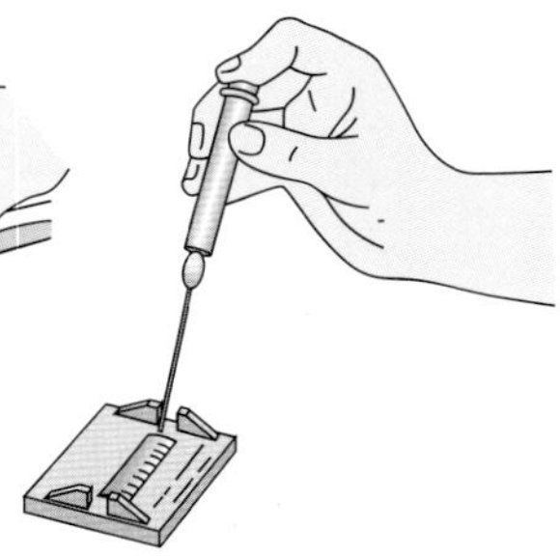

조작(3)

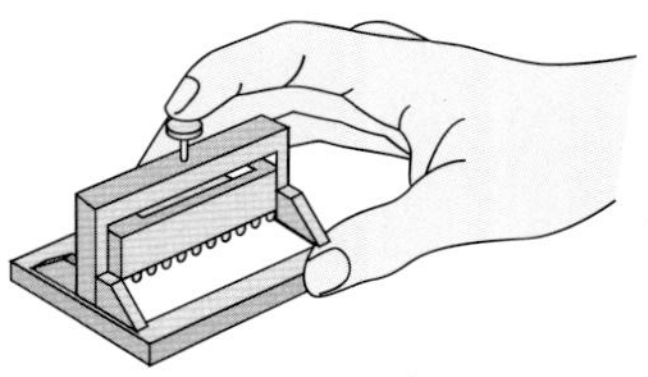

조작(4)

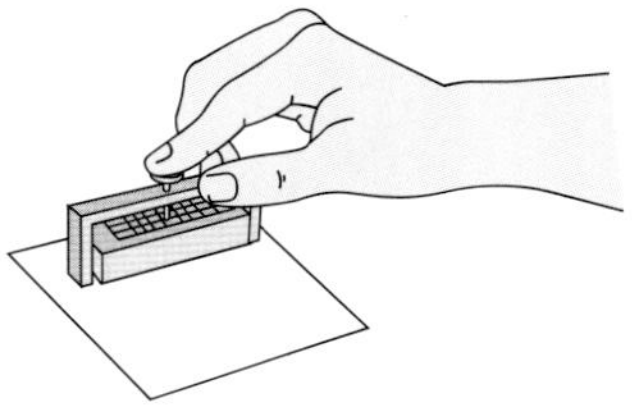

조작(5)

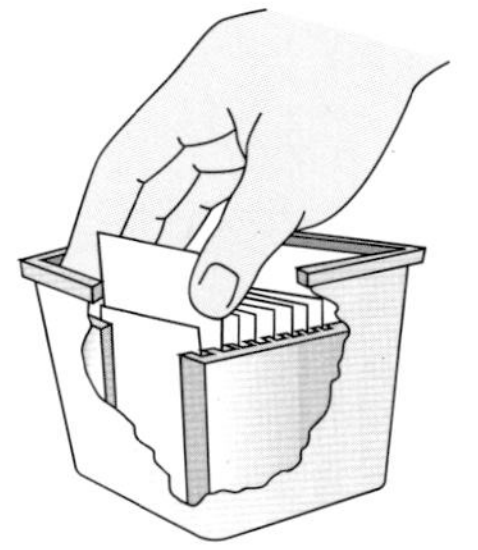

조작(6)-①

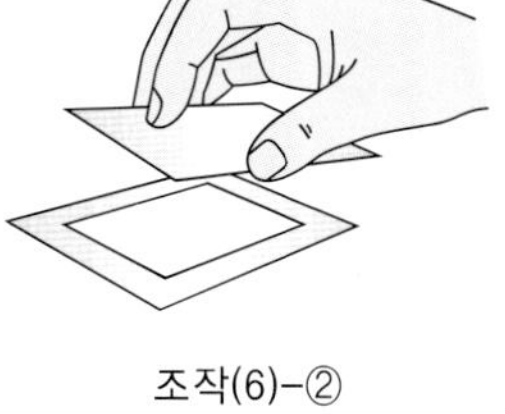

조작(6)-②

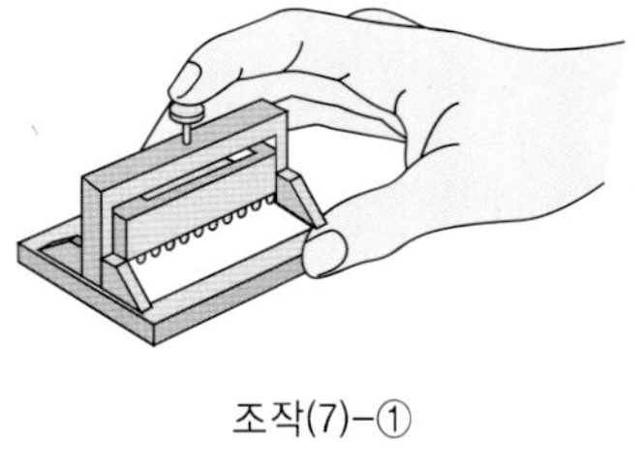

조작(7)-①

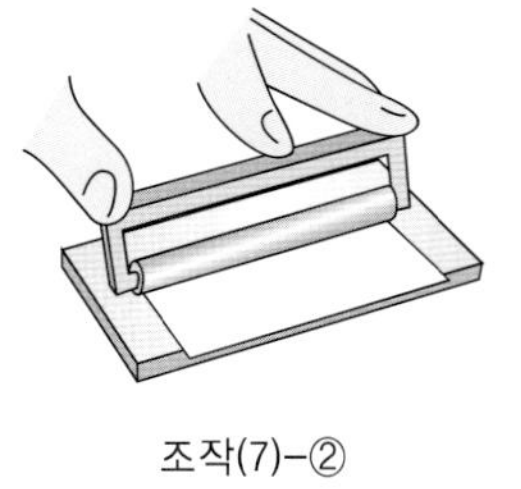

조작(7)-②

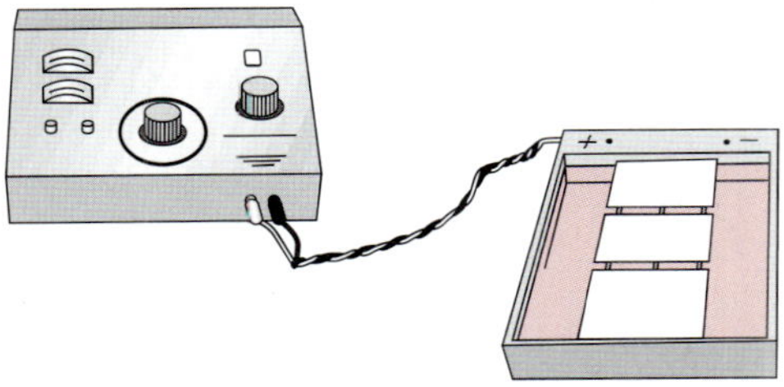

조작(8)

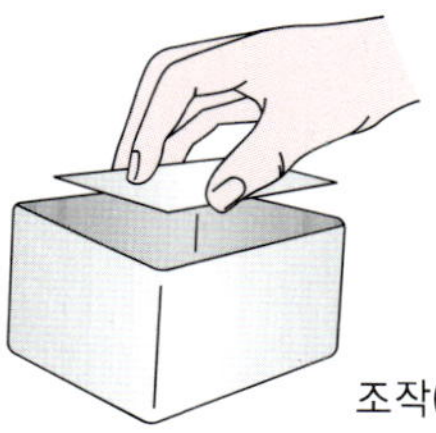

조작(9)

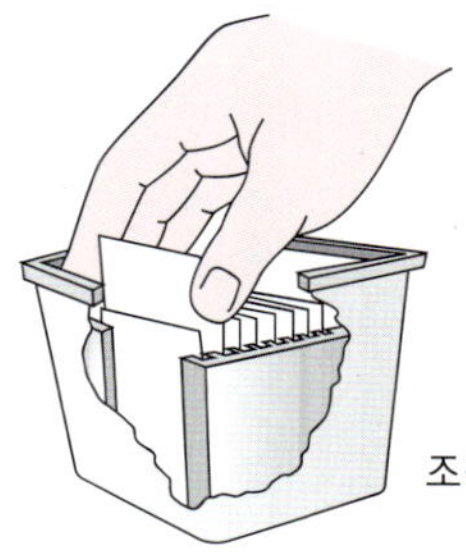

조작(10)

3) 결과의 예

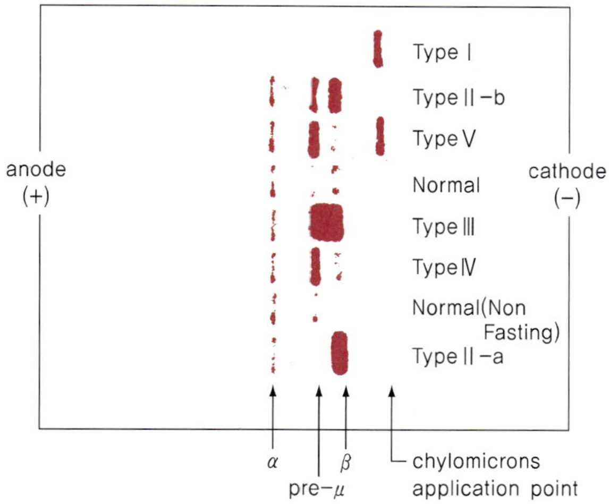

Lipoprotein 전기영동 분획도

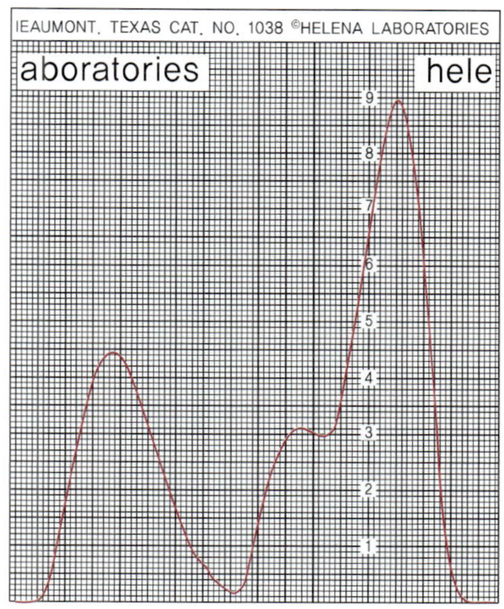

Densitometer로 분석된 그래프

4) 정상치

	비율	함량(mg/dL)
α-lipoprotein	20~38%	80~310
pre-β-lipoprotein	0~22%	20~180
β-lipoprotein	40~50%	160~400
post-β-lipoprotein	0~19%	0~50
chylomicron	0%	0

실험 보고서

Clinical Chemistry

제목 : 년 월 일 학번 : 성 명 :

1. 원리(요약)

2. 조작법(요약)

3. 결과

4. 토의사항

4. 동위효소(isoenzyme)의 전기영동법

생체내에 존재하는 여러 가지 효소는 모두 생화학 반응을 촉매하지만 효소단백의 분자구조 등 물리화학적 성질의 다른 점에서 전기영동법, chromatography, 면역화학적 방법에 의하여 수종의 효소군으로 나눌 수 있다. 이러한 효소군을 동위효소라 한다.

이러한 효소군에는 Lactic dehydrogenase(LDH), Alkaline phosphatase(ALP), Creatine kinase(CK), Glucose-6-phosphate dehydrogenase(G-6-PD) 등이 있다.

〈LDH isoenzyme-Helena 전기영동법〉

LDH는 5개 분획으로 분리되고, 2종류의 Subunit, H형과 M형의 조합으로 이루어진다. $LDH_1(H_4)$과 $LDH_2(H_3M)$는 심근, 적혈구, 신장 등에 많고, $LDH_3(H_2M_2)$는 폐, 췌, 부갑상선, 부신, 임파선 등에 많으며, $LDH_4(HM_3)$와 $LDH_5(M_4)$에는 간, 골격근 등에 분포되어 있다.

1) 시약 재료 및 기구

(1) Cellulose acetate 막 : Titan III Iso-Fur : Helena(Titan III celluloseAcetate Iso-VIS)

(2) 완충액(pH 8.6~9.0 : ion 강도, 0.029) : Helena HR Buffer(Tris-barbital-Sod. barbital buffer) 18 g를 증류수 1,750 mL에 용해시킨다.

(3) 염색액(LD Vis isoenzyme reagent)
1bottle(NAD-4.7 mM, Lithium aeetate-52.1 mM, MTT-0.8 mM, 2 nM, NBT-2.0 mM)을 증류수 3 mL로 용해하여 사용한다.

(4) Zip Zone Chamber

(5) Titan power supply

(6) Sample applicator

(7) Aligning base

(8) Sample well plate

(9) IOD incubator(항온기)

(10) Densitometer

(11) Stain Butt

2) 조작법

(1) Cellulose acetate막을 뒷면에 pen으로 환자명을 기입한 후 완충액에 한쪽 끝에서부터 서서히 담그고 20~30분간 충분히 방치한다.

(2) Chamber 양쪽에 완충액을 100 mL씩 붓는다.
(3) Well plate에 혈청(검체)를 채운다음 Applicator로 3~4번 검체를 묻힌다.
(4) 담가둔 지지체를 꺼내어 여분의 완충액을 여과지 사이에 넣어 흡수제거시킨다 (장시간 방치로 지지체가 건조되지 않도록).
(5) Cellulose acetate막에 혈청을 묻힌 Applicator로 도포한다.
(6) 혈청을 묻힌 면을 아래로 향하게 뒤집어 Chamber 위에 올려놓고 300 Volt에서 10분간 전기영동한다.
(7) 또 다른 cellulose acetate막을 30분간 완충액에 담궈 완충액화 시킨 것을 준비하고, 조제된 염색액 1.5 mL을 고르게 분포되도록 한다.
(8) 전기영동이 끝난 지지체를 염색액이 묻어 있는 다른 plate에 중첩시키고 눌러 놓는다.
(9) 중첩된 plate를 40℃에서 25분간 incubation하여 발색시킨다.
(10) 분리된 LDH band를 파장 570 nm에서 Densitometer로 정량분석을 한다.

〈조작순서의 그림〉

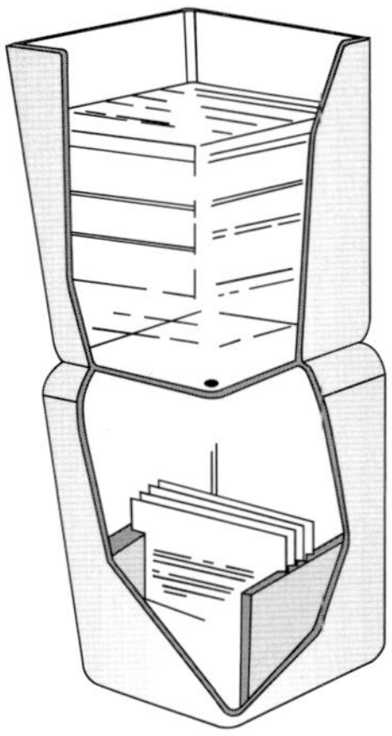
조작(1)

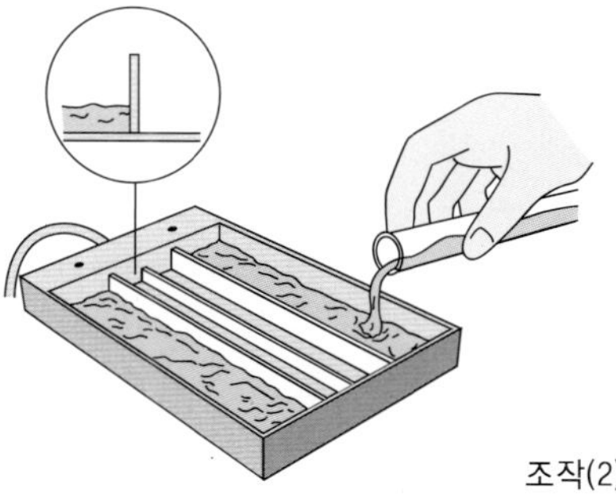
조작(2)

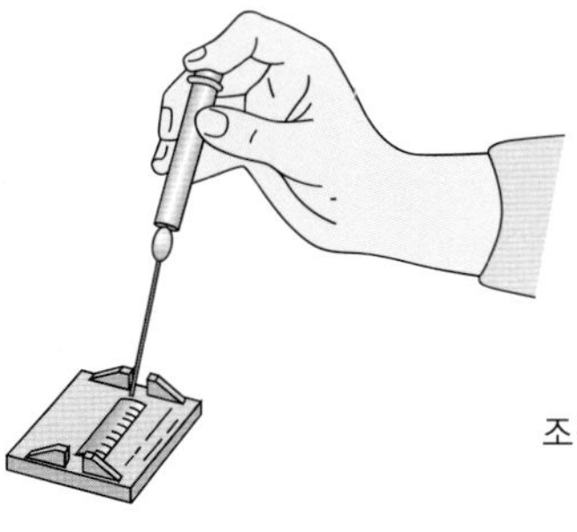
조작(3)-①

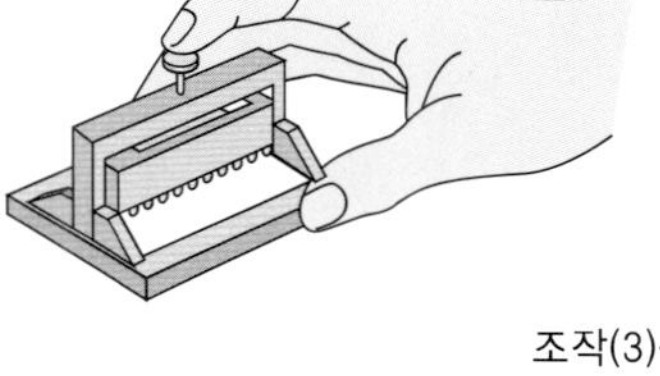
조작(3)-②

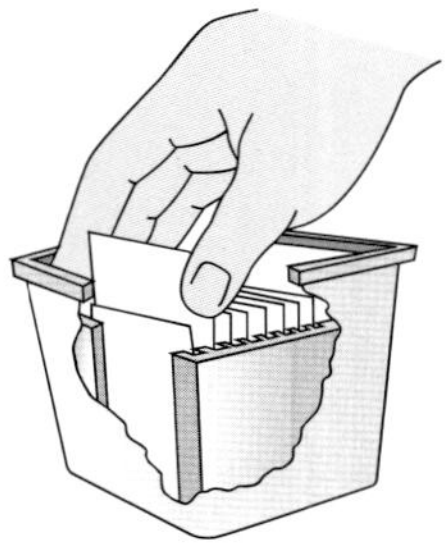

조작 (4)-①

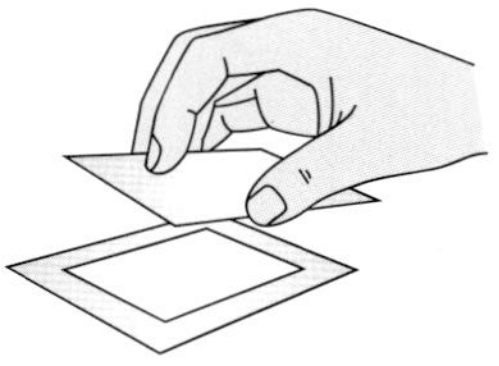

조작 (4)-②

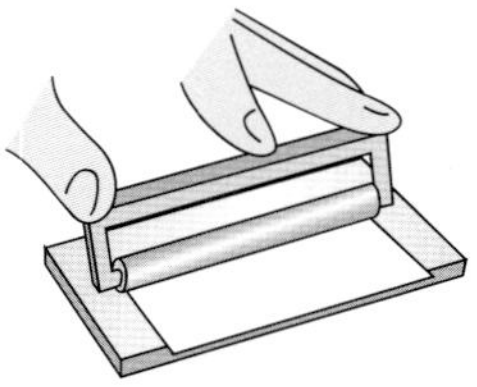

조작 (5)

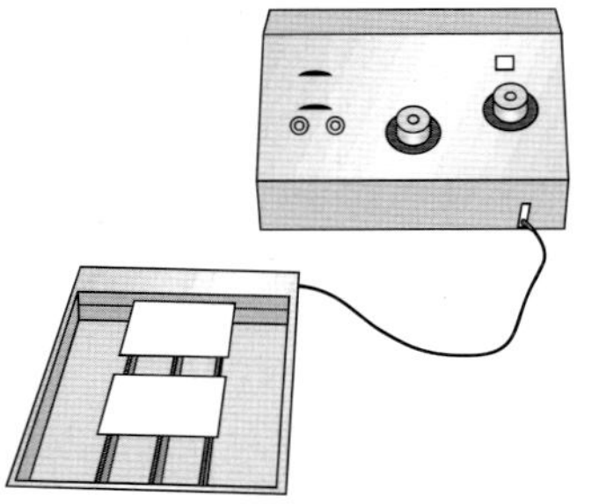

조작 (6)

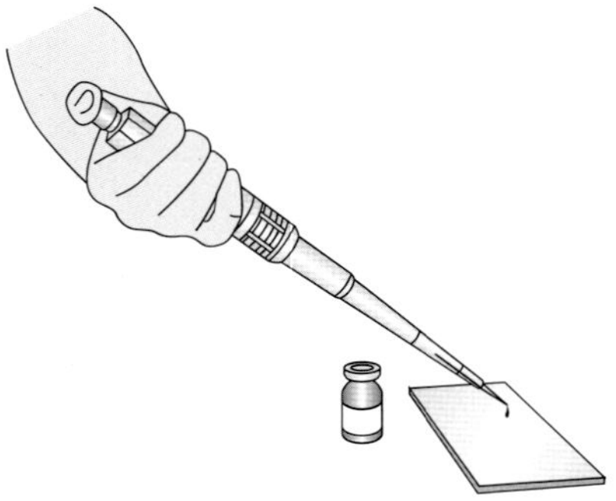

조작 (7)

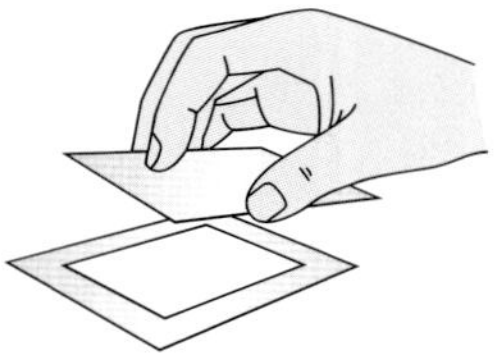

조작 (8)-①

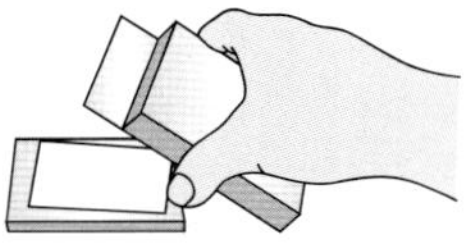

조작 (8)-②

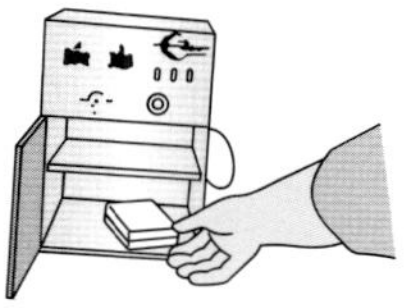

조작 (9)

3) 결과의 예

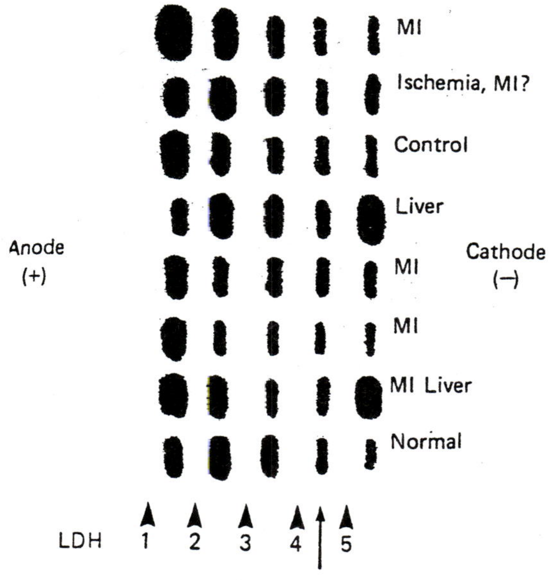

LDH 전기영동 분획도

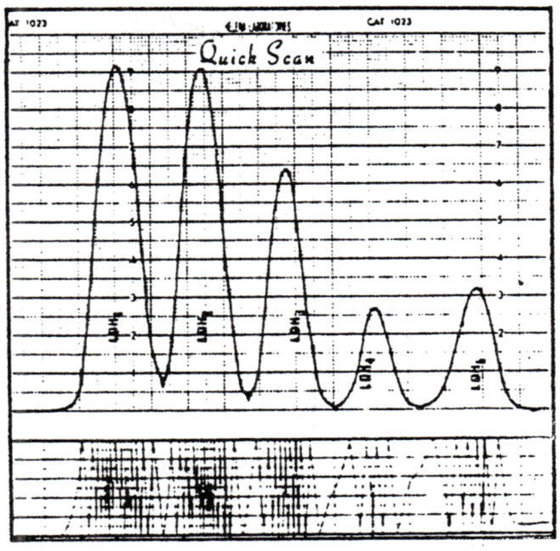

예 2

전기영동된 각종 pattern

4) 정상치(혈청 %)

	Korea	Elevitch
LDH_1	25~30	17~27
LDH_2	35~45	28~38
LDH_3	15~25	19~27
LDH_4	6~8	5~16
LDH_5	3~6	5~16

실험 보고서

Clinical Chemistry

제목 : 년 월 일 학번 : 성 명 :

1. 원리(요약)

2. 조작법(요약)

3. 결과

4. 토의사항

5. Agarose 전기영동법 (lipoprotein용)

1) 시약

(1) Veronal buffer(pH 8.6 이온강도 0.05)

Sod. barbital	10.3 g
Barbital	1.84 g
증류수	1 L

(2) Agarose

(3) oil red O용액

0.4 g oil red O를 칭량하여 80% methanol 500 mL을 가하고 끓여 녹이고 37℃ 부란기에 방치 여과하여 상층액을 사용한다.

(4) 고정액 : 75% ethanol에 5% 빙초산이 함유되도록 한다.

2) 조작법

(1) agarose plate제작

0.8 g의 agarose를 100 mL veronal buffer에 넣고 가열 용해하고 식기 전에 slide glass당 2 mL씩 분주하여 수평판에서 굳힌다. plate 중앙부에 1 mm×9 mm되게 2개의 홈을 간격을 두고 만든다.

(2) plate를 영동장치에 고정, 여과지로 전기적으로 연결하고 홈상 검체 10 uL씩 취하고, 200 volt에서 15분간 영동한다(이때 영동정도를 관찰하기 위하여 BPB를 지시약으로 한 검체 하나를 사용하면 좋다).

(3) 고정액에 담구어 30분 방치한다.

(4) 부란기(50~60℃) 또는 hot plate에서 건조한다.

(5) Oil red O 염색액에 담구어 16시간 염색하고 수세한 다음 건조한다.

3) 주의사항

상기 원법이나 약간의 수정을 가한바

① 영동시간을 단축하기 위하여 plate 제조용(오나)층액을 1 : 3(완충액 : 증류수)로 희석한다.

② 저농도의 alcohol용액에서 lipid의 일부가 용해된다는 설에 따라 보다 고농도인 80% methanol염색용매를 사용한다.

CHAPTER 7

무기질

Electrolyte

1. Na, K측정

1) 서론

전해질은 체내에서 ion으로 존재하며, 수분과 전해질이 균형을 유지하고, 삼투압과 pH유지에 가장 큰 역할을 하여 산·염기평형에도 중요한 생리적 작용을 한다. 따라서 혈장중의 Na^+, Cl^-농도는 생체조절에 의해 거의 일정하게 유지되어 이들 성분의 변화는 세포활동에 큰 영향을 준다. Na^+는 세포외액 중 주된 양이온 성분(약 92%)이고, K^+는 세포내액중 주된 양이온 성분(약 77%)으로서 Mg^{+2}과 함께 세포활동, 신경근의 흥분성 유발에 중요한 역할을 한다.

인체의 Na^+총량은 세포외액에 약 55%, 뼈에 43%, 나머지 2%가 세포내에 존재하며, 인체의 K^+총량은 체중의 0.2%를 점유하고, 세포내에 95%가 존재한다. 또한 근육 중에 함유량이 가장 높고, 적혈구내 농도가 가장 커서 혈장 중의 농도에 비해 약 30배정도 존재한다. 혈장농도는 신장의 수분, 염류의 배설에 의해 조절되고, 수분배설은 항이뇨호르몬(ADH)에 의해 삼투압조절이 이루어지며, 염류배설은 aldosterone에 의해 조절된다. 즉, aldosterone은 원위세뇨관의 세포막에 작용하여 Na^+의 흡수와 K^+의 배설을 촉진한다.

생리적 변동에서 성별 및 연령에 따른 변동은 거의 없으며, 용혈인 경우 Na^+, Cl^-은 용혈의 영향은 무시할 정도이지만, K^+은 현저한 증가를 보일 수 있다. 전혈로 사용할 때는 항응고제의 영향을 고려해야 하고, 장기 보관시에는 K^+이 혈장내로 유출되어 약간 높은 치를 나타낼 수 있다.

• 임상적 의의(Sodium)

고 sodium혈증의 원인	저 sodium혈증의 원인
세포외액량의 감소 (설사, 과도한 발한, 다뇨성 질환), 세포외액량의 증가 (과잉의 aldosterone증, Cushing증후군) 정상외액량 (신성 또는 신성외 질환에서 수분의 상실)	이뇨제 Addison병 저 aldosterone증 화상, 구토, 설사, 신부전증, 간경변, 심부전

• 임상적 의의(Potassium)

고 potassium혈증의 원인	저 potssium혈증의 원인
세포외액량 감소, 세포에서의 K^+이동 (acidosis, catabolism, insulin결핍증), 신장에서의 K^+배설장애(급성신부전증, 만성신부전, Addison병, aldosterone 결핍) K^+의 과잉투여	세포내로 K^+이동(alkalosis, barium중독, Insulin투여), 소화관에서 K^+상실(구토, 설사, 흡수불량 증후군), 신장으로의 K^+상실(이뇨제투여, Cushing증 후군, 악성고혈압)

전해질 균형에 대한 이상여부를 알고자 할 때 측정하는 것은 혈청중의 Na^+, K^+, Cl^-, HCO_3^- 등의 4가지를 주로 측정한다.

2) 측정법

(1) 이온선택전극법(ISE; Ion Selective Electrode)

양이온에 대한 선택성이 높아 이온의 전위를 측정하는 방법으로 Na^+은 Al_2O_3이나 B_2O_5 등을 첨가하여 만든 유리전극을 사용하고, K^+는 valinomycin, crown ether, mo nactin 등을 첨가한 액막전극을 사용한다.

• NOVA-5작동법

(1) POWER ON시킬 때

① NOVA-5기계의 전원을 킨다.

② 각 시약병을 장착한다.

③ Menu에서 2번을 누르고, 다시 7번을 누른다. 또 2번(A시약)을 2회 반복한다.

④ 이어서 3번(B시약)을 2회 반복하고, 1번을 누른다.
⑤ Calibration을 2회 실시한다.

• Na^+이 NC(No calibration)일 경우

Menu ⟶ 2 ⟶ 1 ⟶ (Na/pH condition 용액을 흡입) ⟶ Cal. 2번실시.

• K^+이 NC일 경우

Menu ⟶ 2 ⟶ 2 ⟶ (일반 혈청 흡입) ⟶ Cal. 2번실시.

⑥ 측정하고자 하는 검체를 준비하고 Analyzer를 누른다.

(2) POWER OFF시킬 때

① Waste를 제외한 스트롱을 분리한다.
② Menu ⟶ 2 ⟶ 7 ⟶ 1 ⟶ Analyzer를 누른다.
③ 각 스트롱을 증류수통에 넣고 Full prime을 2번 반복한다.
④ 스트롱을 증류수로부터 분리하고, 공기로 Full prime을 2번 반복한다.
⑤ 전기를 OFF시킨다.

2. Chloride측정

1) 서론

Chloride는 세포외액의 음이온의주성분으로 전체 총이온중 약 67~70%를 차지하고, 기능은 Na^+과 함께 삼투압의 유지, 산·염기평형유지 및 수화작용 등에 중요한 역할을 하며 생리적 변동이 비교적 적은 성분이다.

Cl^-이온은 Na^+과 함께 음식물중의 식염으로 섭취되고, 장애서 흡수되며, 대부분은 요중으로 배설된다. 혈장농도는 신장에서의 수분, 염류의 배설에 의해 조절되지만, 염류배설은 전해질대사 호르몬인 aldosterone에 의해 조절된다.

aldosterone의 과잉상태에서 Na^+, Cl^-의 배설이 억제되고 혈중농도는 증가한다.

대사성 산중독일 때 Chloride는 높고 HCO_3^-는 낮게 나타나며, 대사성 알칼리중독일 때는 반대로 chloride는 낮고, HCO_3^-는 높게 나타나면서 Cl^-와 HCO_3^-는 항상 역으로 변하고 삼투압 및 pH의 유지에 중요한 역할을 한다.

• 임상적 의의

증가하는 경우	감소하는 경우
대사성 산중독	대사성 알칼리중독
호흡성 알칼리중독	호흡성 산중독
수분상실(결핍)	수분과잉
설사	Na결핍
소화관 상실	구토
	이뇨제 고잉투여

측정법으로는 적정법인 Schales and Schales법 및 White Horn법과 chloridometery법, 이온선택 전극법 등이 있다.

2) 측정법

(1) Schales and Schales법

① 원리

검체를 희석하거나 제단백여액의 일정량에 지시약 diphenylcarbazone을 가하고 적정액 mercuric nitrate로 적정하여 자색이 형성될 때를 적정점으로 한다. 즉 검체중 chloride는 diphenylcarbazone 존재 하에서 Hg^{++}과 반응하여 비해리성인 $HgCl_2$가 형성되고, 과잉의 Hg^{++}이온이 지시약과 반응하여 엷은 보라색을 나타날 때 종말점으로 하고 소비된 $Hg(NO_3)_2$ mL 수를 산정한다.

② 시약

a. Diphenylcarbazone지시약
b. Mercuric nitrate시약
c. 표준액(NaCl 함유)

③ 기기 및 기구

a. Microburet 또는 Autoburet
b. Transfer Pipette
c. Erlenmeyer flask
d. Dropping bottle

④ 측정조작법

a. 혈청을 Folin Wu 제단백을 하여 여액 2 mL를 취하거나, 혈청 0.2 mL에 증류수 1.8 mL를 가하여 희석하여 준비하고, 표준용은 표준액 2 mL를 정확히 취한다.

b. 각각에 diphenylcarbzone 4방울씩 가한다.

c. 각각을 mercuric nitrate로 적정하여 각각의 소비량(mL)을 산출한다.

⑤ 계산

$$\frac{\text{검체의 소비 mL수}}{\text{표준액의 소비 mL수}} \times \text{해당농도} = \text{meq/L}$$

⑥ 정상 참고치

혈　　청 : 98~108 meq/L

뇌척수액 : 118~128 meq/L

⑦ 주의사항

a. 황달이 심한 혈청은 제단백을 하여 여액으로 적정한다.

b. 적정시 pH를 1.5~2.0으로 유지하는 것이 좋다.

c. Br, I, CN, SCN, SH group 등이 존재하면 양성오차를 일으킨다.

d. chloride가 매우 적을 때는 dichlorofluoresence indicator를 사용한다.

실험 보고서

Clinical Chemistry

제목 : 년 월 일 학번 : 성 명 :

1. 원리(요약)

2. 조작법(요약)

3. 결과

4. 토의사항

(2) White Horn법

원리

검체중 chloride는 ferric alum 존재 하에서 silver nitrate를 가하면 비해리성 AgCl로 침전되고, 과잉의 Ag이온은 thiocyanate로 제거하고, 과잉의 SCN은 ferric alum과 반응하여 적갈색을 형성하는데, 이때를 종말점으로 한다.

(3) Chloridometer법

원리

Ag(은) 전극에 일정한 전류를 흐르게 하면 Anode에서의 은선이 녹아 Ag^+가 유출된다. 유출된 Ag^+은 검체중 Cl^-와 반응하여 불용성인 염화은(AgCl)으로 침전된다. chloride가 모두 소비되면 유출된 Ag^+이 용액 중에 있는 지시전극에 전위가 급증되어 count가 정지된다. 이때 소요된 전해전류의 총량 즉, 전류의 시간적 분치를 종말점 감지 증폭장치를 통해 전기량을 측정한다. 시간을 표준액과 비교하여 Cl 농도를 계산한다.

3. Calcium

1) 서론

생체내 중 존재하는 양이온으로 대부분(99%)이 뼈조직에 존재하며, 1%는 세포외액과 세포내액에 존재한다. 혈장중의 칼슘농도는 9~11 mg/dL인데, 이중 비확산형(단백결합형 : 주로 albumin)은 43~47%이고, 확산형(유리형)은 48~52%, 기타 인산, 유기산과 결합한 비확산형이 5%정도로 분포되어 있다.

생리적 작용은 세포조직기능, 신경근조직, 내분비기능 등의 생물학적 활성을 가지고 있으며, 이온화 칼슘(Ca^{++})으로서 효소의 활성화, 혈액응고, 근수축, 신경 자극전도계와 hormone분비등에 관여한다.

특히 혈청내 항상성 조절에 관여하는 것은 이온화 칼슘은 주로 부갑상선 호르몬(PTH)에 의하여 지배를 받고, vitamin D, C세포에서 생성되는 calcitonin(CT)에 의해 조절된다. 반면 칼슘의 이온화는 체액의 pH에 좌우되어 alkali에서는 ion화가 감소, acid에서 ion화 경향이 크다.

장에서의 흡수는 vitamin D, 부갑상선 호르몬, 성장호르몬에 의해 촉진되고, 반대로 calcitonin, T_4, 부신피질호르몬은 흡수를 억제한다.

세뇨관에서의 재흡수는 부갑상선 호르몬, calcitonin, T_4에 의해 촉진되고, 반대로 성장호르몬, 부신피질 호르몬은 억제한다.

혈청 칼슘농도의 생리적 변동은 연령, 성별에 따른 변동은 거의 없고, 소아에서는 약간 높은 치를 나타낸다. 혈중 칼슘측정시에는 EDTA, Oxalate염, citrate염 등의 항응고제를 사용해서는 안되며, 채혈 후 혈장을 장시간 방치하면 부의 오차를 일으킨다.

• 임상적 의의

증가하는 경우	감소하는 경우
vitamin D 중독	영양실조
골수종, 종양, 악성임파종	췌장질환
부갑상선 기능항진증	vitamin결핍증
갑상선 기능항진증	골연화증, 만성신염
Addison질환	간경변, 구루병

측정법으로는 적정법인 Clark-collip법과 EDTA법, 비색법인 Chloranilic acid법과 OCPC법이 있으며, Flame photometer법과 원자흡광광도계 그리고 이온선택전극법이 있는데 최근에는 이온선택전극법이 많이 사용되고 있다.

2) 측정법

(1) OCPC(Ortho cresolphthalein complexone)법

① 원리

alkali 토금속의 지시약인 OCPC는 pH 6 이하에서 무색이나 pH 11 이상에서는 심홍색을 나타낸다. pH 9 이상에서 Ca−OCPC와 반응하여 chelate화합물을 생성하며 575 nm에서 흡수극대를 갖는 적자색을 나타내는 데, 이것을 비색측정 한다.

이때, magnesium에 의한 영향을 제거하기 위해 8-hydroxyquinoline(oxime)을 가하여 제거한다.

② 시약

a. 완충액(Monoethanolamine)
b. 발색시약(OCPC)
c. 표준액

③ 기기 및 기구

a. Spectrophotometer
b. Voltex mixer
c. Lambda pipette or Autopipettor

d. Test tube

④ **측정조작법**

a. 시험관 3개를 준비하고, B, S, U라고 표기한다.

b. B관에는 증류수 0.05 mL, U관에는 혈청 0.05 mL를, S관에는 표준액 0.05 mL를 각각 정확히 취한다.

c. 각 시험관에 발색시약 0.5 mL를 첨가하고, 완충액을 3.0 mL씩을 가하여 잘 혼합한다.

d. 실온에 10분 방치한 후 90분 이내에 파장 575 nm에서 흡수도를 측정한다.

⑤ **계산**

$$\frac{\text{검체의 흡수도}}{\text{표준액의 흡수도}} \times \text{해당농도} = \text{mg/dL}$$

⑥ **정상 참고치**

8.4~10.2 mg/dL(4.2~5.1 meq/L)

⑦ **주의사항**

a. 발색은 온도에 의한 영향이 크므로 20 ~ 30℃의 실온에서 조작하고 표준 검량선을 사용할 때는 표준 검량선은 검사시마다 작성한다.

b. EDTA, oxlate염은 부의 오차를 일으킨다.

c. 측정에 사용하는 초자기구는 5%염산으로 1시간 이상 담근 후에 정제수로 세척한 후 건조시켜 사용한다.

d. 완충액은 강알칼리이므로 피부손상에 주의해야 한다.

Clinical Chemistry

실험 보고서

제목 : 년 월 일 학번 : 성 명 :

1. 원리(요약)

2. 조작법(요약)

3. 결과

4. 토의사항

(2) Clark-collip법

원리

혈청칼슘에 amm. oxalate을 가하여 반응하면 불용성인 calcium oxalate가 생성된다. 이침전물에 황산을 가하면 용해되어 oxalic acid가 생성되는데, 이것을 70~80℃ 조건하에서 pot. permanganate로 적정하여 pink색이 1분간 지속될 때를 종말점으로 한다.

(3) Chloranilic acid법

원리

혈청 중 calcium은 포화된 sod. chloranilate용액을 첨가하면, calcium chloranilate로 침전된다. 이것을 EDTA로 처리하면 Ca-EDTA와 chloranilic acid를 형성하는데, 유리된 chloranilic acid가 자색을 나타낸다. 이것을 비색정량한다

4. Magnesium측정

1) 서론

생체내에서 Mg은 Ca, Na, K 다음으로 많은 양이온 물질로서 뼈에 약 53%, 근육에 46%, 적혈구에 0.5%, 혈청에는 0.3%가 분포되어 있다. 생리적 작용은 인산전달반응과 ATP가 관여하는 효소계에 필요한 이온으로서 해당계효소, 요소회로효소, 인산효소, CPK 등에서 활성제로 작용한다. 반면에 Ca의존성 전달물질의 방출을 길항하는 작용을 한다.

혈액중에는 이온화형 Mg이 약 62%, 비이온화형 Mg이 33%, 나머지 5%는 구연산염 및 인산염 형태로 존재한다. Mg의 생체내 조절작용은 주로 장관에서의 흡수와 신장에서의 배설에 작용하는 데, 흡수에 영향을 인자는 vitamin D, 부갑상선 hormone, 식이중의 지방 섭취량이 관여한다. 그리고 요중 배설을 증가시키는 경우는 세포외액량의 증가, 이뇨제, Na의 과잉섭취, 성장호르몬, 갑성선호르몬 등이 있다.

생리적 변동에서 연령과 성별은 여자가 남자보다 약간 낮으며, 나이가 들면서 약간 높아지는 경향이 있다. 일내변동이 약간 있는데 정오에는 최고치를, 밤에는 최저치를 나타낸다. 적혈구에는 혈청에 비해 약 3배정도 높아 용혈된 혈청은 측정시에 높은 결과를 유발할 수 있으며, aldosterone과 thyroxine은 배설촉진한다.

• 임상적 의의

고 Mg혈증인 경우	저 Mg혈증인 경우
급성 · 만성 신부전증	원발성 기능항진증
Addison병	만성 alcohol중독
갑상선기능항진증	당뇨병, 간경변
	다발성골수종
	급성 췌장염, porphyrin혈증

측정법으로는 인산염을 첨가하여 $Mg(NH_4)PO_4$로 침전된 무게를 측정하는 중량법, ethanol용액 중에 8-hydroxyquinoline과 반응하여 형광을 발하는 것을 측정하는 형광법, Titan yellow법, Xylidyl blue법 및 원자흡광 광도계법이 있다.

2) 측정법

(1) Xylidyl blue-I 법

① 원리

혈청중 Magnesium은 시약중의 xylidyl blue와 결합하여 Mg-xylidyl blue complex를 형성하여 적자색을 생성하는데 이것을 비색측정 한다.

② 시약

a. 발색시약 – xylidyl blue I : 4 mg/dL, EGTA : 2.85 mg/dL, triethanolamine 149 mg/dL
b. 표준액 – 황산 마그네슘 : 50.70 mg/dL, 염화 벤잘코늄 : 15 mg/dL

③ 기기 및 기구

a. Spectrophotometer
b. Serological Pipette
c. Lambda Pipette or Autopipettetor
d. Test tube

④ 측정 조작법

a. 시험관 3개를 준비하고, B, S, U라고 표기한다.
b. B관에는 증류수 0.02 mL, S관에는 표준액 0.02 mL, U관에는 혈청 0.02 mL를 각각 취한다.
c. 각 시험관에 발색시약을 3.0 mL씩을 가한 다음 혼합한 후 실온에서 10분간 방치한다.
d. 60분 이내에 맹검을 대조로 하여 파장 515 nm에서 각각 흡수도를 측정한다.

⑤ **계산**

$$\text{Magnesium(mg/dL)} = \frac{\text{검체의 흡수도}}{\text{표준액의 흡수도}} \times \text{해당농도 (5.0 mg/dL)}$$

⑥ **정상 참고치**

혈 청 : 0.7~1.2 mmol/L, 1.4~2.3 meq/L(1.7~2.8 mg/dL)

뇌척수액 : 2.4~3.0 meq/L

⑦ **주의사항**

a. 시약조제나 측정시에 필히 재증류수(이온제거수)를 사용해야 한다.

b. 초자기구는 6N 염산용액에 6시간 방치한 후 세척하고 탈철처리하여 멸균, 건조한 것을 사용한다.

c. 미량측정이므로 정확히 pipetting해야 한다.

d. 시약은 오염되지 않도록 사용 후 밀봉하여 보관한다.

e. 용혈이나 혈구의 혼입은 정의 오차를 유발한다.

f. 마그네슘 농도가 50 mg/dL를 넘는 경우에는 검체 0.01 ml에 발색시약 3.0 ml를 가하거나 검체 0.02 ml에 발색시약 6.0 ml를 가해 잘 혼합하고 10분간 실온에 방치한 후 측정치는 그 특정치에 1.99를 곱하여 준다.

⑧ **특징**

a. one stop method 이다.

b. 발색의 안정성이 있어 재현성이 양호하다.

c. 칼슘, 철, 구리, 단백질 등의 영향을 받지 않는다.

d. 원자흡광법과의 상관이 양호하다.

e. 자동분석기에의 응용이 가능하다.

f. 시약맹검으로 사용할 발색시약의 색깔이 강하므로 측정 기종에 따라서 투과율 100%의 scale이 벗어나는 경우도 있다.
이때는 발색시약을 2배로 희석한 것을 대조로 하고 검체와 표준액의 흡광도에 맹검의 흡광도를 감해준다.

⑨ **요중 마그네슘의 측정법**

a. 24시간 뇨에 진한 염산 1~2방울을 첨가해 잘 혼합하여 pH가 3~4가 되게 하므로써 마그네슘을 흡착하기 쉬운 침전물을 용해시킨다.

b. 요검체 일부를 시험관에 넣고 증류수로 5배 희석한 것을 시료로 사용한다.

c. 5배 희석한 뇨 0.02 ml을 T시험관에 넣고, S에 표준액 0.02 ml, 맹검에 증류수 0.02 ml를 취한 후 혈청 마그네슘 측정 조작법에 따른다.

24시간 요중 마그네슘치(g/day)

$$= \frac{\text{5배 희석뇨의 A}}{\text{표준액의 A}} \times \frac{5}{1000} \times \text{요량(L)} \times 5 \times \text{요량(L)} \times 0.25\text{g/day}$$

(2) Titan yellow 법

원리

혈청의 제단백여액을 알칼리하에서 titan yellow시약을 가하여 반응하면 붉은색(Red lake)을 형성하는데, 이것을 비색정량한다. 이 적색물질은 침전이 잘 되므로 안정화를 위해 polyvinyl alcohol를 첨가한다.

5. Inorganic phosphate(무기인)

1) 서론

혈청 인은 무기인과 유기인산인 ester형 인산, 인지질 등의 형태로 존재하며, 무기인의 작용은 세포내에서 고 energy인산염의 energy대사, 핵산대사, 산・염기 평형의 완충작용 등을 한다. 분포는 뼈나 치아에 80~90%가 불용성 Ca염으로 존재하고, 나머지는 연골조직, 세포외액에 단백질, 인지질, 핵산, 고에너지 인산화합물 등 유기인산 ester로서 당질과 결합하여 체내에 분포되고 있다.

무기인의 흡수영향은 vitamin D, 장내의 pH, 음식물에 존재하는 Ca, Mg의 량에 의해 조절되고, 세뇨관에서 재흡수의 영향은 PTH, calcitonin, 성장hormone, vitamin D, 갑상선 hormone, glucagon 등에 의한다.

존재형태는 주로 HPO_4^{-2}와 H_2PO^{4-}으로 존재하고, PO_4^{-3}은 극히 적은 량이다.

존재비율은 pH 7.4에서 [HPO_4^{-2}]대 [H_2PO^{4-}]는 4 : 1로 존재하고, 산성 쪽으로 기울면 [H_2PO^{4-}]이 증가하고, alkali쪽에 기울면 [HPO_4^{-2}]가 증가한다.

생리적 변동은 연령에 따라 다르며, 소아는 성인보다 농도가 높고, 소아에서는 여아가 남아보다 약간 높다. 또한 일내 변동은 야간에 높은 치를 보이고, 저녁에는 낮은 치를 보인다. 용혈시에는 혈구내 인지질, ester형 인, pyrophosphate, 무기인이 50%함유되어 인산 ester가 분해되고 무기인이 유출되어 높아지고, 혈청에서도 높아질 수 있다.

- **임상적 의의**

증가하는 경우	감소하는 경우
신부전, 부갑상선 기능저하증	부갑상선 기능항진증
vitamin D중독증	vitamin D결핍증
갑상선 기능항진증	Fanconi증후군
악성 종양 골전이	요세관 acidosis
말단거대증	

측정법으로는 색소침전법과 비색법이 있는데, 비색법은 molybdate와 무기인이 반응하여 생성된 amm. molybdophosphate를 환원시키는 환원제와 추출액에 따라 여러 방법이 있다. Fiske subbarow법은 환원제 aminonaphthol sulfonic acid를 사용, Goldenberg법은 Ferrous amm. sulfate를, Lowry Lopez법은 ascorbic acid를, Kuttner 법은 stannous chloride를 환원제로 하여 측정하고, 색소침천법은 saffranine, malachite green, methyl green법 및 효소법이 있는데, 최근에는 효소법을 많이 사용하고 있다.

2) 측정법

(1) Fiske subbarow법

① 원리

T.C.A 제단백여액에 amm. molybdate를 가하면 phosphomolybdate를 만들고, 여기에 aminonaphthol sulfonic acid를 가하면 phosphomolybdate는 환원되어 청색의 phosphomolybdous complex를 형성하는데, 이것을 비색측정한다.

② 시약

a. Trichloroacetic acid(5%)
b. Ammonium molybdate시약
c. Aminonaphthol sulfonic acid시약
d. 표준액

③ 기구

a. Spectrophotometer
b. Centrifuge
c. Serological Pipette
d. Test tube

④ 측정조작법

a. 원심관에 혈청 0.5 mL를 취하고, 5% TCA시약을 9.5 mL를 넣고 혼합한 후 실온에 5분간 방치한 후 원침한다.
b. 3개의 시험관을 준비하고, B, S, U라고 표기한다.
c. B관에는 5% TCA 5 mL, S관에는 표준액 5 mL, U관에는 제단백여액 5 mL을 각각 취한다.
d. 각 시험관에 amm. molybdate시약 1 mL씩 가하여 혼합한다.
e. 이어서 각 시험관에 aminonaphthol sulfonic acid시약 0.4 mL씩 가하고 혼합한다.
f. 각 시험관에 증류수 3.6 mL씩 가하고 혼합한 후 실온에서 10분간 방치한다.
g. 맹검을 대조로 하여 파장 660 nm에서 각각의 흡수도를 측정한다.

⑤ 계산

$$\text{무기인(mg/dL)} = \frac{\text{검체의 흡수도}}{\text{표준액의 흡수도}} \times \text{해당농도}$$

⑥ 정상 참고치

Adult : 3.0~4.5 mg/dL
Children : 4.5~6.5 mg/dL

⑦ 주의사항

a. 강산을 사용하므로 피복 및 피부화상에 주의해야 한다.
b. aminonaphthol sulfonic acid(ANSA)시약은 냉장상태에서 보관하므로 재결정체가 생겨서 발색과정에 혼탁을 유발하므로 주의해야 한다.
c. ANSA시약은 냉장상태에서 3주간 안정하다.
d. 용혈시에는 약간 증가경향이 있다.
e. 세제에는 인산염을 함유하고 있으므로 세척을 잘 해야 한다.

실험 보고서

Clinical Chemistry

제목 : 년 월 일 학번 : 성 명 :

1. 원리(요약)

2. 조작법(요약)

3. 결과

4. 토의사항

(2) 몰리브덴 색소법

원리

혈청중의 무기인은 시약중의 몰리브덴산과 결합하여 인몰리브덴을 생성하고, 색소인 말라카이트그린은 인몰리브덴산의 존재 하에서 녹색의 복합체를 생성하는 성질을 이용하여 파장 650 nm에서 비색 정량한다.

① 특징

1. 1step, 종반응법으로 간단하다.
2. 제단백 조작이 불필요한 직접법이다.
3. 정색의 안정성이 매우 양호하다.
4. 뇨중의 무기인량도 정량 측정 가능하다.

② 시약내용 60회용

1. 정색시약(Malachite green, Sod. molybdate) ··· 500 mL × 1 병
2. 표준액(2.5 mg/dL) ··· 5 mL × 1 병
3. 표준액 II(10.0 mg/dL) ··· 5 mL × 1 병

③ 용법 및 용량

1. 측정방법

	맹 검	표 준 I	표 준 II	검 체
시료(mL)	-	표준액 I 0.02	표준액 II 0.02	혈 청 0.02
정색시약(mL)	8.0	8.0	8.0	8.0
잘 혼합하여 실온에서 30분간 방치한 후 파장 650 nm에서 시약맹검을 대조로 하여 흡광도 측정				

2. 표준 검량선 작성법

그래프용지의 횡축에 표준액 I (2.5 mg/dL)과 표준액 II (10 mg/dL)의 농도와 종축에 흡광도와의 대응점을 잡아 두점을 지나는 직선을 연결하여 표준 검량선을 작성한다.

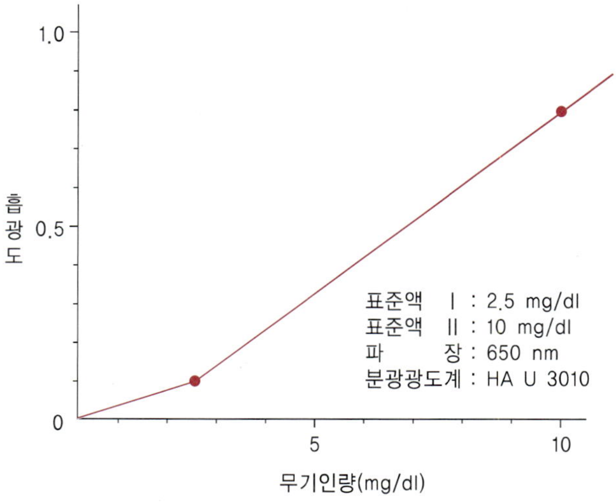

3. 계산법

미리 작성한 검량선으로부터 검체의 흡광도와 검량선과의 만나는 점에서 대응하는 무기인량을 구한다.

※ 요 중 무기인량 검사법

요를 증류수로 10배 희석하여 혈청 측정법과 동일하게 시험한 후 결과치에 희석배수인 10을 곱하여 요 중의 무기인량을 구한다.

① 사용상의 주의사항

1. 검사에 사용되는 모든 유리기구(시험관 · 피펫 등)는 5% 염산에서 1시간 이상 침적처리 후 증류수 또는 이온교환수로 잘 세척하여 말려서 사용한다.
2. 항응고제중 헤파린, 구연산, 불화나트륨, EDTA-2Na는 무기인치에 영향이 없다.
3. 정색시약의 색소는 피부와 의류에 묻으면 잘 지워지지 않으므로 주의한다.
4. 실온이 15℃ 이하인 경우는 25℃ 항온조를 이용한다.
5. 임상검사용 이외의 사용을 금한다.

② 정상참고치

성인 : 2.5~4.5 mg/dL

소아 : 4.0~6.0 mg/dL

• 임상적 의의

증가하는 경우	감소하는 경우
- 신부전 - 수술 후 특발성, 위성 부갑상선 기능 저하증 - Tumoral Calcinosis - 악성 종양 골전이 - 갑상선기능 항진증 - 비타민D 중독증 - 급성불용성 골 위축 - 말단 거대증	- 원발성 부갑상선 기능 항진증 - 이소성 부갑상선 호르몬 산생 종양 - 흡수부전 증후군 - 비타민D 의존증 - 비타민D 결핍증 - 요세관성 아시도시스 - Fanconi 증후군 - 가족성 저인혈증 - 특발성 고칼슘 노증 - 장관 흡수 촉진형 III 형

저장방법 및 유효기간

기밀용기, 냉장(2~10℃) 보관

사용기간 : 1년 6개월

Clinical Chemistry

실험 보고서

제목 : 년 월 일 학번 : 성 명 :

1. 원리(요약)

2. 조작법(요약)

3. 결과

4. 토의사항

(3) Malachite green법

원리

혈청 중 무기인은 산성하에서 malachite green molybdate와 반응하면 molybdenic acid와 malachite green이 생성되는데, malachite green이 녹색을 나타낸다. 이것을 비색측정한다.

(4) 효소법

원리

무기인에 inosine을 가하고 purine nucleoside phosphorylase를 작용시키면 hypoxanthine과 ribose-1-phosphate가 생성된다. 이중 hypoxanthine에 산소존재하에서 xanthine oxidase를 작용시키면 Uric acid와 과산화수소가 생성된다.

과산화수소에 peroxidase 존재하에서 4-aminoantipyrine 과 N-ethyl-N-(3-methyl-phenyl)-N-acetyl-ethylenediamine을 반응시키면 quinone형의 적색이 형성되는데, 이것을 비색측정 한다

6. 혈청 철(Fe) 및 TIBC

1) 서론

체내에서의 철은 hemoglobin, myoglobin, cytochrome, catalase, peroxidase 등으로 구성되며, 그 밖에의 철은 단백질과 결합하여 철의 저장, 운송역할을 하며 세포호흡에 관련된다. 철대사는 음식물중의 철은 위 및 소장에서 2가철로 환원되어 주로 십이지장에서 흡수되어 3가철로 산화된다. 3가철은 apoferritin과 결합하여 ferritin이 되고 다시 분리된 apoferritin은 β-globulin분획에 속하는 transferrin과 결합하여 혈장중으로 이동한다.

생체 내에 분포하는 철의 총량은 3~5 gm정도인데, 그중 활성철로써 hemoglobin(60~70%)에 결합하여 적혈구에 분포되고, myoglobin(3~5%), enzyme(0.2%), transferrin(0.1%), catalase, cytochrome 등이 있으며, 저장철로는 ferritin(13%)과 Hemosiderin(16%)으로 간, 비장, 근육, 골수 등에 저장된다. 특히 ferritin은 소장점막 세포내에 존재하는 apoferritin과 Fe^{+3}이 결합하여 세포내에 저장된다. 혈청 중에는 철과 결합하지 않는 transferrin은 불포화철결합능이라고 하고, 전체 transferrin량을 총철결합능이라 한다.

생리적 변동은 신생아의 혈청 철농도는 출생 직후는 높지만, 2년 정도 되면 성인치와 같아진다. 한편 TIBC는 남녀차이는 거의 없으나 UIBC는 여성이 남성보다 높은 농도를 나타낸다.

특히 측정상 방해물질은 EDTA와 Dextran이 있다.

- 임상적 의의

증가하는 원인	감소하는 원인
빈번한 수혈 이용저하, 저장철 방출이 심할 때 (용혈성 빈혈, 혈색소증, 악성빈혈, 재생불량성 빈혈, 적아구증, 급성백혈병)	철의 상실 이용증대, 저장철을 이용할수 없을 때(철결핍성 빈혈, 감염증, 악성종양, 신증후군, 간경변)

발색시약은 bathophenanthrolin sulfonic acid, α,α'-dipyridyl, bathophenanthroline, TPTZ, o-phenanthroline, ferrozine 등이 있으며, 환원제는 Ascorbic acid, thioglycolic acid, hydroxylamine, hydroquinone, hydrazine sulfate 등이 있다.

측정법은 Bathophenanthroline sulfonic acid를 이용한 Peter법, α, α'-dipyridyl를 이용한 Ramsay법, ICSH추천법 그리고 Nitroso R salt법(1-nitroso-2-naphthol-3,6-disulfonic acid법) 등이 있다.

2) 측정법

(1) Nitroso-PSAP법

① 원리

혈청중의 transferrin에 결합되어 있는 3가철을 산성하에서 유리시켜 이 3가철은 환원제에 의해 2가철로 환원된다. 2가철은 nitroso-PSAP와 chelate산화물을 형성하여 약산성~약 알칼리에서 황록색을 나타내는데, 이것을 비색정량 한다.

* Nitroso-PSAP = 2-nitroso-5(N-propyl-N-sulfopropylamino)phenol

② 시약

a. 환원제(ascorbic acid)
b. 환원제용해제
c. 정색시약(nitroso-PSAP)
d. 표준액

• **환원시약의 조제법**
환원제 1병을 환원제용해액 1병에 용해하여 환원시약으로 한다.

③ 기기 및 기구

a. Spectrophotometer
b. Voltex mixer
c. 산처리 시험관
d. Serological Pipette
e. AutoPipette

④ 측정조작법

a. 3개의 산처리 시험관을 준비하고, B, S, U라고 표기한다.
b. B관에는 증류수 0.1 mL, S관에는 표준액 0.1 mL, U관에는 혈청 0.1 mL를 각각 정확히 취한다.
c. 각 시험관에 환원시약과 완충혼합액 2.0 mL씩 가하고 혼합한 후 37℃에서 5분간 방치한다.
d. 각 시험관에 발색시약 0.5 mL씩 가하고 혼합한 후 실온에서 5분간 방치한 다음 120분 이내에 맹검을 대조로 하여 파장 590 nm에서 각각의 흡수도를 측정한다.

⑤ 계산

$$혈청\ 철(\mu g/dL) = \frac{검체의\ 흡수도}{표준액의\ 흡수도} \times 해당농도(표준액의\ 농도)$$

⑥ 정상 참고치

남자 : 80~200 μg/dL(평균 140 μg/dL)

여자 : 70~180 μg/dL(평균 120 μg/dL)

⑦ 주의사항

a. 용혈된 혈청을 사용하지 않는다.

b. 방해물질은 sod. heparin(30 mg/dL), sod. citrate(1 g/dL), sod. fluoride(500 mg/dL) 혈색소(100 mg/dL) 및 bilirubin(30 mg/dL) 이상은 측정치에 영향을 준다.

c. 채혈은 아침 공복시에 한다.

d. 최종액량이 적으므로 일반 비색계를 사용할 때는 주의해야 한다.

e. 모든 초자기구는 1N 염산에 2시간 이상 담근 후에 정제수로 세척하고 철의 오염이 없는 곳에서 건조시켜 사용하거나 탈철처리한 초자기구를 사용한다.

f. 생리적인 변동폭이 커서(아침에 높고 그 후 감소하기 시작하여 야간의 수면시간에 최저가 된다) 채혈시간에 따라 변화가 심하므로 항상 같은 시간대에 채혈한다.

g. EDTA, Dextran은 부의 오차를 유발한다.

Clinical Chemistry

실험 보고서

제목 : 년 월 일 학번 : 성 명 :

1. 원리(요약)

2. 조작법(요약)

3. 결과

4. 토의사항

(2) ICSH법

원리

철 정량 : 혈청을 염산으로 처리하여 transferrin-iron결합이 분해되고, TCA로 제단백한다. 여액 중의 철을 thioglycolic acid로 처리하면 2가철로 환원된다. 2가철에 발색시약 bathophenanthroline sulfonate염을 가하면 반응하여 적자색을 형성하는데, 이것을 비색측정한다.

TIBC측정 : 혈청에 과잉의 ferric chloride나 ferric amm. citrate를 가하여 포화시키고, 잉여철은 magnesium carbonate나 Amberite resin으로 흡수제거 시키고, 철 정량법과 동일하게 조작한다.

(3) Ramsay법

원리

혈청에 sod. sulfite을 가하여 3가철을 2가철로 환원시킨 후 발색시약 α, α'-dipyridyl를 가하고 끓이면 단백은 침전되고 pink색이 형성되는데, 이것을 원침한 다음 상층액을 비색정량한다.

3) 기타 금속화합물

(1) Transferrin

혈청 단백의 β-분획에 포함되고, β-분획의 50%를 점유하며, 분자량은 7~9만(89,000) 정도로써 2분자의 Fe^{++}와 이온결합된 당단백으로 18종의 유전형이 존재하는데 가장 기본적인 것은 C형이고, 이동도가 가장 빠른 것은 B group이고, 느린 것은 D group이다.

적아구나 reticulocyte는 transferrin에 결합된 철이 hemoglobin을 합성한다. 생물학적 작용은 철의 운반, 철에 대한 완충작용, 철의 누출방지작용, 항균작용, 항 virus작용, 세포증식 및 생체방어작용 등을 한다.

임상적 의의에서 증가인 경우는 저장철이 감소하는데 transferrin은 증가하며, 임신, 만성 철결핍성 빈혈, 급성 간염초기에 볼 수 있으며, 감소를 나타내는 경우는 각종 악성질환, 염증, 혈액질환, 간경변증, 영양실조, 단백누출성 장질환, 신질환 등이다. 정상치는 230~430 mg/dL이며, 측정법으로는 면역확산법이나 Radioimmunoassay(^{125}I표식)법, 면역 비탁법 등이 있다.

(2) Haptoglobin

혈청 단백의 α_2분획에 포함되고, 유전자에 의한 6개의 표현형이 있는데, 전기영동상에서 성상에 따라 Hp 1-1형(백혈병, alcohol성 간경변), Hp 2-1형(난소암, 급성심근경색), Hp 2-2형(본태성 고혈압 고 cholesterol혈증)으로 나누며, 각각의 분자량은 85,000, 20만, 40만정도이다.

감소원인은 이화항진, 생산저하, 간에서 albumin-응고인지등과 생산이 감소할 때이며, 질환은 선천성 무 혈색소혈증과 후천성은 용혈성 빈혈, 급성간염, 중증간장애 등에서 감소하고, 증가원인은 감염, 염증, 조직붕괴일 때이며, 질환은 염증성 질환(감염증, 교원병), 급성 심근경색, 악성종양, 정신분열증에서 증가한다.

특히 성인 남성은 남성 hormone의 영향으로 높아지고, 여성은 estrogn의 증가에 따라 감소하고 월경기에는 증가한다.

정상치는 30~200 mg/dL이며, 측정법에는 면역비탁법과 산란법이 있다.

(3) Hemopexin

혈청 단백의 β-분획에 포함되고, 분자량은 약 60,000정도인 당단백이며, 생물학적 작용은 heme과 결합하는 성질이 있어 hemopexin 1분자에 15~20분자의 heme이 결합한다.

증가인 경우는 염증에서 급성상 반응단백의 성질로 증가하고, 악성종양에서 종양세포에 의한 생산, 조직분괴 등으로 증가하며, 용혈성 질환에서도 다량의 혈색소의 일부가 hemopexin과 결합하지 않고 albumin-hemopexin과 결합하여 증가한다.

증가하는 질환은 악성종양(악성흑색종), 급성 및 만성의 각종 감염증, 외상일 때이다. 감소인 경우는 heme-hemopexin과 결합하여 혈중에서 빨리 제거되기 때문에 감소한다. 감소질환은 용혈성빈혈, 악성빈혈, 유전성 구상적혈구증, 중증 급성간염, 간경변, 활동성 만성간염, 신증후군 등이 있다.

정상치는 63~109 mg/dL이며, 측정법에는 SRID법과 TIA법이 있다.

(4) 기타

① Ceruloplasmin

혈장 α_2-globulin분획에 포함되는 동단백이며, 그 한분자에 8개의 동분자를 함유하고 0.34%의 동과 8%의 당을 함유하는 단백질이다.

간의 microsome에서 동이온과 apoceruloplasmin으로부터 합성된다.

생리적 변동에서 성인인 경우에는 연령의 차이가 거의 없으나 신생아는 4~5 mg/dL 정도가 낮으며, 일내변동은 오전 중에 높고 오후(저녁)에는 낮아진다.

여성 hormone인 estrogen은 apoceruloplasmin합성을 증가시키므로 ceruloplasmin이 증가하고 운동이나 stress는 일시적으로 증가시킨다. 검체는 냉동보존하면 비교적 안정하나 장시간 보존하면 냉동 하에서 동이 유리되어 oxidase작용이 감소한다.

임상적 의의에서 증가하는 경우는 세담관성 간염, 답즙성 간염, 폐쇄성황달, 악성종양, 급성심근경색증, 감염증 등이며, 감소하는 경우는 Wilson병(간내 metal-thionein과 동이 결합하고 apoceruloplasmin이 결합하지 않아 ceruloplasmin이 감소), Menkes증후군(소장점막세포의 이상 때문에 혈중으로 이행장애를 받는 경우), 문맥성 간경변, 단백누출성 위장증, 신증후군, 육식을 기피하여 단백질 섭취가 적은 경우 등이 있으며, 정상치는 20~55 mg/dL이다.

측정법에는 비색법인 Ravin변법, Ferrocene산화법과 면역학적 측정법(SRID)등이 있다.

② **Ferritin**

ferritin의 분자량은 약 45만이며, 내부에는 2,500개의 철을 수용하며, 간, 비장, 심장에 많이 분포되고 장기조직, 체액 중에 존재하는 저장철 단백으로서 철의 함유량은 약 23%(hemosiderin은 34%)이며, 내열성(80℃)이 있다.

저장철량이 적은 경우는 주로 ferritin으로 저장되고, 철량이 많으면 상대적으로 hemosiderin으로 저장된다. 혈청에서 ferritin의 소실은 매우 빠르며 세포파괴로 유출된 것이 대부분이고 세포에서 분비된 것도 있다. 검체보존은 혈청분리 후 -20℃이하에서 안정하다.

증가요인은 약물, 수술, 방사선, 염증, 악성종양 등에 의한 세포파괴, ferritin방출, 철결핍이외 빈혈, hemosiderosis, hemochromatosis에 의한 저장철증가, 감염에 의한 혈청 ferritin제거능 감소 등이 있으며, 감소요인은 성장, 임신, 조혈항진, 철흡수 감소에 의한 저장철 감소 및 결핍, ascorbic acid결핍에 의한 hemosiderin증가 등이 있다. 임상적으로 증가하는 질환은 급성백혈병, 만성골수성 백혈병의 급성 전환, 악성림프종, 다발성골수종, 세포막육종, 원발성 간암, 췌장암, 폐암, 유암, 간염, 심근경색 등일 때이고, 감소하는 질환은 철결핍성 빈혈, 잠재성 철결핍일 때이다.

특히 악성종양이나 간장애, 심근경색, 감염증 등에서는 저장철량과는 무관하게 증가한다. 정상치는 남자 32~126 ng/mL, 여자 13~58 ng/mL이다.

측정법은 RIA법, EIA법 등이 있다.

Ecolyte ISE Autoamalyzer

User guidance

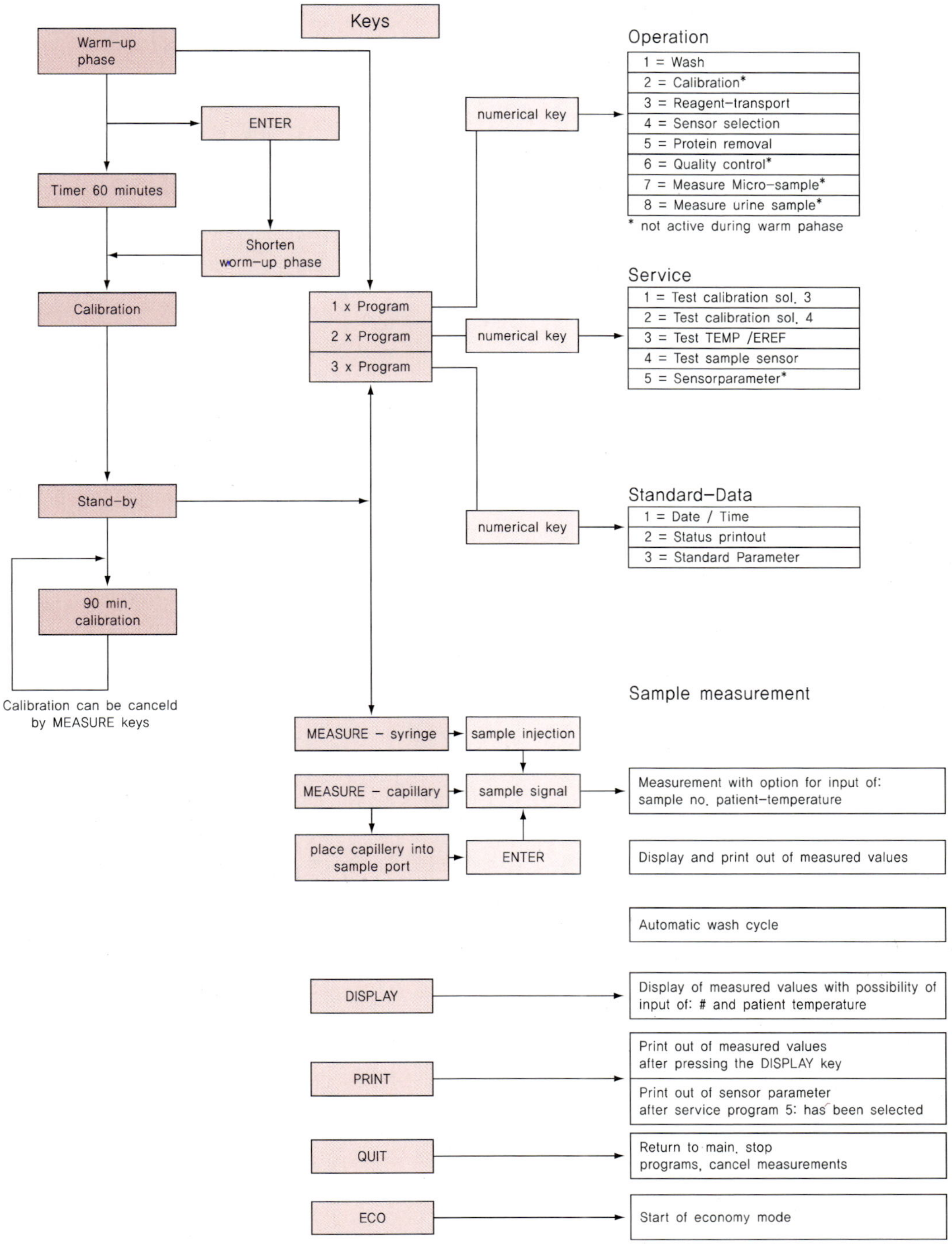

User guidance Rev. 1.6 05/98

ESCHWEILER ECOYTE COMPACTISE

User guidance

Description of the menus and functions

STAND-BY

```
STAND-BY
--------------------------------------------------

K  - ACTIVE
NA - ACTIVE
CA - ACTIVE
PH - ACTIVE
CL - ACTIVE
--------------------------------------------------
15:12        CALIBRATION        60 MIN
```

OPERATION

Press PROGRAM key one time.

```
OPERATION
--------------------------------------------------
ENTER PROGRAM NUMBER

1 - WASH
2 - CALIBRATION
3 - REAGENT TRANSPORT
4 - SENSOR SELECTION
5 - PROTEIN RMOVAL
6 - QUALITY CONTROL
7 - MEASUE MICRO SAMPLE
8 - MEASURE URINE SAMPLE
--------------------------------------------------
11:37        CALIBRATION        12 MIN
```

SERVICE

Press PROGRAM key two times.

```
SERVICE
--------------------------------------------------
ENTER PROGRAM NUMBER

1 - TEST CALIBRATION SOL. 3
2 - TEST CALIBRATION SOL. 4
3 - TEST TEMP/ EREF
4 - TEST SAMPLE SENSOR
5 - SENSORPARAMETER
--------------------------------------------------
11:37        CALIBRATION        15 MIN
```

STANDARD-DATA

Press PROGRAM key three times.

```
STANDARD-DATA
--------------------------------------------------
ENTER PROGRAM NUMBER

1 - DATE/ TIME
2 - STATUS PRINT OUT
--------------------------------------------------
16:02        CALIBRATION        33 MIN
```

OPERATION

Wash(key 1)

Manual start of rinsing cycle of the measuring cell :

- ☞ 1 × PROGRAM key.
- ☞ Press key 1.

```
OPERATION
-----------------------------------------------
WASH




PLEASE WAIT A MOMENT
-----------------------------------------------
10:40          CALIBRATION          10  MIN
```

The analyserperforms a wash cycle with WASH2 solution.

A manual start of the rinsing cycle can become necessary if sample leftovers remain in the measuring cell after the automatic rinsing after the measurement.

Calibration(key 2)

Manual start of a 2-point calibration :

- ☞ 1 × PROGRAM.
- ☞ Press key 2.

All active sensors are calibrated in the following sequence :

1. pH-and ISE sensors with CAL 3
2. pH-and ISE sensors with CAL 2

The average length of time needed for calibration is approx. 2~3 minutes.

During a calibration the voltage-values of the sensor which are generated by the calibration media are stored in the internal computer.

The values of the calibration media, which are also stored in the internal computer, are assigned to the measured electrode signals.

Thus, when an unknown sample is measured, conclusions can be drawn on the basis of the sensor signals about the partial pressure values and ion concentration present in the sample.

Calibration solutions

To determine the relationship between sensor signal and pH-or electrolyte values, the ECOLYTE uses two different calibration solutions.

Each of these calibration solutions has different pH-and electrolyte values.

Calibration solution CAL 3 servers for determining the lower sensor signal(zero point or lower calibration point).

Operation

Calibration solution CAL 4 serves for determining the upper sensor signal(upper calibration point).

In The ECOLYTE the following concentration are used :

	Calibration solution 3	Calibration solution 4
pH	6.91	7.38
Na	110.00 mmol/I	150.00 mmol/I
K	1.80 mmol/I	5.50 mmol/I
Ca	0.50 mmol/I	1.50 mmol/I
Li	0.40 mmol/I	2.00 mmol/I
Cl	90.00 mmol/I	130.00 mmol/I

Note :

The concentrations given are stored in the internal computer of the equipment. Therefore solutions with other values cannot be used.

Calibration cycle

The equipment carries out calibrations automatically in a pre-programmed cycle of 90 minutes.

In the Economy mode calibrations are carried out in a cycle of 240 minutes.

Duration of calibration

The duration of a calibration depends mainly on the condition of the sensors and their membranes.

The average length of time needed for a calibration is approx. 3 minutes.

Calibration interrupt

A current calibration can be interrupted by pressing any of the two MEASURE keys.

Calibrations activated manuallly can not be interrupted.

After pressing the MEASURE key the calibration stops and the instrument begins a sample measurement procedure.

Calibration error

If an error occurs during a calibration, status messages are shown in the lower line of the display and in the menu.

Error messages which can appear after calibration are :

- SLOPE
- RANGE

The messages appear with designation of the corresponding electrode.

For further in formation on calibration error, their avoidance and correction, see the chapter Error messages.

실험 보고서

Clinical Chemistry

제목 : 년 월 일 학번 : 성 명 :

1. 원리(요약)

2. 조작법(요약)

3. 결과

4. 토의사항

CHAPTER 8

간기능검사

Liver Function Test

간장은 단백질, 탄수화물, 지질대사의 동화작용과 이화작용과 아미노산, 지방산대사에 있어서 중요한 역할을 하며, 탄수화물의 주된 저장소이고, 일시적으로는 소량의 단백질과 지질을 저장한다.

간장의 기능은 합성기능, 분비기능 해독작용, 탐식작용, 운반기능, 배설기능, 저장기능, 분해기능, 순환기능 등이 있으며, 간장의 합성기능은 일부 혈액응고인자와 면역글로불린을 제외한 혈장단백질(albumin, apoprotein), 급성반응물질(α_1-antitrpysin, complement C_3, ceruloplasmin, haptoglobin, prealbumin), 담즙, 중성지방, 콜레스테롤, 인지질, 지단백, 지방산, fibrinogen, prothrombin 등이 있다.

1. Bilirubin

1) 서론

(1) Bilirubin대사과정

적혈구의 과다 파괴로 생성된 혈색소는 간장의 Kupffer세포나 세망내피계에서 파괴되어 globulin과 heme으로 분리되고, heme은 간장, 비장, 골수의 RES에서 분해된다. 이 같이 분해되면 철이 빠지고 biliverdin이 생성되어 환원되면 bilirubin이 생성된다. 혈중에 방출된 bilirubin은 albumin과 결합하고 혈청 중에 아주 적은 량의 유리bilirubin이 존재하고, albumin과 결합한 bilirubin은 혈류를 통하여 간장으로 운반되어 간세포 내에서 UDP-glucuronyl transferase의 작용으로 수용성 bilirubin인 diglucuronide bilirubin으로 변환시키고 담즙으로 배설된다.

담즙으로부터 장내로 배설된 bilirubin은 장내 bacteria에 의해 무색인 수용성 urobilinogen으로 전환되고 대부분의 urobilinogen은 분변으로 배설되며 일부는 문맥을 통해 간으로 되돌아가고 소량의 urobilinogen은 혈류로 유입되어 그중 일부는 bilirubin으로 산화되며, 간을 거치지 않은 urobilinogen은 신장으로 배설된다.

urobilinogen이 산화되면 urobilin이 생성되고, 요를 장시간 방치하면 황갈색으로 변한다. 특히, bilirubin의 약 80%는 노화된 적혈구로부터 유도되고, 나머지는 골수에서 미성숙적혈구의 파괴, 다른 heme이 함유된 단백질로부터 유도된다. 적혈구의 파괴로 5~6 g의 hemoglobin이 분해되고, 이로부터 220 mg의 bilirubin이 생성된다. bilirubin은 2가지 유형이 있는데, 유리형(간접형)과 결합형(직접형)으로 나누는데, 유리형은 사구체를 통과하지 못하며 Diazo반응이 직접 일어나지 않지만, 결합형은 사구체를 통과하고 Diazo반응이 직접 일어나며 효소작용으로 생성된다.

(2) 황달의 종류

황달이란 혈액내 담즙색소가 너무 많으면 그 색소가 조직 내로 침투하여 노란색을 띄는 것을 말하며, 혈청 bilirubin을 정량하여 황달을 구별하는 방법은 직접 bilirubin/총 bilirubin의 비율이 30%이면 용혈성황달이고, 60% 이상이면 폐쇄성황달, 30~60%이면 간세포성황달로 보아도 된다.

또한, 간접 bilirubin은 사구체를 통과하지 못하고, 신생아의 신경계를 저해하며, Diazo반응은 직접 반응이 일어나지 않고 유기용매가 있어야 반응이 일어난다. 직접 bilirubin은 사구체를 잘 통과하고, Diazo반응은 수용액 하에서 반응이 일어난다.

한편 담즙은 담즙산염, cholesterol 및 담즙색소로 구성되어 있고, 담황즙인 담관담즙은 A담즙, 암갈색이고 점조성이 큰 담낭담즙은 B담즙, 엷은 황금색인 간담즙은 C담즙으로 분류한다.

임상적으로 간접 bilirubin이 직접 bilirubin보다 높은 황달은 용혈성황달, 신생아황달, 약물, hormone 등에 의한 황달, Shunt 고 bilirubin혈증 및 Crigler Naijar증후군에서 나타나고, 직접 bilirubin이 간접 bilirubin보다 높은 황달은 간염(급 · 만성간염, Virus간염, 약제성, 지속성간염), 간경변, Weil씨병, 간담증울체증, 간내담증울체증(만성, 약제기인성, 유아성) 및 간내담관 폐쇄 등에서 나타난다.

① 용혈성황달(Hemolytic jaundice)

간세포 기능은 정상이면서 적혈구 과다파괴로 인해 간접 bilirubin이 증가하는 경우이며, 관련된 질환은 용혈성 빈혈, 악성빈혈 및 Shunt 고 bilirubin혈증 등이 있다. 특히, urobilinogen은 혈액과 요에 존재하나 bilirubin은 혈액 중에 존재하지만 요에는 존재하지 않는다.

② 간성황달(Hepatic jaundice)

virus, 세균, 약제독성(chlorpromazine) 등에 의해 간세포가 손상을 받아 간기능장애로 bilirubin 및 urobilinogen를 처리하는 능력이 떨어져 생기는 황달로써 관련된 질환은 Virus성 간염, 세균성 간염, 중독성 간염 및 간내담즙울체 등이 있다. 특히, 혈액이나 요 중에 bilirubin과 urobilinogen이 동시에 증가한다.

③ 폐쇄성황달(Obstructive jaundice)

담석, 기생충, 경련협착 및 조직의 이상발육 등에 의해 담도계가 폐쇄되어 생기는 황달로써 직접 bilirubin이 주로 증가하고, 관련된 질환은 담석증, 담관염, 악성종양 등이 있다. 특히, 완전 폐쇄되면 요중에서 bilirubin은 검출되나 urobilinogen은 존재하지 않아 요가 회백색으로 보이는 경우도 있다.

④ 잠재성황달

육안적으로 황달이 인식되지 않지만 혈청 bilirubin이 상승하는 경우를 말한다.

(3) 임상적 의의

① 간접빌리루빈이 직접빌리루빈보다 높은 황달일 때는 용혈성황달, Crigler-Naijar증후군, Gilbert증후군, 신생아황달, 약물, 호르몬에 의한 황달 등이고

② 직접빌리루빈이 간접빌리루빈보다 높은 황달일 때는 간세포성장애(간경변, 급성, 지속성, 만성 virus성 간염, Weil씨병, 약제성)와 간담즙울체증 등이다.

(4) Bilirubin 측정법

혈청이 띄고 있는 노랑색의 색도를 비교하는 Icterus index법, Diazo반응을 이용한 Malloy-Evelyn법 그리고 Caffein촉매를 이용한 Jendrassik-grof법 등이 있다.

2) 측정법

(1) Jendrassik-grof법

① 원리

총빌리루빈측정은 혈청에 총빌리루빈 정색시약(Caffein촉매)를 가하면 단백결합 빌리루빈이 유리되어 Diazo시약과 반응하여 azobilirubin(적자색)을 형성한다. 이 azobilirubin에 alkali를 가하면 안정된 청색의 알칼리성 azobilirubin이 되는데, 이것을 비색측정한다.

직접빌리루빈측정은 혈청에 직접빌리루빈 정색시약과 Diazo시약을 가하여 반응하면 적자색을 형성한다. 이 적자색에 강알칼리를 가하면 안정된 청색의 알칼리성 azobilirubin이 되는데, 이것을 비색측정 한다.

② 시약

a. 총빌리루빈 정색시약(Caffein, Sod. Benzoate, Sod. acetate)
b. 직접빌리루빈 정색시약(p-benzendiazonium sulfon산염)
c. Diazo A시약(Sulfanilic acid, HCl)
d. Diazo B시약(sod. nitrite)
e. 페링시약(NaOH, Rochelle salt)
f. 표준액

- **Diazo혼합시약의 조제법**

  Diazo A시약 10 mL에 Diazo B시약 0.3 mL의 비율로 정확히 혼합한다. 조제한 시약은 냉장온도에서 5일간 안정하며, 실온에서는 당일 중에 사용해야 한다.

③ 기기 및 기구

a. Spectrophotometer
b. Voltex mixer
c. Lambda Pipette
d. AutoPipette
e. Test tube

④ 측정조작법

a. 4개의 시험관을 준비하고, B, S, UT, UD라고 표기한다.
b. B관에는 증류수 0.1 mL, S관에는 표준액 0.1 mL, UT과 UD관에는 혈청 0.1 mL씩을 각각 취한다.
c. B관, S관, UT관에는 총빌리루빈 정색시약 1.0 mL을 가하고, UD관에는 직접빌리루빈 정색시약 1.0 mL을 가한 후 혼합한다.
d. 각 시험관에 조제한 Diazo혼합시약을 1.0 mL씩 각각 가하고 혼합한 후 실온에서 10분간 방치한다.
e. 페링시약(알칼리시약)을 1.0 mL씩 가하고 혼합한 후 실온에서 10분간 방치한 후 2시간이내에 맹검을 대조로 하여 파장 600 nm에서 흡수도를 측정한다.

⑤ 계산

a. 총빌리루빈(mg/dL) $= \dfrac{\text{검체(Ut)의 흡수도}}{\text{표준액(S)의 흡수도}} \times \text{해당농도}$

b. 직접빌리루빈(mg/dL) $= \dfrac{\text{검체(Ud)의 흡광도}}{\text{표준액(S)의 흡광도}} \times \text{해당농도}$

c. 표준검량선을 사용한다면

1. 표준액을 다음과 같이 희석한다.

	표준액	증류수(mL)	해당농도(mg/dL)
1	0.5	1.5	표시치 × 1/4
2	0.5	0.5	표시치 × 2/4
3	1.5	0.5	표시치 × 3/4
4	0.5	0.0	표시치

2. 시험관을 준비하고 각 희석된 표준액을 0.1 mL씩 정확히 취한다.
3. 각 시험관에 총빌리루빈 정색시약을 1.0 mL씩 각각 가하고 혼합한다.
4. 조제한 Diazo혼합시약을 1.0 mL씩 각각 가하고 혼합하여 실온에서 10분간 방치한다.
5. 페링시약을 1.0 mL씩 각각 가하고 혼합한 후 실온에서 10분간 방치한다.
6. 증류수를 대조로 하여 파장 600 nm에서 흡수도를 측정하고, 방안지에 표준곡선을 작성하여 검체의 결과를 산출한다.

⑥ 정상치

a. 총빌리루빈 : 0.1~1.0 mg/dL
b. 직접빌리루빈 : 0.0~0.5 mg/dL
c. 신생아 : 2~10 mg/dL

⑦ 주의사항

a. 검체는 당일 채혈한 신선한 혈청을 사용해야 한다.
b. 가능한 혈액(혈청)을 햇빛에 노출되지 않도록 한다.
c. Diazo혼합시약을 가한 후 즉시 혼합한다.
d. 페링시약은 강한 알칼리이므로 주의해야 한다.

(2) Malloy-Evelyn법

원리

Bilirubin은 Diazo화 된 sulfanilic acid와 결합하여 적자색의 azobilirubin을 형성하는데, 이색의 강도는 혈청중의 bilirubinshd도에 비례한다.

direct bilirubin은 수용액에서 Diazo시약과 반응하여 1분만에 생성된 적자색을 비색측정하고, 총bilirubin은 직접bilirubin을 측정한 azobilirubin에 methanol을 가하고, 혼합하여 30분방치 후 비색측정한다.

• Van den bergh반응(Diazo반응)

bilirubin이 Diazo시약과 반응하여 적자색을 일으키는 것을 의미한다.

(3) Icterus Index(황달지수)

원리

황달이 있는 사람의 혈청중의 황달정도를 나타내는 것으로 황달기 있는 혈청을 일정비율로 희석하여 표준액(0.01% $K_2Cr_2O_7$용액)를 대조로 하여 황색도를 관찰하는 방법이다.

2. 면상 및 혼탁시험

(1) 서론

혈청중에 포함된 단백질은 교질보호작용이 있는데, albumin이 가장 강하며, 단백질 성분중 안정인자는 albumin, α-globulin이고, 침전인자(불안정인자)는 β-globulin과 γ-globulin이다. 혈청의 교질반응은 혈청에 알칼리, 금속염 또는 페놀 등을 첨가하면 교질작용에 의해 백탁~침전을 일으키는 것을 의미하고, 이반응에 영향을 미치는 것은 albumin이 감소하고, globulin이 증가하거나 분획의 상대비가 변할 때이다. 혈청교질작용이 심할 경우는 고도의 간실질장애, 감염증 및 염증에서 나타난다.

임상적 의의에서 ZTT는 만성간염, 교원병, 다발성골수종 등 virus성 간염에서 상승하고, 간경변에서는 현저한 상승을 나타내지만 급성 간염에서는 증가하지 않고 정상을 나타내나, 폐쇄성 황달에서는 오히려 낮은 값을 나타낸다. TTT는 급성 간염, 간경변등에서 증가하고, 만성 감염증, 교원병, 류마티스관절염, 전신성 홍반성낭창, 다발성골수종, 네프로제증후군 및 virus성 간염 등에서 증가하나 폐쇄성 황달에서는 정상치를 나타낸다. CCF는 albumin과 α-globulin이 감소하고, γ-globulin이 증가할 때 상승하는데, Virus성 간염, 간경변, 괴사에서 증가하고, 급성 간염, 결핵성류마티스에서는 정상을 나타내고, 폐쇄성 황달에서는 감소한다.

측정법으로는 ZTT(Zinc sulfate turbidity test), TTT(Thymol turbidity test), CCF(Cephalin cholesterol flocculation test), Cobalt반응, Cadmium반응, Lugol반응 등이 있다.

2) 측정법

(1) CCF측정법(Hanger법)

① 원리

혈청중 albumin이나 α_1-globulin이 감소하고, 증가된 γ-globulin이 C.C.F항원과 반응하여 침전반응이 일어날 것을 정성분석한다.

② 시약

a. Saline

b. Ethyl ether

c. CCF antigen

③ 측정조작법

a. 시험관 4개를 준비하고 B, U, Cp, Cn라고 표시한다.

b. 각 시험관에 생리식염수를 B관에는 4.2 mL, U, Cp, Cn에는 4.0 mL씩 가한다.

c. U관에는 혈청 0.2 mL, C관에는 양성혈청 0.2 mL, C관에는 음성혈청 0.2 mL씩 각각 가한다.

d. 위 4개의 시험관에 CCF antigen 1 mL씩 각각 가하고 혼합한 후 실온에 방치한 다음 24시간 또는 48시간에 판정한다.

④ 판정

a. 음성 : 면상반응 또는 침전이 없다

b. +1 : 적은 면상반응이나 침전

c. +2 : 면상반응이나 침전이 형성

d. +3 : 상층 용액에 탁도를 갖는 완전한 침전

e. +4 : 상층이 맑고 완전한 침전

⑤ 참고치

음성~+1

⑥ 측정상 주의사항

a. 광선에 영향(일광, 형광, tungsten 등)을 받는다.

b. 실온(22~28℃)이 적당하나 기온저하(10℃ 이하)에서는 양성율, 기온상승(32℃ 이상)에서는 음성율이 된다.

c. 중금속이나 산등에서는 양성을 일으킨다.

d. 신선한 혈청을 사용할 수 있으나 비동화 혈청은 사용할 수 없다.

e. emulsion은 균질화 되어야 한다.

(2) ZTT측정(Kunkel법)

① 원리

혈청 중 증가된 γ-globulin이 zinc sulfate barbital buffer(pH 7.55 ± 0.05)와 반응하여 백탁을 일으킨 것을 비탁측정 한다.

② 시약

a. Zinc sulfate barbital buffer(pH 7.55 ± 0.05)
b. 0.0962N Barium chloride용액
c. 0.2N sulfuric acid
d. $BaSO_4$ suspension조제

③ 기기 및 기구

a. Spectrophotometer
b. Voltex mixer
c. Volumetric flask
d. Serological Pipette
e. Test tube

④ 측정조작법

a. 2개의 시험관을 준비하고, B. U를 표기한다.
b. B관에는 증류수 0.1 mL, U관에는 혈청 0.1 mL를 각각 취한다.
c. 각 시험관에 zinc sulfate buffer 6.0 mL씩을 가한 다음 혼합하고 실온에서 30분간 방치한다.
d. 맹검을 대조로 하여 파장 660 nm에서 흡수도를 측정하고, 표준선에서 결과를 산출한다.

⑤ 표준선의 작성법

a. 아래와 같은 표준액을 희석한다.

시험관	BaSO현탁액(mL)	0.2N $BaSO_4$(mL)	해당농도(Unit)
1	1.35	4.65	5
2	2.70	3.30	10
3	4.05	1.95	15
4	5.40	0.60	20

b. 혼합한 후 즉시 증류수를 대조로 하여 파장 660 nm에서 흡수도를 측정하여 graph용지에 표준선을 작성한다.

⑥ **측정상 주의사항**

a. $BaSO_4$ suspension을 조제하는데 $BaCl_2$용액과 황산을 혼합할 때 실온 10℃를 유지해야 한다.

b. $BaSO_4$ 현탁액을 취할 때나 황산을 가하고 혼합한 후 방치했을 때 cuvette에 옮기기 전에 필히 혼합한다.

c. 침전이 형성되기 전에 측정해야 한다.

실험 보고서

Clinical Chemistry

제목 : 년 월 일 학번 : 성 명 :

1. 원리(요약)

2. 조작법(요약)

3. 결과

4. 토의사항

(3) TTT측정법(Maclagen법)

① **원리**

혈청중 증가된 β-globulin이나 γ-globulin이 thymol buffer(pH 7.55 ± 0.05)와 반응하여 생성된 백색혼탁을 측정한다.

② **시약**

a. Thymol buffer(pH 7.55 ± 0.05)
b. 표준액은 ZTT와 동일

③ **조작법**

ZTT와 동일하게 실시한다(단, buffer를 thymol buffer를 사용).

3. 간배설 기능검사

1) 목적

간세포의 색소처리능력을 검사한다.

2) 원리

혈청중의 albumin은 색소와 결합하여 간 세포막을 통해 세포내에서 접합되어 모세관벽을 통해 담즙으로 배설된다. 이때 간세포는 이들 색소를 저장하는 능력을 갖고 있고, 배설되는 정도를 관찰하는 방법이다.

3) 색소의 종류

(1) Bromsulfophthalein or Brom sulphalein dye test

간세포에서 98%배설. 신장에서 2%배설
색소는 산성에서 무색, 알칼리에서 적자색을 나타낸다.
Blood를 채취하여 측정한다.

(2) Indocyanin green dye test

간장에서 유리형으로 신속히 담즙 중에 배설하며, 신장에서는 거의 배설이 안 된다.

상품명은 Diagnogreen라하며, 암청록색의 분말로 제공된다.

(3) Azorubin S dye test

간장에서 90% 배설, 신장에 10% 배설.
색소를 정맥주사 후 5시간까지 시간마다 요를 채취하여 측정한다.

(4) Rose bengal dye test

4) 측정법

(1) Bromsulfophthalein(BSP) V. dye test

① 원리

BSP를 정맥으로 주사하면 혈중의 albumin과 결합하여 세포내에서 결합하여 모세관벽을 통해 유리형으로 담즙으로 배설된다. 일정시간이 지난 후에 혈중에 남아 있는 BSP농도를 측정한다. 즉, 혈청에 알칼리 시약을 가하면 적자색을 형성하는데, 이것을 비색측정한다.

② 시약

a. BSP ample(흰색의 액상)
b. 0.1N HCl
c. 0.1N NaOH

③ Blood collection

a. BSP시약을 몸무게의 1/10 mL를 준비한다.
b. 공복시에 한쪽 팔의 정맥에 필요량을 주사(1분 내에 주입)하고, 정확히 45분만에 반대팔에서 혈액을 채취한다.
c. 빠른 시간 내에 혈청분리 한다.

④ 측정조작법

a. 2개의 시험관을 준비하고 B, U라고 표기한다.
b. 각 시험관에 혈청을 0.5 mL씩을 정확히 취한다.
c. B관에는 0.1N HCl용액을 6 mL, U관에는 0.1N NaOH용액 6 mL씩 가하고 혼합한 후 맹검을 대조로 하여 파장 575 nm에서 흡수도를 측정한다.

⑤ 표준선의 작성

a. BSP(5%) 0.1 mL를 0.1N NaOH를 가하여 500 mL되게 한다(원액).
b. 아래와 같이 표준액을 희석한다.

표준액(mL)	0.1N NaOH(mL)	pooled serum(mL)	해당농도(%)
0.0	6.0	0.5	0
0.5	5.5	0.5	10
1.0	5.0	0.5	20
2.0	4.0	0.5	30
3.0	3.0	0.5	40

c. 혼합한 후 (1)번 시험관을 대조로 하여 파장 575 nm에서 흡수도를 측정하여 graph용지에 표준선을 작성한다.

d. 정상치

45분치 저류량 : 5%이하

60분치 저류량 : 3%이하

e. 측정상 주의사항

1) 용혈된 혈청을 사용해서는 안 된다.

2) 시간을 정확히 지켜야 한다.

실험 보고서

Clinical Chemistry

제목 : 년 월 일 학번 : 성 명 :

1. 원리(요약)

2. 조작법(요약)

3. 결과

4. 토의사항

CHAPTER 9

효소

Enzyme

1. Amylase: AMS

1) 서론

amylase는 전분, glycogen 등의 다당류를 가수분해하는 효소로써 α-amylase, β-amylase, γ-amylase 및 glucoamylase 등의 종류가 있는데 그중 임상검사에 대상이 되는 것은 α-amylase이다.

amylase의 분포는 타액선과 췌장에 다량 분포되고, 폐, 간, 소장, 난소 등에 적은 량이 분포되어 있으며, amylase isoenzyme중 췌장형 p-amylase는 분자량이 54,000으로 당-chain을 함유하지 않으며, 타액선형 s-amylase는 분자량이 62,000인 family A(당-chain을 함유)와 분자량이 56,000인 family B(당-chain을 함유하지 않음)로 분류한다.

생리적 변동에서 성별은 여자가 남자보다 높고, 연령은 신생아에서 아주 낮지만, 생후 2~3개월부터 급격히 증가하여 1세까지 높은 활성치를 나타낸다. S-amylase는 출생 직 후 성인의 10%에 머물다가 출생 후 1~3개월에 급격히 증가하고 1~2세에 성인치에 도달한 반면 p-amylase는 거의 활성이 없다가 1세 때 성인의 25%정도 보인 후 증가하여 8~11세에 성인치를 나타낸다. 용혈은 적혈구에 활성이 없어 용혈 영향은 거의 없으며, 검체는 Heparin을 제외한 항응고제는 낮은 활성을 보인다.

약물영향중 pancreozymin, secretin, steroid 등은 주로 p-amylase를, 마약은 s-amylase를 증가시킨다.

임상적 의의는 혈청 amylase의 증가는 췌장이나 타액선의 염증이나 종양, 결석으로 생기는 폐쇄에 의한 혈중 유출, 장에서 유출, 신장에서 배설장애 등일 때 일어나며, 증가하는 질환은 췌장질환(급・만성췌장염), 이하선염, 위장질환, 폐질환, 당뇨병, 간・담도질환 등이 있으며, 감소하는 질환은 췌장이나 타액선의 적출 후 또는 췌장암으로 인한 췌장실질의 폐쇄로 일어난다.

amylase측정법은 요도전분반응을 이용한 Amyloclastic법, 생성된 환원당을 측정하는 Saccharogenic법 및 색소유리되는 양을 측정하는 chromogenic법으로 분류하는데, Amyloclastic법에는 Wohlgemuth, Winslow, Smith Roe, Caraway법 등이 있으며, Saccharogenic법에는 Somogyi법, 그리고 Chromogenic법에는 Dyamyl법, Blue starch법 등이 있다. 근래에는 Caraway법이나 Blue starch법 및 효소법이 많이 이용되고 있다.

2) 측정법

(1) Winslow법

① 원리

혈청을 NaCl용액으로 계열희석하여 기지농도의 전분을 일정량씩 각각 가하여 혼합한 후 37℃ 항온조에서 일정시간 반응 후 iodine용액을 가하므로서 전분이 없어진 부분과 남아있는 부분이 구별되어 종말점을 얻는다.

② 시약

a. 1% NaCl용액
b. 0.1% starch용액
c. 0.05N iodine용액

③ 기기 및 기구

a. 37℃ water bath
b. Serological Pipette or Auto pipette
c. Test tube
d. Dropping bottle

④ 측정조작법

a. 4부 시험관 10개를 준비하고, 각 시험관에 1% NaCl용액 1 mL씩 각각 가한다.
b. 혈청 1 mL를 취하여 첫 번째 시험관에 넣어 혼합하고, 그 혼합액 1 mL를 취하여 두 번째 시험관에 옮겨 혼합한 후 다시 1 mL를 취하여 세 번째 시험관에 옮긴다.
c. 같은 방법으로 계속하여 아홉번째 시험관에 1 mL를 취하여 버린다.
d. 각 시험관에 0.1% starch 용액 2 mL씩 가하여 혼합한 후 37℃ 항온조에서 30분간 방치한다.
e. 시간이 되면 꺼내어 각 시험관에 0.05N iodine 용액을 3방울씩 가하여 혼합한다.
f. 갈색(청색)이 나타나는 시험관이 종말점이 된다.

⑤ 계산

- Wohlgemuth Unit의 정의

  혈청 1 mL가 분해시키는 전분용액의 mL수

  [예] 4번 시험관이 종말점이라면 4번 시험관의 혈청량은 0.0625 mL에 해당하므로 unit는 2/0.0625=32가 된다.

⑥ 정상치

혈청 : 8~64 units/mL

Clinical Chemistry

실험 보고서

제목 : 년 월 일 학번 : 성 명 :

1. 원리(요약)

2. 조작법(요약)

3. 결과

4. 토의사항

(2) Caraway법

① 원리

전분인산완충액(pH 7.0)에 혈청을 가한 것과 혈청을 가하지 않은 것을 37℃ 항온조에서 일정시간 반응시킨 후 발색시약(Iodine액)을 가하여 생성된 갈색(청색)을 비색 측정하여 분해된 전분량을 산출하여 amylase 활성치를 구한다.

② 시약

a. 전분인산완충액(pH 7.0)
b. 0.01N iodine용액

③ 기기 및 기구

a. Spectrophotometer
b. 37℃ 항온조
c. Voltex mixer
d. Lambda Pipette or Autopipette
e. Serological Pipette
f. Test tube

④ 측정조작법

a. 2개의 시험관을 준비하고, B, U라고 표기한다.
b. 각 시험관에 전분인산완충액 1 mL씩을 가하고 37℃ 항온조에서 5분간 가온한다.
c. U관에 혈청 0.02 mL를 가하고, B에는 증류수 0.02 mL 가한 후 37℃ 항온조에서 정확히 7분 30초 동안 반응시킨다.
d. 각 시험관에 발색시약 iodine용액을 1 mL씩 가하고 혼합한 후, 증류수 5 mL씩 가하여 혼합한다.
e. 증류수를 대조로 하여 파장 660 nm에서 흡수도를 측정한다.

⑤ 계산

$$\text{Amylase활성치(unit/dL)} = \frac{\text{C관의 흡수도} - \text{U관의 흡수도}}{\text{C관의 흡수도}} \times 800$$

⑥ 정상치

60~160 unit/dL

• Caraway unit의 정의

혈청 100 mL가 37℃에서 전분과 30분 동안 반응하여 전분 10 mg을 가수분해하는 활성을 Caraway 1 unit라고 한다.

※ Carawayqus법에서는 전분함량 0.04 g/dL인 기질 완충액 1 mL를 사용하므로 시험관당 starch함량은 0.4 mg이며 가수분해된 starch량은

$$0.4\text{ mg} \times \frac{\text{시약블랭크 O.D.} - \text{검체 O.D.}}{\text{시약블랭크 O.D.}} \text{ 가 된다}$$

또한 검체량 0.02 mL, 반응시간은 7.5분이므로 검체 100 mL, 반응시간 30분에 해당하는 단위로 환산하면

$$\frac{0.4(\text{mg})}{10(\text{mg})} \times \frac{30(\text{분})}{7.5(\text{분})} \times \frac{100(\text{mL})}{0.02(\text{mL})} = 800$$

※ 요 일 경우

아밀라제 단위/1시간(Amylase unit/hour)

$$= \frac{\text{시약블랭크O.D.} - \text{검체O.D.}}{\text{시약블랭크O.D.}} \times 800 \times \frac{\text{2시간뇨량(mL)}}{100 \times 2}$$

요 중 아밀라제 단위는 1시간에 배설되는 전체 요 중에 함유한 아밀라제 활성도로 표시한다.

※ 기타 담즙, 췌장, 십이지장분비액 등의 액체도 혈청과 동일한 방법으로 측정이 가능하다. 특히, 십이지장분비액은 1,000배 희석하여 측정해야 한다.

• 임상학적 의의

1) 증가하는 경우
- 급성췌장염, 만상췌장염의 급성 재발
- 췌장암, 난소종양, 폐암
- 이하선염, 복막염, 장폐염
- 위십이지장궤양
- 천공
- 신장질환
- 약물중동
- 자궁외임신
- 거대 아밀라제 혈증

2) 감소하는 경우
- 췌장암의 말기
- 진행된 만성췌장염
- 급성췌장염의 회복기

⑦ **측정상 주의사항**

a. 타액이 들어가지 않도록 주의해야 한다.
b. 시약을 취하고 남은 용액을 불어서 넣지 않도록 한다.
c. Iodine시약은 증발되지 않도록 마개를 밀폐시킨다.
d. 높은 Amylase치가 예상되는 검체는 생리식염수로 적절히 희석한 후 검사한다.

Clinical Chemistry

실험 보고서

제목 : 년 월 일 학번 : 성 명 :

1. 원리(요약)

2. 조작법(요약)

3. 결과

4. 토의사항

(3) Somogyi 법

원리

전분기질완충액에 혈청을 가하여 반응시키면 환원당이 생성되는데, 이것을 Folin-Wu법으로 환원당을 측정한다(Saccharogenic법).

(4) 효소법

원리

Carboxymethyl starch에 α-amylase와 glucoamylase를 작용하면 β-glucose로 분해한다. β-glucose에 glucose oxidase를 작용하면 gluconic acid와 과산화수소를 생성하는데, 생성된 과산화수소에 peroxidase존재 하에 4-aminoantipyrine과 N-ethyl-N-(2-hydroxyethyl)-m-toluidine을 반응시키면 적자색이 형성된다. 이것을 비색측정한다.

2. Lipase: LPS

1) 서론

Lipase는 췌 선방세포에서 합성되어 췌장액으로 분비되며 Triglyceride을 가수분해하는 효소로써 지방산을 생성시키며 지방산흡수에 중요한 역할을 한다. 분자량은 46,000~48,000인 당단백으로 대부분 췌장에 존재하고 그 외 간, 신장, 위장, 소장에 약간 존재한다.

생리적 변동은 성별에 따른 변동, 일내변동, 계절의 변동, 식이에 의한 영향이 거의 없으며, 용혈은 hemoglobin이 lipase활성을 저해하며, Mg^{++}, Ca^{++}, Mn^{++} 등의 2가 양이온은 lipase활성에 영향을 준다.

임상적 의의는 췌장질환에 특이성과 예민성이 높고, 혈중에서 고농도로 오래 지속되는 점으로 좋은 지표가 된다. 증가하는 질환은 급・만성췌장질환, 간경변증 및 신부전증일 때이다. 특히 췌장효소에는 lipase, amylase, trypsin, elastase 등이 있다. lipase측정은 amylase측정과 함께 급성췌장염의 진단에 이용되며, 측정법에는 생성된 지방산을 직접 적정하는 적정법에 Tietz법과 Cherry crandall법 그리고 혼탁도의 감소를 측정하는 비탁법 등이 있는 데, 최근에는 비탁법이 널리 이용되고 있다.

2) 측정법

(1) 비탁법

① 원리

검체중의 췌장lipase는 계면활성제의 공존하에서 기질인 triolein의 emulsion에 작용하여 olein산과 diglyceride를 거쳐 monoglyceride가 생성된다. 이반응의 진행에 따라 반응액의 흡수도가 감소한다. 이 감소속도는 lipase활성에 비례한다.

$$\text{Triolein} + 2H_2O \xrightarrow{\text{췌장lipase}} \text{monoglyceride} + \text{olein산(2분자)}$$

② 시약

a. 기질액(triolein함유)

b. 완충액

c. 표준액(분말)

- **반응액의 조제**

  기질액 3 mL를 Pipette으로 취하여 완충액 1병에 천천히 가한다. 마개를 하고 1분간 강하게 혼합한다. 조제 후 2~8℃에서 1개월간 안정하다.

- **표준액의 조제**

  표준액 1vial에 증류수 1 mL를 가하여 10분간 잘 혼합하여 실온에서 30분간 방치한 후 사용한다.

③ 측정 조작법

a. 2개의 시험관을 준비하고, S, U라고 표기한다.

b. 각각의 시험관에 반응액 2.5 mL씩을 가하고 37℃ 항온조에서 3분간 예비 가온한다.

c. S관에는 표준액 0.1 mL를 가하여 혼합한 후 신속히 증류수를 대조로 하여 파장 400 nm(340 nm)에서 흡수도(So)를 측정하고, 즉시 항온조에 다시 넣어 5분간 항온한다.

d. 정확히 5분후 흡수도(A5)를 재 측정한다.

e. U관에는 혈청 0.1 mL를 가하여 혼합한 후 신속히 증류수를 대조로하여 파장 400 nm(340 nm)에서 흡수도(Uo)를 측정하고, 즉시 항온조에 다시 넣어 5분간 항온한다.

f. 정확히 5분후에 흡수도(U5)를 재 측정한다.

④ 계산

$$\text{검체의 lipase활성치} = \frac{\text{Uo의 흡수도} - \text{U5의 흡수도}}{\text{So의 흡수도} - \text{S5의 흡수도}} \times \text{표준액의 표시치}$$

⑤ 측정상 주의사항

a. 반응색의 혼탁도는 균일해야 한다.

b. 보존시 탁도가 분리되어서는 안된다.

c. 흡광도를 측정하기 전에 혼합을 잘 해서 옮겨야 한다.

실험 보고서

Clinical Chemistry

제목 : 년 월 일 학번 : 성 명 :

1. 원리(요약)

2. 조작법(요약)

3. 결과

4. 토의사항

(2) Tietz법

원리

혈청중 lipase는 균질화 시킨 olive oil emulsion(pH 8.0)에 작용하면 fatty acid와 glycerol로 가수분해한다. 유리된 fatty acid에 지시약인 thymolphthalein을 가하고 0.05N NaOH로 적정하여 소비된 NaOH mL수로 활성치를 구한다.

- Tietz unit의 정의

  혈청 1 mL가 37℃에서 3시간 작용하여 생성된 fatty acid를 중화하는 데 소비된 0.05N NaOH mL수를 의미한다.

(3) Cherry crandall법

원리

혈청중 lipase는 균질화된 olive oil emulsion(pH 7.0)에 작용하면 fatty acid와 glycerol로 가수분해한다. 유리된 fatty acid에 지시약인 phenolphthalein을 가하고 0.05N NaOH로 적정하여 소비된 NaOH mL수로 활성치를 구한다.

- Cherry crandall unit의 정의

  혈청 1 mL가 37℃에서 24시간 작용하여 생성된 fatty acid를 중화하는 데 소비된 0.05N NaOH mL수를 의미한다.

3. Alkaline phosphatase : ALP

1) 서론

ALP는 pH 9.0~10.5범위에서 최적 활성을 나타내는 효소로써 여러 종류의 phosphomonoester를 가수분해를 촉매하며, 유기인으로부터 무기인을 유리시키고 alcohol를 생성한다.

특히, ALP는 phosphodiester에는 작용하지 않지만 pyrophosphate에는 작용하며, 모든 ALP동질효소의 활성중심에 Zn금속을 함유하고 그 성분은 당단백이다.

생리적 변동에서 성별은 성인인 경우 남성은 여성보다 10~15%정도 높은 활성치를 보이고, 연령에서는 출생시에는 낮으나 그 후 급속하게 증가하여 소아기에는 성인의 2.5~4배 높은치를 나타낸다. 특히 소장에서 유래되는 ALP가 혈중에 증가되기 때문에 혈액형이 O형과 B형은 A형과 AB형에 비해 약 10%정도 높은 활성치를 보인다. 용혈시 혈청에 비해 적혈구에 약 6배정도 높게 함유되어 있으며, 요소, EDTA염, phenylalanine 등은 저해하지만, 고분자 ALP가 있는 혈청은 동결용해를 반복하면 활성이 증가하고 혈청을 방치할 때도 증가한다.

임상적 의의는 간·담도질환인 경우 급성간염(3~4배 이내 증가), 담즙울체(3~4배 이상 증가) 등에서 고분자 ALP가 혈중에 출현하고, 만성간염(2~3배 이내이면서 정상범위도 많다), 간경변증(1~3배 이내의 변동)일 때 소장성 ALP가 증가한다.

특히, 원발성 간암초기에 황달이 전혀 없는데도 ALP가 증가하며, Dibin-Johnson증후군 일 때는 황달이 심하고 ALP는 증가하지 않는다. 또한 골질환인 경우 Paget, 골육종, 악성종양의 골전이(전립선암, 폐암), 구루병 등에서 증가한다. 다만, 다발성골수종이나 골파괴성질환에서는 증가하지 않는다.

ALP isoenzyme은 간, 태반, 소장에서 유래되고, 그 종류는 ALP_1, ALP_2, ALP_3, ALP_4, ALP_5, ALP_6 등의 6종류가 있다.

ALP_1은 간조직에 많고 분자량이 500백만 이상인 고분자 효소로써, 정상 혈중에는 없지만 담관폐쇄 때 담관내압이 상승하여 담즙으로 배설되지 않고 혈중으로 역류한다. ALP_1의 유무는 간외의 폐쇄와 간내의 담즙울체와의 감별, 전이성 간암과 간세포암과의 감별에 유용하다. 즉, 간외의 폐쇄와 전이성 간암에서 높게 나타난다. 또한 담관암, 췌두부암, 총담관결석, 폐쇄성황달에서 높은 활성치를 나타낸다. 그리고 간 유래 ALP의 65%는 세포핵 및 세포막에, 29%는 Microsome에 분포한다.

ALP_2는 간조직에 많으며, 담즙울체 때 현저히 증가하고, 분자량 160,000인 간성 ALP로써, 정상성인의 주분획이며 단백질 전기영동상 α_2-globulin분획에 나타나며, 내열성이 없고 ALP_2의 항원성이 소장, 태반이외의 장기의 ALP와 거의 일치한다. 정상인에서 지방질이 풍부한 식사 후에는 ALP가 증가한다.

ALP_3는 뼈에 많으며, 분자량은 ALP_2와 같은 골성 ALP로써 소아혈청의 ALP 주분획이며 골아세포에서 유래되고, 내열성이 있으며 전기영동상 α_2~β-globulin 분획에 분포되어 있다.

ALP_4는 태반의 synciotrophoblast에서 유래되고 분자량은 12만~13만인 태반성 ALP로써 내열성이 가장 높아 내열성 ALP라고도 하며 임산부혈청에서 나타난다. 전기영동상 α_2~β-globulin분획에 분포되어 있다.

ALP_5는 소장조직에 많으며 분자량이 12만 내열성 있는 소장성ALP로써 전기영동상 β-globulin 분획에 분포되어 있다. 특히 정상인에는 혈액형 O형, B형의 분비형으로 식사후 나타나며 간경변일 때도 나타난다.

ALP_6는 면역globulin과 결합한 ALP로써 분자량이 32만 이상이고 β~γ-globulin분획에 분포되어 있으며 음극최단으로 이동되는 성분으로 내열성은 없다.

측정법에는 β-glycerophosphate를 기질로하는 Bodansky법과 Shinowara-Jones-Reinhart법, phenylphosphate를 기질로 하는 Kind-king법과 King-Armstrong법, p-nitrophenylphosphate를 기질로 하는 Bessey-Lowry-Brock법 그리고 phenolphthalein-phosphate를 기질로 하는 Babson법 등이 있는데, 최근에는 Kind-king법을 널리 사용하고 있다.

2) 측정법

(1) Kind-king법

① 원리

phenylphosphate를 기질로 하여 탄산완충액(pH 10.0)에 혈청을 가하여 반응하면 phenol과 phosphatwe로 분해된다. 생성된 phenol은 pot. ferricyanide존재 하에서 4-aminoantipyrine과 축합반응으로 생성되는 quinone형의 적색을 비색측정한다.

• KA unit의 정의

혈청 100 mL가 37℃에서 15분간 반응하여 생성되는 phenol의 mg수를 의미한다.

② 시약

a. 기질완충액(phenylphosphate, sod. carbonate)
b. 발색시약(4-aminoantipyrine, pot. ferricyanide)
c. 표준액(phenol)

③ 기기 및 기구

a. spectrophotometer
b. 37℃ 항온조
c. Voltex mixer
d. Centrifuge
e. Lambda Pipette or Autopipette
f. Test tube

④ 측정조작법

a. 3개의 시험관을 준비하고 B, S, U라고 표기한다.
b. 각 시험관에 기질완충액 2.0 mL씩 각각 취하고 37℃ 항온조에서 5분간 가온한다.
c. B관에는 증류수 0.05 mL, S관에는 표준액 0.05 mL, U관에는 혈청 0.05 mL씩 각각 취하고 혼합한 후 37℃ water bath에서 정확히 15분간 항온 한다.
d. 각 시험관에 정색시약을 2.0 mL씩 가하여 혼합한 후 실온에서 10분간 방치한다.
e. 10~60분 이내에 맹검을 대조로 하여 파장 500 nm 또는 570 nm에서 각각의 흡수도를 측정한다.

⑤ 계산법

$$\text{혈청ALP활성치(K.A unit)} = \frac{\text{검체의 흡수도}}{\text{표준액의 흡수도}} \times \text{해당농도}$$

⑥ 정상치

성인 : 3~10 K.A unit

소아 : 10~20 K.A unit

- King–Armstrong unit의 정의
  혈청 100 mL가 37℃에서 15분간에 유리되는 phenol의 mg수로 나타낸다.

⑦ 주의사항

a. 피검혈청은 채혈후 가능한 빨리 혈청분리해야 한다.

b. 용혈 및 혼탁혈청인 경우는 혈청 맹검을 설정해야 한다.
(기질액 2.0 mL에 정색시약 2.0 mL와 혈청 0.05 mL 순으로 혼합한 후 실온에서 10분간 방치한 후 흡수도를 측정한다)

c. 반응의 온도와 시간을 정확히 지켜야 한다.

d. 파장 500 nm에서 측정이 불가능한 높은 활성을 갖는 검체는 570 nm에서 측정한다.

▷ 국제단위(mIU)에의 환산계수 산출 예

· Kind-Kind 법 : $\frac{1,000}{94} \times \frac{1}{15} \times \frac{1,000}{100} = 7.1$(Phenol의 분자량, 94)

· Bodanski법 : $\frac{1,000}{31} \times \frac{1}{60} \times \frac{1,000}{100} = 5.37$(p의 분자량, 31)

· B-L-B법 : $1,000\mu M \times \frac{1}{60} \times 1 = 16.7$

Clinical Chemistry

실험 보고서

제목 : 년 월 일 학번 : 성 명 :

1. 원리(요약)

2. 조작법(요약)

3. 결과

4. 토의사항

(2) Bodansky법

원리

혈청중 alkaline phosphatase는 기질인 Na-β-glycerophosphate을 pH 8.6(barbital buffer)에서 작용시키면 가수분해되어 glycerol과 phosphate가 생성된다. 생성된 phosphate에 amm. molybdate를 가하고 환원제인 aminonaphthal sulfonic acid를 가하여 반응하면 청색이 형성되는데, 이것을 비색측정한다.

- Bodansky unit의 정의

  기질 β-glycerophosphate로 사용하여 37℃에서 1시간 동안 혈청 100 mL 가 반응하여 생성되는 무기인의 mg수를 나타낸다.

(3) Bessey-Lowry-Brock법

원리

기질인 p-nitrophenyl phosphate을 pH 10.0(glycine buffer)에서 혈청중의 ALP에 작용을 받아 가수분해되어 p-nitrophenol과 phosphate가 생성된다. 생성된 p-nitrophenol에 0.02N NaOH를 가하면 황색이 형성되는데, 이것을 파장 420 nm에서 비색측정한다.

- BLB unit의 정의

  혈청 1 L가 37℃에서 60분 동안에 생성되는 p-nitrophenol의 mM수를 나타낸다.

4. Choline esterase : CHE

1) 서론

cholinesterase는 choline ester를 가수분해하여 choline과 유기산으로 분해하는 효소로써 2종류가 있는데, 그중 pseudo cholinesterase는 간장, 췌장, 혈청 등에 분포되어 있고, 분자량이 약 30만의 당단백이며, 지적 pH 8.0~8.5으로 기질을 benzoylcholine과 butylcholine을 사용하고, true cholinesterase는 신경조직, 근육, 적혈구에 분포되어 있고, 분자량이 9만정도이며 지적 pH 7.5~8.0으로 기질을 acetyl-β-methylcholine을 사용한다.

생리적 변동은 여자가 남자보다 평균 10~15%정도 낮으며, 하루 중 오전에 최고 활성치를 나타내고, 오후에는 5%정도 낮은 활성을 보이며, 용혈혈청은 acetylcholine을 기질로 하는 측정법에서 다소 높아지고, 유기인제의 살충제에 의해 현저하게 감소하고,

불소나 염소에 의해서도 저해를 받는다.

- **임상적 의의**

감소하는 경우	증가하는 경우
간실질장애, 악성종양	신증후군
농약중독, 영양장애	지방간
만성심부전증, 임신중독증	비만
각종 혈액질환, 자궁근증	과영양성 지방간
특히 cholinesterase가 낮을 때	갑상선 기능항진증
혈청알부민이 낮고, 섬유소원이 감소하고, prothrombin time이 연장된다	

정상 참고치는 benzoylcholine을 기질로 사용하는 경우는 4.7~11.8 IU/L이고, ΔpH는 0.7~1.4이다. 측정법으로는 생성된 유기산을 측정하는 방법(가스분압법, pH의 변화, 지시약 등), 효소법 및 thiocholine의 −SH기를 측정하는 방법이 있다.

2) 측정법

(1) 비색법

원리

기질 acetylcholine에 cholinesterase가 작용하면 가수분해되어 choline과 acetic acid가 생성된다. 생성된 acetic acid에 phenol red(bromphthalein, m-nitrophenol 등)을 가하여 발색된 황색을 비색정량한다.

(2) 효소법

① 원리

benzoilcholine을 기질로 하여 pyrophosphate완충액에 cholinesterase가 작용하면 choline과 benzoic acid가 생성된다. 생성된 choline에 choline oxidase를 가하면 과산화수소와 betain이 생성된다. 생성된 과산화수소는 peroxidase존재하에 phenol과 4-aminoantipyrine와 산화 축합 반응이 형성되어 적색의 quinone색소가 생성되는데, 이것을 파장 500 nm에서 비색정량한다.

② 시약

a. 기질(benzoilcholine)
b. 기질 용해액(pyrophosphate)
c. 효소시약(pyrophsophate, peroxidase, 4-aminoantipyrine)

d. 효소시약 용해액(phenol, pyrophosphate)
e. 표준액(choline chloride)

• 시약의 조제

기질액 : 기질 1병에 기질 용해액 25 mL를 가해 용해한다.
효소시약 : 효소시약 1병에 효소시약 용해액 25 mL를 가해 용해한다.

③ 기기 및 기구

a. Spectrophotometer
b. 37℃ Water bath
c. Voltex mixer
d. Lambda Pipette or Autopipettor
e. Serological Pipette

④ 측정조작법

a. 3개의 시험관을 준비하고, B. S. U라고 표기한다.
b. 각 시험관에 조제한 기질액 2.0 mL씩 각각 취하고, 37℃ 항온조에서 5분간 가온한다.
c. B관에는 증류수 0.02 mL, S관에는 표준액 0.02 mL, U관에는 혈청 0.02 mL를 각각 가하고 혼합한 후 37℃ 항온조에서 정확히 5분간 항온한다.
d. 각 시험관에 조제한 효소시약을 2.0 mL씩 각각 가하고 혼합한 후 37℃ 항온조에서 15분간 항온한다.
e. 실온에서 5분간 방치한 후 60분 이내에 맹검을 대조로 하여 파장 500 nm에서 각각의 흡수도를 측정한다.

⑤ 계산법

$$\text{Cholinensterase활성치(U/L)} = \frac{\text{검체의 흡수도}}{\text{표준액의 흡수도}} \times \text{해당농도(표시치)}$$

⑥ 정상치

1,000~2,500 U/L

• Unit의 정의

혈청의 1 mL가 38℃에서 1분 동안에 기질 1 μM을 가수분해하는 역가를 의미한다.

⑦ 주의사항

a. 혈청은 실온에서 24시간 이내에 처리해야 한다.
b. ascorbic acid, pyruvic acid는 정오차를 일으킬 수 있다.

c. 항응고제는 heparin를 사용해야 한다.
d. 유기인제제는 저해제로 작용한다(특히 살충제의 영향)
e. acetylcholine을 기질로 사용할 때는 적혈구의 cholinesterase까지 측정되므로 benzoilcholine을 사용하면 영향이 없다.

Clinical Chemistry

실험 보고서

제목 : 년 월 일 학번 : 성 명 :

1. 원리(요약)

2. 조작법(요약)

3. 결과

4. 토의사항

5. Transaminase

AST(Aspartate amino transferase)
ALT(Alanine amino transferase)

1) 서론

Transaminase는 amino산 중 amino기를 keto산으로 전이시키는 것을 촉매하는 효소로써 AST(GOT)와 ALT(GPT) 등 2가지가 있다. AST와 ALT의 촉매작용은 조효소인 pyridoxal phosphate와 pyridoxamine phosphate와 결합하여 효소활성을 나타내는 holoenzyme과 조효소가 결합하지 않아 효소활성을 나타내지 않는 apoenzyme이 존재하는데 통상적으로 측정되고 있는 혈중 AST와 ALT는 holoenzyme을 측정하지만 apoenzyme은 측정되지 않는다. 분자량은 AST가 약 95,000, ALT는 약 110,000으로써 혈중에서 소실시간이 AST가 짧다.

AST는 심근에 가장 많이 분포되어 있고, 간장, 골격근, 신장, 췌장 순으로 분포되어 있으며 적혈구에는 혈청에 비해 약 15배정도 높게 분포되어 있다.

ALT는 간장에 가장 많고, 신장, 심근, 골격근 순으로 높으며, 적혈구에는 혈청에 비해 약 7배정도 높게 분포되어 있다.

AST, ALT의 동질효소는 mitochondria내에 있는 m-AST, m-ALT와 세포질 내에 있는 c-AST, c-ALT가 존재하는데, 세포질에 위치하고 있는 AST는 c-AST, m-AST이다. 각 조직의 c-AST와 m-AST의 비율은 그 장기의 총 AST의 60%가 m-AST에 해당한다. ALT도 c-ALT와 m-ALT중 대부분이 c-ALT이고 m-ALT는 미량 존재한다.

생리적 변동에서 연령 및 성별에 의한 차이는 거의 없고, 식사에 영향은 없지만, 과격한 운동에는 AST가 약간 증가한다. 용혈의 영향은 AST가 약 80배, ALT는 15배정도 높아질 수 있고, 검체의 안정상에서 AST는 일반적으로 안정하나, ALT는 비교적 불안정하여 냉장에서 매일 5~10%씩 활성이 감소한다.

임상적 의의는 virus성 감염, 중독성 간장애, 전염성 단핵구증, 간울혈 등에서 현저히 증가하고, 간경변증, 간암, 담도계 질환, 만성 활동성 간염시 중등도 증가를 보인다.

AST가 ALT보다 높게 증가하는 경우는 심근경색, 피부근염, 간경변증, 간암, 폐쇄성 황달 등일 때이고, 반대로 AST보다 ALT가 높게 증가하는 경우는 만성간염, virus성 간염 회복기 등에서 나타낸다.

정상 참고치는 Karmen법에서 AST 5~50 unit, ALT 5~35 unit이며, Reitman-Frankel법은 Karmen법과 비슷하나 일반적으로 10정도 낮다고 한다.

Karmen unit × 0.48 =국제단위(IU/L)

측정법으로는 Karmen법(자외부법)과 Reitman Frankel법 및 효소법이 있다.

2) 측정법

(1) Reitman-Frankel법

① 원리

AST : aspartic acid와 α-ketoglutaric acid인 기질액에 효소 AST가 작용하면 amino기가 전이되어 oxalacetic acid와 glutamic acid가 생성된다. 생성된 oxalacetic acid에 2,4-dinitrophenylhydrazine를 가하면 hydrazone이 되고, 여기에 NaOH를 가하면 적갈색이 형성되는데, 이것을 비색측정한다.

ALT : alanine과 α-ketoglutaric acid인 기질에 효소 ALT가 작용하면 glutamic acid와 pyruvic acid가 생성된다. 생성된 pyruvic acid에 2,4-dinitrophenylhydrazine를 가하면 hydrazone이 되고, 여기에 NaOH를 가하면 적갈색이 형성되는데, 이것을 비색정량한다.

② 시약

a. AST기질액(aspartic acid, α-ketoglutaric acid, phosphate buffer)
b. ALT기질액(alanine, α-ketoglutric acid, phosphate buffer)
c. 2,4-dinitrophenylhydrazine용액
d. 4N NaOH용액
e. 표준액(sod. pyruvate)

- 0.4N NaOH시약의 희석
  4N NaOH용액을 증류수로 정확히 10배 희석하고 필요하면 적정한다.

③ 기기 및 기구

a. Spectrophotometer
b. 37℃ water bath
c. Voltex mixer
d. Volumetric flask
e. Lambda Pipette or Autopipettor
f. Serological Pipette
g. Test tube

④ 측정조작법

a. 시험관 2개를 준비하고, AST 및 ALT라고 표기한다.
b. 각 기질액을 1.0 mL씩 취하고 37℃ 항온조에서 5분간 가온한다.

c. 각 시험관에 혈청 0.2 mL씩 각각 가한다.

d. 37℃ 항온조에서 AST는 60분간, ALT는 30분간 정확히 항온한다.

e. 각각 시간이 완료되면 각 시험관에 발색시약(DNPH) 1.0 mL씩 가하고 혼합한 후 실온에서 20분간 방치한다.

f. 0.4N NaOH용액 10 mL씩 가하여 혼합한 후 실온에서 10분간 방치한다. 5~30분 이내에 증류수를 대조로 하여 파장 505 nm에서 각각의 흡수도를 측정한다.

g. 측정한 흡수도를 표준곡선에서 활성치를 구한다.

⑤ 표준곡선작성법

a. 5개의 시험관을 준비하고, 다음과 같이 준비한다.

시험관	표준액(mL)	기질액(mL)	증류수(mL)	AST(unit)	ALT(unit)
1	0.0	1.0	0.2	0	0
2	0.1	0.9	0.2	25	27
3	0.2	0.8	0.2	60	58
4	0.3	0.7	0.2	116	98
5	0.4	0.6	0.2	197	150

b. 각 시험관에 정색시약 1.0 mL씩 기하고 혼합한 후 실온에서 20분간 방치한다.

c. 각 시험관에 0.4N NaOH용액 10 mL씩 가하고 혼합한다.

d. 30분 이내에 증류수를 맹검으로 하여 파장 505 nm에서 흡수도를 측정하고, 흡수도와 상응하는 활성도의 관계를 방안지에 표준선을 작성한다.

⑥ 정상 참고치

AST : 8~40 unit

ALT : 5~35 unit

• Karmen unit의 정의

혈청 1 mL 중의 효소가 32℃(실온)에서 1분간에 파장 340 nm에서 NADH의 흡광도 0.001을 감소시키는 활성도를 의미한다.

⑦ 측정상 주의사항

a. 반응시간을 정확히 지켜야 한다.

b. 시약은 냉장(2~8℃)상태에서 보관한다.

c. 0.4N NaOH시약은 농도가 정확해야 한다. 따라서 4N NaOH시약을 10배 희석한 후 농도를 측정해야 한다.

d. 표준곡선을 정확하게 작성해야 한다.

실험 보고서

Clinical Chemistry

제목 : 년 월 일 학번 : 성 명 :

1. 원리(요약)

2. 조작법(요약)

3. 결과

4. 토의사항

GOT. GPT 측정용 검량선

(2) 효소법(Lippi법)

① 원리

AST : aspartic acid와 α-ketoglutaric acid를 기질로 하여 AST가 반응하면 oxalacetic acid와 glutamic acid가 생성된다. 생성된 glutamic acid에 조효소 NAD를 가하여 GLDH존재 하에서 반응하면 NADH와 α-ketoglutaric acid가 되고, 그중 NADH는 diaphorase의 작용 하에서 nitrotetrazolium blue을 환원하여 청색의 formazan을 형성하는데, 이것을 비색측정한다.

ALT : alanine과 α-ketglutaric acid를 기질로 하여 ALT가 작용하면 pyruvic acid와 glutamic acid가 생성된다. 생성된 glutamic acid에 조효소 NAD를 가하여 GLDH존재 하에서 반응하면 NADH와 α-ketoglutaric acid가 생성되고, 그중 NADH는 diaphorase의 작용 하에서 nitrotetrazolium blue를 환원하여 청색의 formazan을 형성하는데, 이것을 비색측정한다.

② 시약

a. AST효소시약(GLDH, NAD, nitrotetrazolium blue)
b. ALT효소시약(GLDH, NAD, nitrotetrazolium blue)
c. AST기질완충액(aspartic acid, α-ketoglutaric acid, 인산완충액)
d. ALT기질완충액(alanine, α-ketoglutaric acid, 인산완충액)
e. 맹검용시약(L-glutamic acid)
f. 반응정지액(1N HCl)
g. 표준액

- **시약의 조제**
  - AST효소시약 : AST효소시약 1 vial을 AST기질액 10 mL에 완전히 용해한다.
  - ALT효소시약 : ALT효소시약 1 vial을 ALT기질액 10 mL에 완전히 용해한다.
  - 희석반응정지액 : 증류수로 정확히 10배 희석한다.

③ 기기 및 기구

a. Spectrophotometer
b. 37℃ water bath
c. Voltex mixer
d. Lambda Pipette or Autopipettor
e. Serological Pipette
f. Test tube

④ 측정조작법

a. 3개의 시험관을 준비하고, B. S. U라고 표기한다.
b. B관에는 증류수 0.02 mL, S관에는 표준액 0.02 mL, U관에는 혈청 0.02 mL를 취한다.
c. 각 시헌관에 AST를 측정할 때는 AST효소시약을, ALT를 측정할 때는 ALT효소시약을 각각 0.5 mL씩 가하고 혼합한 후 37℃ 항온조에서 정확히 20분간 항온한다.
d. 반응시간이 끝나면 각 시험관에 희석반응정지액 3.0 mL씩 가하고 혼합한 후 실온에서 5분간 방치한다.
e. 90분 이내에 맹검을 대조로 하여 파장 570 nm에서 각각의 흡수도를 측정한다.

⑤ 계산법

$$\text{AST. ALT활성치} = \frac{\text{검체의 흡수도}}{\text{표준액의 흡수도}} \times \text{표준액의 표시치}$$

Clinical Chemistry

실험 보고서

제목 : 년 월 일 학번 : 성 명 :

1. 원리(요약)

2. 조작법(요약)

3. 결과

4. 토의사항

6. Lactic dehdyrogenase : LDH

1) 서론

LDH효소는 해당계의 최종단계 효소로써 NAD와 NADH를 보효소로 하여 Lactic acid를 산화하여 Pyruvic acid로 촉매하는 가역적 효소이다. 즉,

$$\text{Lactic acid} + \text{NAD} \underset{\text{pH } 7.2\sim7.8}{\xrightarrow{\text{pH } 8.8\sim9.8}} \text{Pyruvic aci} + \text{NADH}$$

위 반응이 생리적 상태에서는 평형이 좌측으로 주로 일어나고, 기질특이성이 낮아 Lactate뿐만 아니라 α-hydroxybutyric acid, α-hydroxyrketo acid, pyruvate 및 α-keto acid 등에도 작용한다. 이 효소의 분포는 심장에 가장 많고, 골격근, 간, 신장, 췌장, 비장, 뇌 등의 순서로 높게 분포되어 있다. 특히 적혈구에는 혈청에 비해 200배 정도 높게 분포되어 있고, 악성종양에도 높게 분포되어 있다.

생리적 변동에서 용혈인 경우 혈청에 비해 적혈구의 활성치가 200~400배 정도 높아 큰 영향을 주고, 전혈은 그대로 방치하면 냉장에 관계없이 1시간에 약 10~25%가 상승하기 때문에 신속히 혈청분리를 해야 한다. 연령이나 성별에서는 차이가 거의 없으며, 격렬한 운동직후에는 20%정도 증가를 보이나 빠른 시간 내에 회복이 된다.

그리고 검체보존은 4℃에서 4~5일간은 안정하나 서서히 활성이 떨어진다. 특히 LDH5는 낮은 온도에서 현저히 활성이 감소한다.

임상적 의의는 활성이 증가하는 질환은 혈액질환(악성빈혈, 급 · 만성백혈병, 용혈성 빈혈), 심장질환(급성심근경색증, 울혈성 심부전), 근육질환(진행성근 dystrophy, 다발성 근염, 피부염), 간질환(급 · 만성 간염, 간세포암), 악성종양(위암, 폐암, 장암 등) 등인 경우이다.

LDH의 분자량은 약 14~15만이며, 2개의 subunit M형(골격근형)과 H형(심근형)으로 구성되는 4배체로 된 Isoenzyme은 $LDH_1(H_4)$, $LDH_2(H_3M)$, $LDH_3(H_2M_2)$, $LDH_4(H_3M)$, $LDH_5(H_4)$ 등 5종류의 동질효소로 분류되고, 전기이동도는 LDH_1이 가장 멀리 이동하고, LDH_2, LDH_3, LDH_4, LDH_5 순으로 이동한다.

전기영동상에서 LDH_1는 α_1-globulin분획에, LDH_2는 α_2-globulin분획에, LDH_3는 β-globulin분획에, LDH_4와 LDH_5는 γ-globulin분획의 위치에 영동된다.

한편 각 분획의 분포는 LDH_1은 심근, 신장, 적혈구에 많고, LDH_5는 간이나 골격근에 많으며, LDH_3은 폐나 비장에 많이 분포되어 있다. 즉 혐기적 조건하에서는 간, 골격근 등에는 LDH_5이 많이 분포되어 있고, 호기적 상태에서 심근에는 LDH_1를 많이 함유하고 있다.

LDH isoenzyme분획의 진단적 응용에서 악성빈혈 및 심근경색일 때 LDH_1과 LDH_2가 증가하는데, LDH_1이 LDH_2보다 높게 나타나고, 급성 간염일 때에는 LDH_4보다 LDH_5가 더 높게 나타나며, 만성 간염일 때는 LDH_4, LDH_5가 동시에 증가한다. 다만 심장질환에서 LDH는 심근경색증 진단이나 예후 판정의 지표로 이용할 수 있지만, 이 검사보다 CPK isoenzyme이나 AST 등이 더 좋은 지표가 된다.

LDH isoenzyme의 각 분획에 대한 LDH와 α-HBD활성비(HBD/LDH비)를 보면 LDH_1(92%), LDH_2(78%), LDH_3(55%), LDH_4(29%), LDH_5(13%)이며, 각 분획의 정상범위는 LDH_1(22~36%), LDH_2(35~46%), LDH_3(13~26%), LDH_4(3~10%), LDH_5(2~9%)이다.

측정법은 정반응을 이용한 자외부법인 Wacker법과 비색법인 효소법이 있으며, 역반응을 이용한 자외부법인 Wroblewski법과 비색법인 Cabaud법이 있는데, 최근에는 효소법을 많이 사용하고 있다.

2) 측정법

(1) 효소법(Tetrazolium염법)

① 원리

검체중의 LDH는 Lactic acid과 NAD에 작용하면 탈수소되어 생성된 pyruvate와 환원되어 NADH를 생성된다. 생성된 NADH는 1-Methoxy PMS의 존재 하에 nitrotetrazolium blue를 환원시켜 청자색의 diformazan을 비색측정 한다.

② 시약

a. 기질액(lactate, NAD)
b. 발색시약(1-Methoxy-5-methylphenazium methylsulfate, NBT)
c. 반응정지액(염산)
d. 표준액

- 시약의 조제
  - 기질정색시약 : 기질액과 정색시약을 1 : 1로 혼합한다(냉암소에서 1주일 안정).
  - 희석반응정지액 : 증류수로 정확히 10배 희석한다.
  - 표준액 : 증류수 2.0 mL를 가하여 완전 용해한다.

③ 기기 및 기구

a. Spectrophotometer
b. 37℃ water bath
c. Voltex mixer

d. Volumetric flask
e. Lambda Pipette or Autopipettor
f. Serological Pipette
g. Test tube

④ **측정조작법**

a. 3개의 시험관을 준비하고, B. S. U라고 표기한다.
b. 각 시험관에 조제한 기질 정색시약 혼합액을 1.0 mL씩 가한다.
c. 37 항온조에서 5분간 예비 가온한다.
d. S관에는 표준액 0.05 mL, U관에는 혈청 0.05 mL씩 가하고 혼합한 후 37℃ 항온조에서 정확히 10분간 반응시킨다.
e. 각 시험관에 희석반응정지액을 3.0 mL씩 각각 가하고 혼합한다.
f. 맹검을 대조로 하여 60분 이내에 파장 570 nm에서 각각의 흡수도를 측정한다.

⑤ **계산법**

$$\text{LDH활성치(Wroblewski unit)}=\frac{\text{검체의 흡수도}}{\text{표준액의 흡수도}}\times\text{표준액의 LHD활성 표시치}$$

• Wroblewski unit의 정의

혈청 1 mL에 대하여 25℃에서 1분 동안 340 nm에서의 흡수도가 0.001 감소할 때를 1 unit로 한다.

⑥ **정상 참고치**

182~538 W.unit

⑦ **주의사항**

a. LDH의 활성변화는 낮은 온도(−10 ~ +5℃)에서 활성치가 감소한다.
b. 항응고제인 수산염은 활성을 저해한다.
c. 용해한 표준액은 사용 후 즉시 동결보존한다.
d. 적혈구 중에 다량의 LDH가 함유되어 있어 용혈된 혈청은 정의 오차가 크므로 사용하지 않는다.
e. 기질액과 정색시약을 1 : 1로 혼합한 경우에는 갈색병에 넣어 냉장고에 보관하고 6일간 사용이 가능하다.

실험 보고서

Clinical Chemistry

제목 : 년 월 일 학번 : 성 명 :

1. 원리(요약)

2. 조작법(요약)

3. 결과

4. 토의사항

(2) Cabaud-wroblewski법

원리

기질 pyruvate와 조효소 NADH를 pH 7.4에서 LDH의 촉매작용에 의해 Lactate로 전환되고, NAD롤 산화된다. 일정시간 반응 후 남은 pyruvate에 정색시약 DNPH를 가하면 hydrazone이 생성되고, 이것을 알칼리화 하면 적갈색의 유색물질이 되는데, 이것을 비색측정한다.

(3) Cabaud법

원리

기질 pyruvate와 조효소 NADH에 LDH가 작용하면 lactate와 NADH가 산화되어 NAD를 생성될 때 흡수도의 감소율을 340 nm에서 측정한다.

7. α-hydroxybutyric acid dehydrogenase : α-HBD

1) 서론

α-HBD는 NAD와 NADH를 보효소로 하여 α-hydroxybutyric acid를 산화하여 α-oxybutyric acid의 생성을 촉매하는 효소이다. 즉

$$\alpha\text{-hydroxybutyric acid} + \text{NAD} \xrightarrow{\alpha\text{-HBD}} \alpha\text{-oxybutyric acid} + \text{NADH}$$

혈청 HBD는 LDH가 증가하는 질환에서 평행하게 증가한다. 임상적 의의는 심근경색, 급성간염, 악성종양, 악성빈혈, 백혈병, 진행성 근dystrophy에서 증가한다.

심근경색시 변화 양상은 발병 1일에 90%의 환자에서 정상치의 약 2배의 증가도를 보이며, 발병 3~5일에 최고치에 달하고, 이때의 이상 활성치 발현율은 94~98%에 이른다.

이 질환에서 CPK와 AST는 조기에 정상화되지만 LDH와 α-HBD는 비교적 오랜동안 높은 활성치를 나타낸다. 즉, 심근경색에서 HBD가 LDH보다 오랜동안 활성이 지속되는 H와 M subunit의 반감기 차이인 것 같다.

분포는 심근에 가장 많고, 다음은 신장, 적혈구에 많다. 혈중에서의 H subunit는 M subunit보다 더 안정하고, 혈청을 보존할 경우 LDH는 급속히 감소한다.

α-HBD는 심근경색에서 AST, LDH보다도 특이성이 높다. 정상 참고치는 50~150 IU/L

이며, 측정법에는 NADH의 흡수도의 감소를 340 nm에서 측정하는 자외부법과 정색시약 DNPH를 이용한 비색법이 있다.

2) 측정법

(1) 비색법(Hydrazone 법)

원리

보효소인 NADH와 기질인 α-ketobutyric acid에 α-HBD을 반응시키면 NAD와 α-hydroxybutyric acid가 생성된다. 반응하고 남은 α-ketobutyric acid에 DNPH 정색시약을 가하면 Hydrazone이 되고, 이것을 알칼리화 하면 적갈색의 유색물질을 얻는데, 이것을 파장 500 nm에서 흡수도를 측정한다.

(2) 자외부법

원리

보효소인 NADH와 기질인 α-ketobutyric acid에 α-HBD를 반응시키면 NAD와 α-hydroxybutyric acid가 생성된다. 이때 NADH가 산화되어 NAD로 될 때 340 nm에서 흡수도의 감소율을 측정한다.

8. Creatine kinase : CK

1) 서론

CK효소는 ATP와 ADP를 보효소로 하여 creatine의 인산화(phophorylation) 반응계를 가역적으로 촉매하는 효소이다. 즉, ATP의 인산기를 creatine에 전이하는 반응을 가역적으로 촉매하는 효소이다.

$$\text{Creatine} + \text{ATP} \underset{\text{pH 7.4}}{\overset{\text{pH 9.0}}{\rightleftharpoons}} \text{Creatinephosphate} + \text{ADP}$$

정반응은 creatinephosphate형태로 저장하며, 역반응은 필요에 따라 energy로 이용되며 인체 내에서는 주로 이반응이 일어난다. 장기분포는 골격근, 심근 등에 많이 함유되어 있고, 다음은 뇌, 망막, 평활근(소화관, 방광, 자궁 등) 순으로 분포되어 있으나, 적혈구에는 혈청에 비해 무시할 정도로 분포되어 있다.

생리적 변동에서 연령은 신생아는 성인에 비해 높으나 생후 10일 정도에 성인과 비슷한 활성치를 나타내고, 성별은 남자가 여자보다 다소 높은 편이다. 운동이나 각종 약제의 근육주사로 활성은 증가하고, isoenzyme중 CK-MM이 현저히 증가하고, CK-MB는 거의 증가하지 않는다. 또한 glutathione은 NADPH가 소비되어 활성이 감소되고, adenylate kinase는 근육의 손상이나 용혈에 의해 CK측정에 정오차(간섭)를 일으킨다.

검체는 빛이나 열에 불안정한 효소로써 동결용해를 반복하면 활성이 급속히 감소하며, 냉장보관시에도 하룻밤사이에 저하된다. 항응고제 EDTA, Oxalate염 등에 의해서 활성이 감소하고, 용혈혈청은 직접적인 영향보다 적혈구에 adenylate kinase에 의해 정오차를 일으킬 수 있다.

CK는 세포내의 세포형질이나 mitochondria에 존재하며, CK isoenzyme은 분자량이 약 4만의 소단위체(subunit) 2개로 구성된 2량체로 Brain type인 B형과 Muscle type인 M형이 있는데, 이들의 조합에 따라 BB(CPK), MB(CPK), MM(CPK) 등 3종류가 있다. 전기영동시 CK-BB는 albumin위치에 이동하고, 뇌조직에 많이 존재하고, CK-MB는 α-globulin위치에 이동하고, 심근에 존재하며, CK-MM은 γ-globulin분획에 이동하고, 주로 골격근에 존재한다.

임상적 의의는 정상인에서 주로 CK-MM만이 존재하고, CK-BB는 악성종양(전립선, 위, 장, 뇌손상)일 때 증가하고, CK-MB는 심근경색, 심근염, 심장수술 후 증가를 보인다. 증가하는 질환은 진행성 근dystrophy, 심근경색에서 현저히 상승하며, AST나 LDH보다 더 민감하게 나타난다. CK가 AST나 LDH에 비해 혈중에 빨리 나타나는 이유는 첫째 세포내에서 AST나 LDH가 CK보다 심층에 존재하고, 둘째는 CK가 세포막에 대한 친화성이 크며, 셋째는 분자량이 작기 때문에 세포막 투과가 용이하다(CK의 분자량 81,000. AST는 94,000. LDH는 140,000).

또한 중추신경계 질환, 알코올중독, 폐질환, 내분비질환, 마취시, 빈혈에서 증가하며, 감소하는 질환은 갑상선기능 항진증, 홍반성 낭창, 고빌리루빈혈증, 고ALP혈증 등에서 감소한다. 측정법으로는 DNPH을 이용한 Nuttal Wedin법, 자외부법인 Tanzer Gilberg법과 Oliver법, 그리고 Rossalki법 및 효소법이 있다.

2) 측정법

(1) 효소법(Creatinephosphate기질법)

① 원리

혈청중의 CK의 작용에 의해 기질인 creatinephosphate와 조효소 ADP로부터 ATP와 creatine이 생성된다. 생성된 ATP에 glucose를 가하고 hexokinase가 작용하면 ADP와 glucose-6-phosphate가 생성된다. 생성된 G-6-P에 NADP를 가하고 G-6-PDH가 반응촉진하면 6-phosphogluconic acid와 NADPH가 생성된다.

생성된 NADPH에 nitrotetrazolium blue를 가하고 diaphorase존재 하에 반응하면 NTB가 환원되어 청자색의 diformazan이 형성되는데, 이것을 비색측 정한다.

② 시약

a. 효소시약(creatinephosphate, hexokinase, G-6-PDH, diaphorase)
b. 효소용해액(nitrotetrazolium blue, glucose)
c. 반응정지액(염산)
d. 표준혈청

- **시약의 조제법**
  - 기질완충액 : 효소시약 1병에 효소용해액 0.5 mL를 정확히 가하여 용해한다(조제 후 실온 8시간, 냉장 3일간 사용가능).
  - 희석반응정지액 : 반응정지액을 증류수로 정확히 10배 희석한다.
  - 표준혈청 : 표준혈청 1병에 증류수 1.0 mL를 가하여 용해한다(용해 후 실온에서 20분간 방치 후 1시간이내에 사용해야 한다).

③ 기기 및 기구

a. Spectrophotometer
b. 37℃ Water bath
c. Voltex mixer
d. Lambda Pipette or Autopipettor
e. Serological Pipette
f. Volumetric flask
g. Test tube

④ 측정조작법

a. 3개의 기질완충액 병을 준비하고, B. S. U라고 표기한다.
b. 기질효소액을 B. S. U관에 각각 0.5 mL를 가한다.
c. 37℃ 항온조에서 3~5분간 예비 가온한다.
d. B관에는 증류수 0.05 mL, S관에는 표준혈청 0.05 mL, U관에는 혈청 0.05 mL씩을 가하고 37℃ 항온조에서 정확히 15분간 항온한다.
e. 희석 반응정지액을 5.0 mL씩 각각 가하고 혼합한 후 맹검을 대조로 하여 파장 560 nm에서 각각의 흡수도를 측정한다.

⑤ 계산법

$$\text{CK활성치(IU/L)} = \frac{\text{검체의 흡수도}}{\text{표준액의 흡수도}} \times \text{표시치}$$

⑥ 정상치

18~86 IU/L

⑦ 주의사항

a. 혈청중의 CK는 산화에 의해 불활성화 되기 쉬우므로 냉동보존해야 한다.

b. 반응시간 및 온도를 정확히 지켜야 한다.

c. 기질효소액은 실온에서 8시간, 냉장에서 3일간 안정하다.

d. 심한 운동 후나 한냉자극 후에 활성이 상승된다.

Clinical Chemistry

실험 보고서

제목 : 년 월 일 학번 : 성 명 :

1. 원리(요약)

2. 조작법(요약)

3. 결과

4. 토의사항

(2) Nuttal wedin법

원리 (정반응을 이용)

기질인 creatine과 조효소인 ATP에 혈청중의 CK가 작용하면 creatinephosphate와 ADP가 생성된다. 생성된 ADP에 phosphoenolpyruvate을 가하고 pyruvate Kinase를 가하면 ATP와 pyruvate가 생성된다. 생성된 pyruvate에 2,4-DNPH를 가하면 hydrazone이 되고, 이것을 알칼리화하면 적갈색의 유색물질을 얻는데, 이것을 비색측 정한다.

(3) Tanzer Gilberg법

원리 (정반응을 이용)

creatine과 ATP에 혈청중의 CK를 작용하면 creatinephosphate와 ADP가 생성되고, 생성된 ADP에 phosphjoenolpyruvate를 가하고 pyruvate kinase를 반응시키면 ATP와 pyruvate가 생성된다. 이중 pyruvate에 NADH를 가하고 LDH를 작용시키면 NADH는 산화되어 NAD 및 lactic acid가 생성되는데, 이때 340 nm에서 흡수도의 감소율을 측정한다.

(4) Rosaalki법(또는 Oliver법)

원리 (역반응을 이용)

creatinephosphate와 ADP에 CK를 작용시키면 creatine과 ATP가 생성된다. 생성된 ATP에 glucose를 가하고 hexokinase을 반응시키면 glucose-6-phosphate와 ADP가 생성되고, 생성된 G-6-P에 NADP를 가하고, G-6-PDH를 작용시키면 NADPH와 glucose-Lactone- 6-phosphate가 생성되면서 흡수도가 증가되는데, 이때 파장 340 nm에서 흡수도의 증가율을 측정한다.

[정상 참고치] Oliver법(5~50 IU/L)
Rosalki법(40~150 IU/L)

9. γ-glutamyl transpeptidase : γ-GTP

1) 서론

γ-GTP는 γ-glutamyl peptide의 γ-glutamyl기를 다른 peptide나 L-amino acid에 전이시키는 효소이다. 세포내 glutathione의 분해와 재합성에 관여하며, 이 반응에서 amino acid을 수송하는 기능이 있다. 장기분포는 신장에 가장 많으며, 췌장, 간, 비장, 소장, 뇌, 심근에도 존재한다. 이 효소는 간이나 신장조직에서 90%가 세포막결합형으로 microsome분획에 존재하고 mitochondria분획에도 존재하며, 그 분자량은 약 30만 이상이다. 신장에서 유래되는 γ-GTP는 분자량이 98,000이고, 2개의 subunit가 존재하며, 당함량이 약 20%이며, 저해물질은 serine, α-keto산, hydrazine유도체 등이 있다.

임상적 의의는 혈청의 활성은 대부분 간으로부터 유래된 효소로써 간・담도계의 질환과 췌장질환에서 볼 수 있으며, 특히 담즙울체증에서 현저히 증가하고, alcohol성 간장애, 약제성 간장애 등에서 고도의 상승을 나타낸다. 기타질환은 폐쇄성황달, 급성 간염, 간경변증, 췌장질환에서 증가하며, 심근경색일 때는 발병 후 7~10일 후에 증가한다.

건강한 사람일지라도 음주를 습관적으로 하는 사람은 비음주자에 비해 높은 값을 나타내고, 또한 γ-GTP는 LAP가 상승했을 때 뼈로부터 유래한 것인지 간으로부터 유래한 것인지를 결정하는데 도움이 된다. 즉 골질환에서는 증가하지 않고, 간질환에서 증가한다. 정상 참고치는 성인남자 10~40 IU/L, 성인여자 5~25 IU/L, 신생아는 25~150 IU/L이다.

측정법에는 유리된 p-nitroaniline을 측정하는 Orlowski법과 5-amino-2-nitrobenzen를 측정하는 IFCC법 등이 있다.

2) 측정법

(1) 효소법

① 원리

γ-L-glutamyl-3-carboxy-4-hydroxyanilide와 glycylglycine에 γ-GTP를 작용시키면 5-aminosalicylic acid과 γ-glutamylglycylglycine이 생성된다. 생성된 5-aminosalicylic acid에 sod. periodate존재 하에 p-xylenol을 반응시키면 quinoneimin dye의 청색이 생성되는데, 이것을 비색정량한다.

② 시약

a. 기질제(γ-glutamyl-3-carboxy-4-hydroxyanilide)
b. 완충액(glycylglycine, Tris buffer)
c. 발색시약 A(p-xylenol, KOH)
d. 발색시약 B(sod. periodate)
e. 표준액

- 시약의 조제법
  - 기질액 : 기질제 1병을 완충액 병으로 용해하여 사용하고, 냉장보관시 1개월 사용 가능하다.
  - 발색시약 : 발색시약A 1병에 발색시약B 4.0 mL를 가하여 혼합한다(소량 조제시는 발색시약A 25 mL에 발색시약B 1.0 mL의 비율로 혼합한다).

③ 기기 및 기구

a. Spectrophotometer
b. 37℃ Water bath
c. Voltex mixer
d. Lambda Pipette or Autopipettor
e. Serological Pipette
f. Test tube

④ 측정조작법

a. 3개의 시험관을 준비하고, B. S. U라고 표기한다.
b. 각 시험관에 조제한 기질액을 1.0 mL씩 각각 가하고, 37℃ 항온조에서 5분간 예비 가온한다.
c. S관에는 표준액 0.02 mL, U관에는 혈청 0.02 mL씩 가하고 혼합한 후 37℃ 항온조에서 15분간 항온한다.
d. 각 시험관에 조제한 발색시약을 3.0 mL씩 각각 가하고 혼합한 후 실온에서 10분간 방치한다.
e. 맹검을 대조로 하여 파장 635 nm에서 각각의 흡수도를 측정한다.

⑤ 계산법

$$\gamma\text{-GTP활성치(mU/mL)} = \frac{\text{검체의 흡수도}}{\text{표준액의 흡수도}} \times \text{표준액의 농도 표시치}$$

⑥ 정상 참고치

남자 : 0~62 mU/mL

여자 : 0~37 mU/mL

• Unit의 정의

혈청 1 mL 중 효소가 37℃에서 기질로부터 1분간에 1μM의 p-nitroaniline을 생성할 때를 의미한다.

⑦ 주의사항

a. 용혈혈청과 혼탁혈청은 흡수도를 증가시킨다.
b. 적혈구 중에는 존재하지 않지만 착색 등의 영향이 있다.
c. 반응온도와 반응시간은 정확히 지킨다.
d. 기질의 용해성이 낮기 때문에 저온, 특히 동결하면 기질이 석출되기 쉽다.
e. 기질을 실온에 오랫동안 방치하면 분해가 쉽게 일어난다.

Clinical Chemistry

실험 보고서

제목 : 년 월 일 학번 : 성 명 :

1. 원리(요약)

2. 조작법(요약)

3. 결과

4. 토의사항

(2) Orlowski법

원리

γ-glutamyl-p-nitroanilide와 glycylglycine인 기질에 γ-GTP가 작용하면 p-nitroaniline과 glutamylglycylglycine이 생성된다. 생성된 p-nitroaniline의 흡수도 증가를 파장 410 nm에서 비색측정한다.

10. 5'-nucleotidase : 5'-NT

1) 서론

5'-nucleotidase는 5'-ribonucleotide나 5'-deoxyribonucleotide를 가수분해하여 인산을 유리시키는 효소로써 생리적으로 핵산대사에 관여하고, 분자량이 약 12~24만의 당단백이다.

$$\text{5'-nucleotide} + H_2O \xrightarrow{\text{5'-nucleotidase}} \text{5'-ribonucleoside} + \text{phosphate}(H_3PO_4)$$

장기분포는 주로 뇌하수체후엽, 전립선, 망막, 폐, 고환, 대동맥 등에 많이 분포되어 있으며, Zn^{++}을 함유하는 금속효소로 Mg^{++}, Mn^{++}에 의해 활성화되며, 여자에서만 연령이 높아질수록 활성이 유의하게 증가한다.

임상적 의의는 간・담도 및 췌장질환에 증가하고, 특히 중독성 간염, 원발성 담즙성 간경변증, 전아성간암, 담관암 등에서 현저히 증가하고, 간실질장애나 급성췌장염에서 약간 증가한다, 다만 ALP는 골질환에서도 증가하나 5'-nucleotidase는 정상을 보인다.

정상 참고치는 1.6~14.0 IU/L이며, 측정법은 Fiske subbarow법을 이용하거나 Berthelot 반응을 이용하는 비색법과 자외부법이 있다.

2) 측정법

(1) 자외부법

원리

adenosine-5-phosphate에 5'-nucleotidase가 작용하면 adenosine과 phosphate가 생성된다. 생성된 adenosine에 adenosine deaminase를 반응시키면 inosine과 암모니아가 생성된다. 생성된 inosine에 2-oxoglutarate와 NADH을 가하고 glutamate dehydrogenase가 촉매작용

을 하면 NAD와 L-glutamic acid가 생성된다. 이때 흡수도의 감소율을 340 nm에서 측정한다.

(2) 비색법

원리

adenosine-5-phosphate에 5′-nucleotidaserk 작용하면 adenosine과 phosphate가 생성된다. 생성된 phosphate에 amm. molybdate와 ANSA시약을 가하여 반응시키면 청색의 유색물질을 얻는데, 이것을 비색측정한다.

11. Leucine Aminopeptidase : LAP

1) 서론

LAP는 peptide의 N-말단에 존재하는 leucine을 peptide chain으로부터 떼어내는 가수분해효소(exopeptidase)이다. 즉

$$\text{L-leucine} + H_2O \text{ —— (LAP) ——→ leucine} + \text{peptide}$$

exopeptidase에는 amino말단 peptide를 가수분해하는 aminopeptidase와 carboxy말단 peptide를 가수분해하는 carboxypeptidase로 분류한다.

LAP는 세포의 microsome분획에 주로 존재하는 aminopeptidase인 aryamidase, 세포질의 가용성분획에 존재하는 aminopeptidase인 Cytosol(LAP)과 임신시에 혈중에 증가하는 태반성 LAP인 cystine aminopeptidase(CAP) 등이 있는데, 그중 aryamidase(microsomal LAP)는 현재 LAP측정에 이용되는 것으로 신장에 다량 함유되고, 췌장, 간, 뇌, 비장 순으로 높게 분포되어 있고, 분자량이 약 24만정도이고, Zn^{++}를 함유하며, 지적 pH 7~8로써 Co^{++}에 의해 활성화된다.

생리적 변동에서 성별차는 여자가 남자에 비해 10%정도 낮은 활성치를 보이고, 연령별은 출생시에 가장 높았다가 급격히 저하되고, 14세 이후 성인치로 된다. 계절은 여름철이 겨울철에 비해 높고, 운동에 의해 일시적으로 10~15% 낮은 활성치를 보인다. 용혈의 영향은 적혈구 중에 분포량이 혈청의 1/4~1/6정도 함유하고 있으므로 직접적으로는 영향이 없다.

임상적 의의는 간 · 담도폐쇄에서 현저히 증가되고, 간세포장애와 간 · 담도폐쇄를 감별하는데 이용된다. 즉 간암, 폐쇄성황달, 간농양에서 심하게 활성치가 증가하고, 임

신, 급성간염, 췌장암에서 중등도로 증가하고, 만성간염, 간경변증, 췌장염에서는 약간 증가한다. 정상 참고치는 남자 성인은 113~171 GR unit이고, 여자 성인은 103~157 GR unit이다.

측정법에는 L-leucyl-β-naphthylamide를 기질로 이용하는 방법, aniline유도체를 기질로 이용하는 방법과 L-leucylamide를 기질로 이용하는 자외부법 등이 있다.

2) 측정법

(1) 효소법

① 원리

혈중에 존재하는 LAP는 L-leucyl-3-carboxy-4-hydroxyanilide기질에 작용하여 L-leucine과 5-aminosalicylic acid를 생성한다. 이중 5-aminosalicylic acid를 산화제로 sod. periodate존재하에서 p-xyrenol과 반응하여 황색을 형성하는데, 이것을 비색정량한다.

② 시약

a. 기질용액(L-leucine-3-carboxy-4-hydroxyanilide)
b. 발색시약(p-xyrenol, sod. periodate)
c. 발색시약 용해액(pot. hydroxide)
d. 표준액(5-aminosalicylic acid)

- **발색시약의 조제**

  발색시약 1vial을 발색시약 용해액으로 완전히 용해한다.

③ 기기 및 기구

a. Spectrophotometer
b. 37℃ Water bath
c. Voltex mixer
d. Lambda Pipette or Autopipetor
e. Serological Pipette
f. Test tube

④ 측정조작법

a. 3개의 시험관을 준비하고, B. S. U라고 표기한다.
b. 각 시험관에 기질용액을 1.0 mL씩 각각 취하고, 37℃ 항온조에서 5분간 예비가온한다.
c. B관에는 증류수 0.02 mL, S관에는 표준액 0.02 mL, U관에는 혈청 0.02 mL를 각각 가하고 37℃ 항온조에서 정확히 20분간 항온한다.

d. 항온이 끝나면 각 시험관에 조제한 발색시약을 3.0 mL씩 각각 가하고 혼합한다.
e. 실온에서 5분간 방치하고, 60분이내에 맹검을 대조로 하여 파장 635 nm에서 각각의 흡수도를 측정한다.

⑤ 계산법

$$\text{LAP활성치(IU/L)} = \frac{\text{검체의 흡수도}}{\text{표준액의 흡수도}} \times \text{표시치(해당농도)}$$

Goldarg Rutenberg unit × 0.2427 = IU/L

⑥ 정상 참고치

남자 : 142 ± 29 GR unit

여자 : 130 ± 27 GR unit

⑦ 주의사항

a. 혈청의 안정성은 냉장고에서 1주일 이상, 실온에서는 2~3일이다.
b. 항응고제 EDTA, oxalate, citrate 등은 활성치를 감소시킨다.
c. 임산부에서는 태반성 aminopeptidase가 증가하기 때문에 LAP활성이 증가한다.

실험 보고서

Clinical Chemistry

제목 : 년 월 일 학번 : 성 명 :

1. 원리(요약)

2. 조작법(요약)

3. 결과

4. 토의사항

(2) 자외부법

원리1

기질 L-leucylamide를 LAP가 가수분해하면 L-leucine과 암모니아를 생성한다. NAD를 가하고 leucine dehydrogenase를 작용시키면 NADH와 2-ketoisocaproate 및 암모니아가 생성되는데, 이때 파장 340 nm에서 흡수도의 증가를 측정한다.

원리2

기질 L-leucylamide를 LAP가 가수분해하면 L-leucine과 암모니아를 생성한다. ammonia에 2-ketoglutarate와 NADPH를 가하고 glutamate dehydrogenase를 작용시키면 glutamate와 NADP가 생성되는데, 이때 파장 340 nm에서 흡수도의 감소를 측정한다.

12. Aldolase : ALD

1) 서론

aldolase는 혐기성 해당계반응에 관여하는 효소로써 fructose-1,6-diphosphate를 분해하여 dihydroxyacetonephosphate와 D-glyceraldehyde-3-phosphate를 생성시키며, 또한 D-fructose-1-phosphate에도 작용하여 dihydroxyacetone phosphate와 aldehyde를 생성시키기도 한다. 이 효소의 동질효소에는 근육에서 유래되고, 분자량이 4만인 subunit 4개(160,000)로 이루어진 aldolase A형(골격근형)과 간에서 유래되고, 분자량이 158,000인 aldolase B형(간형) 및 뇌에서 유래되고, 분자량이 가변적인 aldolase C형(뇌형) 등의 3종류가 있으며, 효모에는 Zn을 함유하고 있다.

생리적 변동에서 성별 및 연령은 여자보다 남자가 약간 높고, 어린이는 성인의 2배 정도 높은 활성을 보이며, 적혈구에는 혈청에 비해 150배정도 활성이 함유되므로 용혈에 영향을 받는다. 검체는 혈소판에 aldolase가 다량 함유하기 때문에 혈청보다 혈장이 적합하나 혈청을 사용하기도 한다. 또한 이 효소는 담즙으로 배설되지 않고 요중에서도 나타나지 않으면서 각종 암조직에는 많이 존재한다.

임상적 의의는 증가하는 질환은 진행성 근dystrophy, 급성간염, 심근경색 그리고 악성종양, 다발성 근염일 때이고, 감소하는 질환은 폐쇄성황달일 때이다.

정상 참고치는 남자가 9~13 IU/L, 여자는 6~11 IU/L이며, 측정법에는 Sibley-Lehninger법과 자외부법이 있다.

2) 측정법

(1) Sibley-Lehninger법

원리

기질 glucose-1,6-bisphosphate를 aldolase가 가수분해하여 dihydroxyacetone phosphate와 glyceraldehyde-3-phosphate를 생성시킨다. 여기에 염산하에서 dinitrophenylhydrazine을 반응시키면 hydrazone이 되고, 알칼리화하면 적갈색을 형성하는데, 이것을 비색정량한다.

- Unit의 정의

  혈청 1 mL에 의해 37℃에서 60분 동안 1 uL의 fructose-1,6-phosphate를 분해시키는 효소량를 의미한다.

(2) 자외부법

원리

기질 glucose-1,6-bisphosphate에 aldolase를 작용시키면 dihydroxy acetonephosphate와 glyceraldehyde-3-phosphate가 생성된다. 생성된 glyceraldehyde-3-phosphate에 triose phosphate isomerase를 반응시키면 dihydroxyacetone phosphate로 전환되고, 여기에 NADH를 가하고 glyceraldehyde-3-phosphate dehydrogenase의 촉매작용에 의해 NAD와 glycerophosphate이 생성되는데, 이때 파장 340 nm에서 흡수도의 감소를 측정한다.

[주의사항]

1) aldolase는 비교적 불안정한 효소로써 냉장고에서 2~3일이 지나면 활성이 30~40% 감소한다.
2) 기질에 대한 친화성이나 최대속도가 다르다.

CHAPTER 10

지 질

Lipid

1. Lipid

1) 서론

지질은 고급지방산과 glycerol의 ester로 구성된 hydrophobic nature를 가진 물질로써 물에는 용해되지 않고 유기용매에 용해되는 성질이 있으며, 이들의 생체내 분포는 지방 저장조직에 주로 분포되어 있고, 뇌조직, 기타(지방저장조직이 아닌 부위) 등 순으로 분포되어 있으면서 체내에서 지방조직을 구성 및 보충작용을 하며 주로 에너지를 공급한다.

지질을 분류하면 단순지질은 성상에 따라 지방과 기름으로 구분하고, 가장 많은 것은 중성지방(glycerol과 3분자의 지방산과의 ester결합)이며, Wax(고급 alcohol과 고급지방산과의 ester, cholesterol ester 등) 등이 있다.

복합지질은 구조상 phosphatidic acid분자 가운데 인산을 함유한 복합물질인 ① 인지질에는 lecithin(phsophatidic choline), cephalin(phosphatidic ethanolamine), phosphatidyl serine, lipositol(phosphatidyl inositol), cardiolipin, plasmalogen 등이 있으며, ② sphingolipoid에 속하는 것은 sphingomyelin(지방산, 인산, choline,sphingosine)과 glycolipid (cerebroside와 ganglioside) 그리고 ③ 지질과 단백의 복합체인 lipoprotein등이 있다.

한편 유도지질에는 vitamin D, hormone, 담즙산 및 각종 sterol 등이 이에 속한다. 총지질의 성분은 지방산이 alcohol과 ester 결합을 한 중성지방, 인지질, cholesterol, 유리지방산으로 구성되어 있다.

임상적 의의에서 증가하는 질환은 식후지혈증, 당뇨병, 췌장염, 지방간, glycogen축적증, 갑상선기능 저하증, 네프로제 때이고, 감소하는 질환은 흡수부전증, cancer의 말기, 간장애 때이다. 측정법으로는 Sulfophosphovanillin법과 Kunkel법이 있다.

2) 측정법

(1) Sulfophosphovanillin법(SPV법)

① 원리

혈청에 농황산을 가하고 가열하면 지질은 산화되어 ketone이 생성된다. 생성된 ketone에 phosphovanillin시약을 가하면 홍색이 형성되는데, 이것을 비색측정한다.

② 시약

a. Conc sulfuric acid
b. Phosphovanillin시약(phosphoric acid, vanillin)
c. 표준액(Olive oil)

③ 기기 및 기구

a. Spectrophotometer
b. 37℃ water bath
c. water bath
d. Serologicaal Pipette
e. Test tube
f. Pipette filler

④ 측정조작법

a. 2개의 시험관을 준비하고, S. U라고 표기한다.
b. S관에는 표준액 0.1 mL, U관에는 혈청 0.1 mL를 취하고 각 시험관에 농황산 2.0 mL씩 가하고 100℃ 수욕조에서 10분간 끓인다.
c. 다시 3개의 시험관을 준비하고, B. S. U라고 표기한다.
d. B관에는 농황산 0.1 mL, S관에는 10분간 끓인 액(S) 0.1 mL, U관에는 10분간 끓인 액 0.1 mL씩을 취한다.
e. 각 시험관에 phosphovanillin시약 5.0 mL씩 가하여 혼합하고, 37℃ 항온조에서 15분간 항온한다.
f. 5분간 냉각한 후 맹검을 대조로 하여 파장 540 nm에서 흡수도를 측정한다.

⑤ 계산법

$$\text{Total lipid량(mg/dL)} = \frac{\text{검체의 흡수도}}{\text{표준액의 흡수도}} \times \text{해당농도(표준액의 농도)}$$

⑥ 정상 참고치

400~1,000 mg/dL

⑦ 주의사항

a. 농황산을 사용하므로 피부 및 피복에 닿지 않도록 한다.

b. 끓일 때 화재가 발생되지 않도록 한다.

c. 흡수도를 측정할 때 발색된 착색용액을 cuvette에 옮길 때 주의해야 한다.

실험 보고서

Clinical Chemistry

제목 : 년 월 일 학번 : 성 명 :

1. 원리(요약)

2. 조작법(요약)

3. 결과

4. 토의사항

(2) Kunkel법

원리

혈청에 phenol시약(NaCl, phenol)을 가하면 혼탁이 형성되는데, 이것을 파장 660 nm에서 비탁측정하여 그 흡수도를 TTT standard curve에서 결과를 산출하고 다음과 같이 계산한다.

(TTT unit × 16.6) + 267 = mg/dL

2. Cholesterol : CHO

1) 서론

Cholesterol은 6각형 고리 3개와 5각형 고리 1개로 구성된 cyclopentophenanthren핵을 가진 alcohol로써 phenanthren핵의 C^{-3}에 OH기, 5번과 6번 탄소사이에 이중결합을 포함하고 있으며, 지방산과 ester를 형성한다. 혈청 cholesterol중 내인선은 약 60%이고, 음식물중의 cholesterol를 장관으로 흡수하는 외인성은 40%에 해당한다.

cholesterol의 합성은 간에서 주로 이루어지고, 합성과정은 acetyl-CoA로 부터 β-hydroxy-β-methyl-glutaryl-CoA를 거쳐 mevalonate, squalene를 형성하고, 이어서 cholesterol이 합성된다. 한편, 음식물에 있는 cholesterol은 장관 내에서 담즙산의 작용을 받아 micelle화되어 esterase작용에 의해 ester은 free형이 된다. 이것은 장관점막세포에 의해 흡수되고, 이 세포내에서 다시 ester화되고, 단백질과 결합하여 chylomicron으로 되어 혈중에 유출된다.

또한 장간순환에 담즙산과 cholesterol의 재흡수가 감소되면 더욱더 cholesterol은 담즙산과 유리 cholesterol의 형태로 배설된다. 생리적 변동에서 연령 및 성별은 신생아혈청은 약 70 mg/dL, 생후1년에서 사춘기까지는 100~150 mg/dL, 20~40대 남성에서는 여성보다 20 mg/dL정도 높게 나타나고, 50대 이후에서는 점차 감소한다. 한편, 여성은 30대 이후 증가율이 커지고, 50대 전후에는 남성보다 높지만 60대까지 유지하다가 점차 감소한다. 음식물 섭취 후 혈청 cholesterol농도는 거의 변동이 없으며, 부신피질호르몬, 경구 피임약, alcohol 등에 의해 증가되고, ascorbic acid는 감소를 유발하고, 높은 bilirubin은 정오차를 일으킨다. 특히, 채혈 후 실온에 방치하면 cholesterol ester가 증가한다.

• 임상적 의의

증가하는 질환	감소하는 질환
관상동맥질환(죽상경화증 또는 심근경색)	간경변
동맥경화증, 폐쇄성황달	활동성 만성간염
갑상선기능저하증	교원병
신증후군	빈혈
원발성 고지혈증, 당뇨병	백혈병

측정법으로는 Lieberman-Burchard반응을 이용한 비색법(Bloor법, Zurkowski법, Ferro Ham법, Sperry web법, Schon heimer sperry법), Kiliani반응을 이용한 비색법(Zak법, Zak-Henly법)과 o-phthalaldehyde법 그리고 효소법, 자외부법 등이 있다.

• Lieberman-Burchard반응

cholesterol은 황산존재 하에서 빙초산과 무수초산이 반응하여 청록색을 형성하는 것을 의미한다.

• Kiliani반응

cholesterol은 황산존재 하에서 빙초산과 염화철이 반응하여 적색을 형성하는 의미한다.

• 추출액

- Bloor추출액(Ethanol : Ether = 3 : 1)
- Folch추출액(Chloroform : Methanol = 2 : 1)
- Sperry web추출액(Acetone : Alcohol = 1 : 1)

2) 측정법

(1) 효소법

① 원리

a. Total cholesterol : 혈청 중의 cholesterol ester에 cholesterol esterase가 작용하여 free cholesterol과 지방산으로 분해된다. 원래 존재하는 free형과 생성된 free형 cholesterol에 cholesterol oxidase의 산화작용으로 choles-4-en-3-one과 H_2O_2가 생성된다. 생성된 H_2O_2는 peroxidase의 존재 하에 phenol과 4-aminoantipyrine이 축합반응이 형성되어 적색의 quinone이 생성된다. 이것을 비색측정한다.

b. Free cholesterol : 혈청 중에 있는 Free cholesterol을 cholesterol oxidase로 산화시켜 cholest-4-en-3-on과 과산화수소를 생성시킨다. 이때 생성된 과산화수소가

peroxidase의 존재 하에서 4-aminoantipyrine과 phenol을 산화 축합시켜 생성되는 적색의 quinone색소를 비색측정한다.

② 시약

a. 효소시약(cholesterol esterase, cholesterol oxidase, peroxidase, 4-AAP)
b. 완충액(인산완충액, HDAOS or 인산완충액, phenol)
c. 효소시약
d. 완충액
e. 표준액(표시치)

- **효소시약의 조제(Total cholesterol용)**
  효소시약 1병을 완충액 1병으로 기포가 생기지 않도록 용해시켜 사용한다(조제 후 냉장고에서 1주간 안정하다).

- **효소시약의 조제(Free cholesterol용)**
  효소시약 1병을 완충액 1병으로 용해한다(냉암소 보관시 1개월 안정).

- HDAOS = (Sod. N-2-hydroxy-3-sulfopropyl-3,5-dimethoxyaniline)

③ 기기 및 기구

a. Spectrophotometer
b. 37℃ water bath
c. Voltex mixer
d. Lambda Pipette or Autopipettor
e. Serological Pipette
f. Test tube

④ 측정조작법

a. Total cholesterol
  1) 3개의 시험관을 준비하고, B. S. U라고 표기한다.
  2) 관에는 증류수 0.02 mL, S관에는 표준액 0.02 mL, U관에는 혈청 0.02 mL씩 취한다.
  3) 각 시험관에 조제한 효소시약 3.0 mL씩 가하고 혼합한다.
  4) 각 시험관을 37℃ 항온조에서 정확히 5분간 항온한다.
  5) 60분이내에 맹검을 대조로 하여 파장 500 nm에서 흡수도를 측정한다.

b. Free cholesterol
  1) 3개의 시험관을 준비하고, B. S. U라고 표기한다.
  2) S관에는 표준액 0.1 mL, U관에는 혈청 0.1 mL를 각각 취한다.

3) 각 시험관(B. S. U)에 조제한 효소시약을 3.0 mL씩 가하고 혼합한 후 37℃ 항온조에서 5분간 항온한다.
4) 60분 이내에 맹검을 대조로 하여 파장 500 nm에서 각각의 흡수도를 측정한다.

⑤ 계산법

$$\text{총 cholesterol량(mg/dL)} = \frac{\text{검체의 흡수도}}{\text{표준액의 흡수도}} \times \text{표시치}$$

$$\text{Free cholesterol치(mg/dL)} = \frac{\text{검체의 흡수도}}{\text{표준액의 흡수도}} \times \text{해당농도}$$

⑥ 정상 참고치

Total cholesterol : 130~250 mg/dL
Free cholesterol : 60~80 mg/dL
Ester cholesterol : Total cholesterol의 60~80%

⑦ 주의사항

a. 시료는 미량이므로 정확히 취해야 한다.
b. 조제한 효소시약은 냉암소에서 보관한다.
c. Hb, 빌리루빈, ascorbic acid 등은 정상의 혈중량에서는 영향이 없다.

Clinical Chemistry

실험 보고서

제목 : 년 월 일 학번 : 성 명 :

1. 원리(요약)

2. 조작법(요약)

3. 결과

4. 토의사항

(2) Ferro Ham법

① 원리

혈청 중의 total cholesterol은 황산 하에서 빙초산과 무수초산을 가하여 반응시키면 청록색을 형성하는데, 이것을 비색측정한다.

② 시약

a. 발색시약(황산, 빙초산, 무수초산)

b. 표준액(cholesterol, 빙초산)

③ 기기 및 기구

a. Spectrophotometer

b. water bath

c. Voltex mixer

d. Lambda Pipette or Autopipettor

e. Serological Pipette

f. Test tube

④ 측정조작법

a. 3개의 시험관을 준비하고, B. S. U라고 표기한다.

b. B관에는 빙초산 0.1 mL, S관에는 표준액 0.1 mL, U관에는 혈청 0.1 mL씩 각각 취한다.

c. 각 시험관에 발색시약 5.0 mL씩 각각 가하고 혼합한다.

d. 37℃ 항온조에서 15분간 항온한다.

e. 맹검을 대조로 하여 파장 630 nm에서 각각의 흡수도를 측정한다.

⑤ 계산법

$$\text{Total cholesterol치(mg/dL)} = \frac{\text{검체의 흡수도}}{\text{표준액의 흡수도}} \times \text{해당농도}$$

⑥ 정상치

Total cholesterol치 : 150~250 mg/dL

⑦ 주의사항

a. 강산을 사용하므로 화상에 주의해야 한다.

b. 강산이므로 피복에 주의해야 한다.

c. 검체 및 표준액을 정확히 취해야 한다.

d. 수분이 혼입되지 않도록 한다.

Clinical Chemistry

실험 보고서

제목 : 년 월 일 학번 : 성 명 :

1. 원리(요약)

2. 조작법(요약)

3. 결과

4. 토의사항

(3) Zak법

① 원리

a. Total cholesterol : 혈청을 acetone alcohol로 제단백과 동시에 추출을 하고, 추출액을 일정량 취하여 증발 건조 시키고, 빙초산과 염화철을 황산 하에서 반응하여 생성된 적색을 비색측정한다.

b. Free cholesterol : 추출액의 일정량을 취하여 일부 증발건조 시킨 후 digitonine을 가하면 Free cholesterol과 반응하여 불용성인 digitonide cholesterol로 침전되어 분리된다. 이 침전물에 황산 존재 하에서 빙초산과 염화철을 반응시켜 얻어진 적색을 비색측정한다.

② 시약

a. 추출액(acetone alcohol)
b. digitonine(1%)
c. conc sulfuric acid
d. 발색시약(ferric chloride, glacial acetic acid)
e. 표준액

③ 기기 및 기구

a. Spectrophotometer
b. Dry oven or Boiling water bath
c. Voltex mixer
d. pipette filler
e. Serological Pipette
f. Test tube
g. Centrifuge

④ 측정조작법

a. 시험관에 추출액 9.8 mL에 혈청 0.2 mL를 가하고, 강하게 혼합한 다음 3,000 rpm에서 5~10분간 원침한다.
b. 다시 2개의 시험관을 준비하고, T, F라고 표기한다.
c. T, F 시험관에 추출액 4.0 mL씩 각각 취하고 수욕조에서 증발 건조시킨다.
d. T관은 완전 건조시키고, F관은 0.2~0.5 mL가 남도록 건조시킨다.
e. F관에 1% digitonine을 0.5 mL를 가하고, 실온에서 5분간 방치하고 원침한다.
f. 상층액을 완전제거하고 Acetone 3~4 mL을 가하여 세척하고 다시 3,000 rpm에서 10분간 원침한 후 상층액을 완전제거 한다.

g. 2개의 시험관을 준비하고, B, S라고 표기하고 S관에 표준액 0.1 mL를 가한다.
h. 4개의 시험관에 발색시약 3.0 mL씩 각각 가하고, 농황산 2.0 mL씩를 넣고, 혼합한 후 실온에서 15분간 방치한다.
i. 맹검을 대조로 하여 파장 560 nm에서 각각의 흡수도를 측정한다.

⑤ 계산법

$$\text{Total cholesterol치(mg/dL)} = \frac{\text{검체의 흡수도}}{\text{표준액의 흡수도}} \times \text{해당농도}$$

$$\text{Free cholesterol치(mg/dL)} = \frac{\text{검체(F)의 흡수도}}{\text{표준액의 흡수도}} \times \text{해당농도}$$

Ester cholesterol(mg/dL) = Total cholesterol-Free cholesterol

⑥ 정상 참고치

Total cholesterol : 130~250 mg/dL

Ester cholesterol : 60~80 %

⑦ 주의사항

a. 강산을 사용하므로 화상에 주의해야 한다.
b. 유기용매를 사용하므로 화재에 주의해야 한다.
c. 반응시 수분이 오염되지 않도록 해야 한다.
d. 추출과정에서 충분히 혼합을 해야 한다.
e. 발색시약을 가하면 열이 많이 생기므로 주의해야 한다.

실험 보고서

Clinical Chemistry

제목 : 년 월 일 학번 : 성 명 :

1. 원리(요약)

2. 조작법(요약)

3. 결과

4. 토의사항

3. HDL-cholesterol : HDL-C

1) 서론

혈장 HDL중에 포함되어 있는 cholesterol를 HDL-cholesterol이라고 한다. LDL이나 VLDL로 운반되어 혈관벽등 말초조직에 축적된 free형 cholesterol를 HDL이 특이적으로 빼앗아 HDL-cholesterol형태로 된다. 다시 LCAT의 작용에 의해 ester형 cholesterol로 전환하여 HDL-cholesterol로 간에 운반한다.

HDL은 LDL이 세포내로 들어가는 것을 막으며, cholesterol의 침착이나 축적을 억제하고 항동맥경화작용을 한다.

• 임상적 의의

증가를 일으키는 경우	감소를 일으키는 경우
운동 적당한 알코올 estrogen투여	관상동맥성 심질환 비만, 당뇨병 담석증, 고지혈증 특히, 담배 및 coffee는 감소를 일으킨다

정상 참고치는 측정법에 따라 차이가 있으나, 남성은 32~72 mg/dL, 여성은 34~81 mg/dL이다. 측정법에는 침강법(Heparin-$MnCl_2$법, Dextran $MgCl_2$법, phosphotungstic acid-$MgCl_2$법)과 polyethylene glyco법 등이 있는데. 항응고제 heparin을 사용한 혈장은 검체로써 부적합하다.

2) 측정법

(1) phosphotungstic acid-$MgCl_2$법

① 원리

혈청에 sod. phosphotungstate와 염화마그네슘으로 된 침전시약을 가하면, VLDL 및 chylomicron 그리고 LDL과 결합하여 침전되고, 2가의 금속이온에 의해 ascorbic acid는 산화되어 영향을 주지 않는다. 상층 액중 존재하는 HDL-cholesterol에 cholesterol esterase를 가하면 free cholesterol과 지방산이 생성된다. 생성된 free cholesterol에 cholesterol oxidase를 반응시키면 cholest-4-en-3-one과 과산화수소가 생성된다. 생성된 과산화수소에 4-aminoantipyrine과 EMST를 POD존재 하에서 반응하면 청자색의 quinone색소가 형성되는데 이것을 비색 측정한다.

* EMST =N-ethyl-N-(β-methylsulphonamidethyl)-m-toluidine

② 시약

a. 침전시약(sod. phosphotungstate, $MgCl_2$)
b. 효소시약(cholesterol esterase, cholesterol oxidase, peroxidase, 4-AAP)
c. 발색시약(EMST)
d. 표준액

- **시약의 조제법**

  효소시약 1병을 발색약 1병에 완전 용해한다.(냉장상태에서 1개월 안정)

③ 기기 및 기구

a. Spectrophotometer
b. 37℃ water bath
c. Voltex mixer
d. Lambda Pipette or Autopipettor
e. Serological pipette
f. Test tube

④ 측정조작법

a. 3개의 시험관을 준비하고 B, S, U라고 표기한다.
b. U관에 혈청 0.3 mL를 취하고 침전시약 0.3 mL를 가하고 혼합한 후 실온에서 10분이상 방치한 후 3,000 rpm에서 10분간 원침한다.
c. B관에는 증류수 0.05 mL, S관에는 표준액 0.05 mL, 새로 준비한 U관에는 상층액 0.05 mL씩 각각 취한다.
d. 각 시험관에 조제한 효소시약을 3.0 mL씩 가하고 혼합한 후 37℃ 항온조에서 5분간 가온한다.
e. 맹검을 대조로 하여 파장 555 nm에서 각각의 흡수도를 측정한다.

⑤ 계산법

$$\text{HDL-cholesterol 치(mg/dL)} = \frac{\text{검체의 흡수도}}{\text{표준액의 흡수도}} \times \text{표시치}$$

⑥ 정상 참고치

성인남자 : 37~50 mg/dL
성인여자 : 44~66 mg/dL

⑦ 주의사항

a. 침전시약은 측정시 온도가 낮을 경우 상층액의 분리가 불충분하다.
b. heparin으로 처리한 혈장은 사용하지 못한다.

Clinical Chemistry

실험 보고서

제목 : 년 월 일 학번 : 성 명 :

1. 원리(요약)

2. 조작법(요약)

3. 결과

4. 토의사항

4. Triglyceride : T.G.(Triacyl glycerol)

1) 서론

triglyceride는 3가 alcohol의 glycerol에 3분자의 지방산이 ester결합으로 이루어진 물질로써 인체 지방산이 대부분의 주성분으로 존재하며, 지방으로써 지방조직에 저장된다. 즉 저장형 triglyceride는 지방조직이나 간에 저장되고, 동원형 triglyceride는 분해되어 지방산으로 조직에서 이용된다. 외인성 triglyceride합성은 음식물중의 중성지방은 췌장 lipase작용으로 monotriglyceride와 유리지방산으로 분해되고, 담즙산과 결합하여 micelle을 형성하여 십이지장 및 공장(장점막세포)에서 지방산으로부터 triglyceride를 재합성하여 chylomicron에 결합되어 림프관을 통해 혈관으로 유출된다.

내인성 triglyceride는 지방조직의 지방산은 glucose의 이화작용에 의해 생성된 glycerol-3-phosphate를 ester화하여 triglyceride로 간에서 합성되어 VLDL의 성분으로 혈중에 방출한다.

생리적 변동에서 연령 및 성별은 남녀 모두 연령에 따라 점차 증가하다가 60세 이후는 감소하는 경향이 있으며, 남녀 차이는 남성이 높으나 큰 차이는 없다.

음식물 섭취와 alcohol섭취는 크게 영향을 받는다. 따라서 채혈은 조조공복시가 가장 좋으며, 12~16시간 절식 후 채혈하는 것이 좋다. 혈중의 triglyceride농도를 증가를 일으키는 인자는 ACTH, steroid hormone, thiazide제, alcohol 등이 있다.

• **임상적 의의**

증가하는 질환	감소하는 질환
가족성 고지혈증	간경변증
동맥경화증	심부전
점액수종, 당뇨병	Basedow병
급성 알코올지방간	Addison병
폐쇄성 황달	암의 말기

정상 참고치는 남성 50~155 mg/dL, 여성은 40~115 mg/dL이다. 측정법은 Hantzsch반응을 이용한 acetylacetone법, chromotrophic acid를 발색제로 이용한 Van Handel법 및 효소법 중 자외부법과 formazan dye의 비색법과 GPO법 등이 있다.

2) 측정법

(1) 효소법(GPO법)

① 원리

혈청중의 중성지방을 lipoprotein lipase로 가수분해하여 생성되는 지방산과 glycerol이 생성되는데, 생성된 glycerol을 ATP존재서 glycerol kinase에 의해 L-α-glycerolphosphate와 ADP가 생성된다. 생성된 L-α-glycerol-phosphate을 L-α-glycerolphosphate oxidase (GPO)로 산화시키면 과산화수소와 dihdyroxyacetone이 생성된다. 생성된 과산화수소를 peroxidase존재하에서 4-aminoantipyrine과 TOPS로 산화 축합시켜 생성되는 적색의 quinone형 색소를 얻는데, 이것을 비색측정한다.

② 시약

a. 효소시약
b. 완충액
c. 표준액

- **효소용액의 조제법**
  효소시약 1병을 완충액 1병으로 용해한다(조제한 후 냉암소에서 2주간, 실온에서 48시간 안정)

③ 기기 및 기구

a. Spectrophotometer
b. Voltex mixer
c. 37℃ water bath
d. Lambda Pipette or Autopipettor
e. Serological Pipette
f. Test tube

④ 측정조작법

a. 3개의 시험관을 준비하고, B. S. U라고 표기한다.
b. S관에는 표준액 0.02 mL, U관에는 혈청 0.02 mL씩 취하고, 조제한 효소시약을 3.0 mL씩 각 시험관에 가한다.
c. 잘 혼합한 후 37℃ water bath에서 10분간 정확히 항온한다.
d. 5분간 실온 방치 후 60분 이내에 맹검을 대조로 하여 파장 550 nm에서 각각의 흡수도를 측정한다.

⑤ 계산법

$$\text{Triglyceride(mg/dL)} = \frac{\text{검체의 흡수도}}{\text{표준액의 흡수도}} \times \text{표시치}$$

⑥ 정상 참고치

남자 : 50~155 mg/dL

여자 : 40~115 mg/dL

⑦ 주의사항

a. 검체는 공복시 혈청을 사용해야 한다.

b. 혈청분리 후 신속히 측정해야 한다.

c. 고지혈증일 때 혈청이 우유빛일 경우는 잘 혼합하여 측정한다.

Clinical Chemistry

실험 보고서

제목 :　　　　　　　　　　　년　월　일 학번 :　성 명 :

1. 원리(요약)

2. 조작법(요약)

3. 결과

4. 토의사항

(2) Acetylacetone법

원리

혈청에 isopropyl alcohol과 흡착제를 가하여 추출과 동시에 간섭물질을 제거한 후 KOH로 검화시키면 glycerol과 지방산이 형성된다. 형성된 glycerol을 Pot. periodate로 산화시키면 formaldehyde와 formic acid가 생성된다. 생성된 formaldehyde를 암모니아 하에서 acetylacetone를 가하여 반응시키면 황색물질인 3.5-diacetyl-1.4-dihydrolutidine이 생성되는데, 이것을 비색 정량한다.

- Hantsch반응

  formaldehyde가 암모니아 하에서 acetylacetone이 반응하면 황색이 형성되는 것을 의미한다.

(3) Van handel법

원리

중성지방을 KOH로 검화시키면 glycerol과 지방산이 생성되는데, 이중 glycerol에 pot. periodate를 가하여 산화시키면 formaldehyde가 생성된다. 이 생성물에 chromotropic acid를 가하면 적자색을 얻는데, 이것을 비색정량한다.

(4) 자외부법(Glycerokinase법)

원리

중성지방에 lipoprotein lipase를 작용시키면 glycerol과 지방산이 생성된다. 생성된 glycerol에 ATP를 가하고 glycerokinase를 작용시키면 glycerol-3-phosphate와 ADP가 생성되고, 생성된 ADP에 phosphoenol-pyruvate를 가하고 pyruvatekinase를 반응시키면 pyruvate와 ATP가 생성된다. 생성된 pyruvate에 NADH를 가하고 LDH를 작용시키면 NAD가 생성되면서 흡수도가 감소된다. 이때 파장 340 nm에서 흡수도의 감소율을 측정한다.

5. Phospholipid

1) 서론

인지질은 glycerol과 지방산의 인산을 가지며, 그분자 가운데 인산을 함유한 복합지질로써 구조상 phosphatidic acid를 갖는 각종지질에는 lecithine(phosphatidyl choline), cephalin(phosphatidyl ethanolamine), phosphatidyl serine, phosphatidyl inositol, cardiolipin 등이 있으며, 이들은 인산과 ester결합을 하고 있다.

lecithin중 choline은 양전하를 띄고 지방산은 비극성이고, 물에 쉽게 유화되고, 지방이 물에서 안정된 콜로이드현탁액을 형성하고 세포막의 필수 성분이 되며, cholesterol의 ester화에 필요한 지방산을 공급하기도 한다. 특히 cephalin은 혈액응고과정에 필요한 성분이다. sphingolipid는 amino기에 지방산과 amide결합을 하고 있으며, sphingomyelin은 인산을 함유하므로 인지질로 분류하고, 세포막(적혈구막과 신경수초)의 필수적인 성분이다.

세라미드의 hydroxy기에 glucose나 galactose가 glycosidic결합을 하면 cerobroside라고 하고, hydroxy기에 3개의 hexose가 결합한 것을 hexamine, acetyl화된 amino당이 결합한 것을 ganglioside로 분류한다. 인지질의 생리작용은 세포막의 골격형성과 세포막 투과에 관여하고, 혈액응고, 지질의 운반, 체액의 계면활성제, 단백합성, 세포분열, 막결합 효소의 활성억제 등이 있다.

생체내의 분포는 뇌 · 신경조직에 많고, 간, 세포외액, 신장, 난소, 근육 등에 분포되어 있으며, 혈청 인지질조성은 lecithin 67%, sphingomyelin 19%, lysolecithin 7.1%, cephalin 3.7%, inositol 2.5% 순으로 구성되어 있다.

생리적 변동에서 연령은 신생아 140~150 mg/dL, 그후 계속 증가하다가 70세 이후에 감소한다. 성별은 30세 이하에서는 여성이 높고, 30~40대에서는 남성이 높으나, 50대 이후에서는 다시 여성이 높아지지만 전체적으로는 큰 차이가 없다. 검체는 실온에 방치하면 무기인의 ester가 형성하여 유기인의 증가를 보이므로 빠른 시간 내에 혈청분리해야 한다.

임상적 의의는 주로 간에서 합성되고 대사가 이루어지고 LCAT가 간에서 합성되기 때문에 간실질장애나 폐쇄성황달 등에서 현저히 증가한다. 증가하는 질환은 간질환, 동맥경화증, 지방간, 담즙성 간경변, 갑상성기능저하증 등인 경우이고, 감소하는 질환은 급성간염 격화기, 갑상선기능항진증, 다발성골수종 등이다.

정상 참고치는 16~230 mg/dL이고, 여성이 남성보다 약간 높은 값을 나타낸다. 측정법에는 Fiske subbarow법을 이용한 비색법과 효소법이 있는데, 최근에는 효소법을 많이 이용하고 있다.

2) 측정법

(1) 효소법

① 원리

혈청중의 인지질(lecithin)은 phospholipase D에 의해 choline과 phosphatidic acid로 분해된다. 생성된 choline에 choline oxidase를 반응시키면 과산화수소와 betain이 생성되는데, 이중 과산화수소에 peroxidase존재하에서 phenol과 4-AAP를 작용시키면 적색의 quinone형 색소가 생성되는데, 이것을 비색 측정한다.

② 시약

a. 효소시약(phospholiase D, choline oxidase, peroxidase, 4-AAP)
b. 용해액(phenol, tris buffer)
c. 표준액(choline chloride)

- **효소시약의 조제법**
  효소시약 1병을 용해액 1병에 완전히 용해한다.

③ 기기 및 기구

a. Spectrophotometer
b. Voltex mixer
c. 37℃ water bath
d. Lambda Pipette or Autopipettor
e. Serological Pipette
f. Test tube

④ 측정조작법

a. 3개의 시험관을 준비하고, B. S. U라고 표기한다.
b. B관에는 증류수 0.02 mL, S관에는 표준액 0.02 mL, U관에는 혈청 0.02 mL씩을 각각 취한다.
c. 각 시험관에 조제한 효소시약을 3.0 mL씩 가하고 혼합한 후 37℃ 항온조에서 정확히 20분간 항온한다.
d. 5분간 실온에 방치한 후 맹검을 대조로 하여 파장 500 nm에서 각각의 흡수도를 측정한다.

⑤ 계산법

$$\text{Phospholipid(mg/dL)} = \frac{\text{검체의 흡수도}}{\text{표준액의 흡수도}} \times \text{표시치}$$

⑥ 정상 참고치

150~250 mg/dL

⑦ 주의사항

a. 조제한 효소시약은 냉장 보존을 유지해야 한다.

b. 검체량이나 표준액의 량이 미량이므로 정확히 취해야 한다.

c. 반응시간과 온도가 정확해야 한다.

Clinical Chemistry

실험 보고서

제목 : 년 월 일 학번 : 성 명 :

1. 원리(요약)

2. 조작법(요약)

3. 결과

4. 토의사항

(2) 비색법(Fiske subbarow 법을 이용)

① 원리

유기용매에 추출된 지질은 황산을 가하여 산화시키면 phosphate가 유리된다. 생성된 phosphate를 amm. molybdate로 처리하면 amm. molybdo-phosphate를 형성한다. 여기에 aminonaphthol sulfonic acid를 반응시켜 청색의 물질이 형성되는데, 이것을 비색 측정한다(phosphate량). phosphate량을 구하여 25배하면 phospholipid량으로 환산한다.

② 시약

a. 추출액(alcohol : ether=3 : 1)

b. 5N H_2SO_4(농황산 14 mL를 증류수로 희석하여 1 L되게 한다)

c. amm. molybdate(12.5%) : amm. molybdate 12.5 g을 증류수로 녹이고, 10N H_2SO_4 150 mL를 가하여 혼합한 후 증류수로 총량이 500 mL되게 한다.

d. aminonaphthol sulfonic acid : ANSA시약 0.25 g, Sod. bisulfite 15 g, Sod. sulfite 0.5 g을 증류수로 녹여 총량이 100 mL되게 한다.

e. hydrogen peroxide(27~30%)

f. 5% urea

g. Stock standard(0.08 mg/dL) : KH_2PO_4 0.351 g를 정확히 칭량하여 재증류수로 용해하고 10N H_2SO_4 용액 20 mL를 가하여 혼합한 후 총량이 1 L되게 한다.

③ 기기 및 기구

a. Spectrophotometer

b. 100℃ boiling water bath

c. Voltex mixer

d. Centrifuge

e. Serological Pipette

f. Test tube

④ 측정조작법

a. 10 mL 눈금있는 시험관에 추출액 9 mL를 넣고, 혈청 0.5 mL를 흔들면서 서서히 가한 다음 끓는 물에서 끓인 후 냉각시키고 추출액을 가해 10 mL되게 한다.

b. 2,500 rpm에서 10분간 원침하여 여과액을 얻는다.

c. 3개의 시험관을 준비하고, B. S. U라고 표기한 다음, B관에는 추출액 8 mL, S관에는 추출액 7.5 mL와 표준액 0.5 mL, U관에는 여액 8 mL를 각각 취한다.

d. 각 시험관에 5N 황산를 2.5 mL씩 가하고, 유리구슬 2개씩 넣고, 100℃ 온욕조에서 추출액을 증발시킨다.

e. 계속 가열 산화시키면 검은색이 되며, 시험관내에 SO_3가스가 찬 후 2분간 계속 가열하고, H_2O_2을 1방울씩 넣고 무색이 되도록 가열한다.

f. 냉각 후 H_2O_2 1방울과 5% urea용액 2방울씩 넣고 1분간 끓이고, 증류수 7 mL씩 각각 가한다.

g. 각 시험관에 amm. molybdate 1.3 mL씩 넣고 혼합한 후 aminonaphthol sulfonic acid 0.5 mL씩 각각 가하고 증류수로 10 mL되게 한다.

h. 실온에서 15분간 방치한 후 맹검을 대조로 하여 파장 660 nm에서 각각의 흡수도를 측정한다.

⑤ 계산법

$$\text{Phosphate량(mg/dL)} = \frac{\text{검체의 흡수도}}{\text{표준액의 흡수도}} \times \text{해당농도}$$

Phospholipid량(mg/dL) =Phosphate량 × 25

⑥ 정상 참고치

150~250 mg/dL

⑦ 주의사항

a. 유기용매를 넣고 가열하므로 화재 우려가 높다.

b. 가열할 때 하얀 가스가 유출되지 않도록 한다.

c. 강산을 사용하므로 화상에 주의한다.

d. 원침시 rpm은 높을수록 양호하다.

Clinical Chemistry

실험 보고서

제목 : 년 월 일 학번 : 성 명 :

1. 원리(요약)

2. 조작법(요약)

3. 결과

4. 토의사항

(3) 효소법(phospholipase C를 이용한 방법)

원리

lecithin(phosphatidic choline)에 phospholipase C를 가하여 가수분해 시키면 phosphoryl choline과 diglyceride가 생성된다. 생성된 phosphoryl choline을 알칼리성 phosphatase을 반응시키면 choline과 phosphate가 생성되는데, 무기인을 Fiske subbarow법을 이용하여 비색측정한다.

6. Free fatty acid : 유리지방산 : FFA

1) 서론

유리지방산은 대개 C_{10} 이상의 것을 대상으로 에스터화 되지 않은 상태를 비에스터화 지방산이라고 한다. 혈액내에서는 거의 albumin과 결합하고, 일부는 지단백과 결합하여 존재하는데 한분자의 albumin에 지방산 20개까지 결합이 가능하다.

일반적으로 혈장에서 지질은 globulin과 결합하고 있지만 유리지방산은 albumin과 결합하고 있다. 혈장 중 유리지방산은 Oleic acid(26.9%), Palmitic acid(25.7%), Stearic acid (13.5%), Linoleic acid(19.8%), Palmitoleic acid(8.5%) 및 Arachidonic acid(3.3%) 등으로 구성되어 있으며, 심근, 골격근, 신장 등의 주요 에너지원이 된다.

지방조직에서 유리지방산의 방출을 일으키는 호르몬(혈중 증가인자)은 adrenalin, TSH, noradrenalin, ACTH, glucagon, growth hormone, FSH, glucocorticoid, LH 등이 있으며, 지방조직에서 방출을 억제시키는 것은 insulin, glucose, nicotinic acid, prostaglondin 등이 있다. 특히 한냉, 공포, shock, 외상, 흡연, 운동, 정신적 stress 등은 adrenalin의 분비를 촉진하므로 지방산이 크게 변동한다.

유리지방산은 copper, cobalt, nickel 등과 chelate결합이 쉽게 일어난다. 생리적 변동에서 성별차는 없지만 연령에 따라 증가하는 경향이 있으며, 절식하면 유리지방산은 증가하고, 음식물을 섭취하면 감소한다. 따라서 공복시 채혈하여 검사한다(운동에서는 공복시와 운동시작 후 10~15분에는 감소하고, 그 후에 증가한다).

일내변동은 낮에는 감소하고, 밤부터 증가하여 조조공복시에 최고치에 달하며, 동결용해를 반복하면 검사치가 증가를 보인다. 특히 혈청을 장기간 보존하면 증가하며, 흡연시에도 증가한다.

• 임상적 의의

증가하는 질환	감소하는 질환
당뇨병, 중증간장애, 비만증, 갑상선기능항진증, 말단비대증, 갈색세포종, Cushing증후군, 급성심근경색증, 관상동맥부전, 급성췌장염	Insulinoma, 갑상선기능저하증, 뇌하수체기능저하증, Addison병

정상 참고치는 0.2~0.6 mmol/L(200~600 μeq/L)이다. 측정법에는 적정법(Dole법)과 추출, 착염생성, 발색과정을 이용한 copper complex법 및 cobalt complex법 그리고 효소법 등이 있다.

2) 측정법

(1) 효소법

원리

혈청중의 지방산에 ATP와 CoA-SH를 가하고 acyl-CoA synthetase를 작용하면 acyl-CoA가 생성되는데, 여기에 acyl-CoA oxidase를 반응시키면 과산화수소가 생성된다. 생성된 과산화수소에 phenol과 4-AAP를 가하고 peroxidase를 촉매반응 시키면 적색의 quinone색소가 형성되는데, 이것을 비색측정한다.

(2) 비색법

원리

혈청을 인산완충액과 chloroform를 가하고 추출한다. 추출된 유리지방산에 copper를 가하면 착염반응에 의해 지방산동이 생성된다, 생성된 지방산동을 발색시약인 bathocuproin을 반응시키면 적갈색을 얻는데, 이것을 비색측정한다.

7. Lipoprotein : 지단백

1) 서론

혈청내 지질의 대부분은 단백질과 결합한 상태인 지단백으로 존재하는데, 중심부에는 주로 triglyceride, cholesterol ester가 구성하고 있고, 외층막에는 인지질, 유리콜레스테롤, apoprotein 등으로 구성되어 있다. 혈청의 지단백 분류는 초원심법에서 chylomicron,

VLDL, LDL, HDL의 4종류 또는 IDL을 넣어 5종류로 나누고, 전기영동법에서는 chylomicron, pre-β-lipoprotein, β-lipoprotein, α-lipoprotein의 4종류로 분류한다.

각 분획의 특징에서 chylomicron은 입자가 가장 크고, 밀도가 가장 작으며, 장점막세포에서 형성되고, apo-A(12%), apo-C(65%), apo-B(23%)가 존재하며, 직경은 800~1000Å이고 중성지방을 조직 및 근육세포에 운반하는 역할을 한다. 특히 정상인에는 없으며, 비정상으로 존재할 때 전기영동시 혈청위치에 나타난다.

VLDL은 간에서 합성하고, apo-B(37%), apo-C(50%), apo-E(13%)가 존재하고, 중성지방을 지방근육세포에 전달한 후 혈장 중에 남아 있는 VLDL의 일시적 잔유물이며. apo-B를 제외한 모든 apo지단백을 HDL에 전달한다.

lDL은 IDL로부터 혈장에서 만들어지고, 주로 apo-B(95%)로 구성되고, apo-C, apo-E가 약간 존재하며, 담즙산의 형성, 세포막의 형성, steroid hormone의 생성을 위해 조직에서 cholesterol을 운반(75%)한다.

HDL은 간장과 장점막세포에서 만들어지고, 이것은 apolipoprotein과 복합체를 형성한다. 주로 apo-A(90%)로 구성되고, apo-C(8%), apo-E을 포함한다. apo-AI은 LCAT를 활성화, apo-CII는 LDL를 활성화하고, apo-CIII는 LPL활성을 억제한다. 지단백대사에서 말초조직에서 간으로 cholesterol를 운반하고, apo-C의 chylomicron, 중성지방 등을 조절한다. 기타 자세한 내용은 아래 표와 같다.

초원심법	전기영동법	비중	인지질	단백질	중성지방	cholesterol
chylomicron	Chylomicron	0.96 이하	7.1%	0.5~2.5%	81.3%	6.1%
VLDL	pre-β-lipoprotein	0.96~1.006	17.5%	7.0~10%	51.8%	16.2%
LDL	β-lipoprotein	1.006~1.063	23.6%	21.0%	5.1%	42.3%
HDL	α-lipoprotein	1.063~1.20	26.9%	50.0%	4.6%	18.5%

고지혈증 표현법에서 Type I은 혈청상층에 cream층이 생기고, chylomicron이 높게 나타나고, 성분 중 triglyceride가 높게 분포 되었으며, Type-IIa는 혈청은 맑으나, LDL이 높게 나타나며, cholesterol이 높게 증가하나 triglyceride는 약간 증가한다.

Type-IIb는 혈청이 약간 혼탁하고 LDL과 VLDL이 증가하고, cholesterol과 triglyceride가 동시에 증가한다.

Type-III는 혈청이 혼탁하고, LDL이 증가하며, cholesterol과 triglyceride가 동시에 증가하며, Type-IV는 혈청이 혼탁하거나 우유빛이고, VLDL이 증가하고 triglyceride가 주로 증가한다.

Type-V는 혈청이 cream층에 혼탁하고, chylomicron과 VLDL이 증가하고, cholesterol에 비해 triglyceride가 높게 증가한다.

측정법에는 초원심법, 전기영동법 및 chromatography법 등이 있다.

CHAPTER 11

호르몬

Hormone

1. Hormone

1) 서론

(1) Hormone의 정의

특수한 조직에서 분비되는 물질로써 말단조직에서 독특한 생리화학적인 작용을 하는 물질, 즉, 내분비선에서 생산되는 물질을 의미한다.

(2) Hormone 조절작용

특수한 분비선 또는 조직에서 만들어진 물질이 혈액으로 분비되어 말단조직이나 장기에서 독특한 생리화학적인 작용을 나타내는 것을 체액조절작용 또는 내분비작용이라 한다.

(3) Hormone의 기능

① 신체의 성장과 발육을 조절한다.
② 체액의 내부환경을 일정하게 유지한다.
③ 성적성숙, 성적리듬 및 자율운동 등의 특수한 행동을 조절한다.
④ 물질대사를 조절(에너지생산을 조절하고, 대사율을 안정화)한다.
⑤ 호르몬의 생산과 방출을 촉진하거나 방해한다.
⑥ 스트레스나 위기상황에 잘 대처하도록 한다.

(4) Hormone의 구조적 분류

① Steroid hormone(성호르몬과 부신호르몬)

② Amino acid의 유도체(갑상선호르몬 등)

③ Peptide 및 protein hormone

- peptide(20개 이하의 amino acid)
- 당단백질(탄수화물을 공유결합)-(갑상선, 난포자극호르몬, 황체형성호르몬 등)
- polypeptide(20개 이상의 amino acid)-(성장호르몬, ACTH, Prolactin 등)

2) 부신피질 호르몬(Adrenal cortex hormone)

(1) 합성과정

cholesterol로부터 효소작용을 통한 탈수소작용, 수산기형성, 그리고 기타 반응에 의해 cholesterol의 가지 사슬이 분해되면서 합성된다.

(2) 부신피질 호르몬의 분류

① Mineral corticoid(물, 전해질 대사호르몬)

합성은 사상대나 구상대에서 형성되고, 혈장 Na^+과 K^+에 영향을 주는 호르몬으로 Na^+의 재흡수, K^+의 배설을 촉진하고, 세포외액량의 증가, 체액과 전해질의 수지조절 등의 작용을 하며, 대표물질은 aldosterone이다. 증가하는 질환은 유종(乳腫), 감소하는 질환은 심장박출량감소, 혈압감소인 경우이다. 검사항목은 aldosterone정량, Na^+과 K^+의 정량, renin측정 등이 있다.

② Glucocorticoid(당, 단백 대사호르몬)

합성은 속상대나 망상대에서 형성되고, 지방 및 단백질을 당질로 전환시키는 호르몬으로 당생성촉진, 당원저장증가, 단백분해촉진, 혈청지방증량, stres에 대한 방위 작용 등을 하며, 대표물질은 deoxycorticosterone, cortisone, hydrocortisone, corisol, dehydrocortcosterone, 11-deoxycotisol 등이 있으며, 대사산물은 17-OHCS이다. 증가하는 질환은 Cushing's syndrome, 비만자, carcinoma, stress, 감소하는 질환은 Addison' disease, Simmond's disease일 때이다.

검사항목은 요중 17-OHCS, 혈중 11-OHCS, ACTH test 등이 있다.

③ Adrenal androgen(남성화호르몬)

합성은 속상대 또는 망상대에서 형성되고, 작용은 남성화하거나 단백질합성의 증가시키는 것이며, 대표물질은 dehydroepiandeosterone, testosterone, androsterone, etiocholanolone 등이 있으며, 대사산물은 17-ketosteroid이다. 증가하는 질환은 Cushing's syndrome, acromegaly, pregnancy, stress, pernicious puberty 등일 때이고, 감소하는 질환은 Addison's disease, Gout, myxedema, nephrosis 등인 경우이다.

검사항목은 요중의 17-ketosteroid이다.

(3) 17–Ketosteroid(17–KS)측정법

① 원리

요 중 17-KS는 추출보조시약 중 benzyl tributyl amm. chloride을 촉매로 하여 benzene층으로 추출한다. 추출된 일정량의 benzene층을 취하고, 증발건조한 잔유물을 알칼리하에서 m-dinitrobenzene으로 반응시키면 적자색이 형성되는 데, 이것을 비색정량한다.

- Zimmermann반응

  17-ketosteroid는 알칼리하에서 m-dinitrobenzen와 반응하여 적자색을 형성하는 것을 의미한다.

② 시약

a. 추출보조시약(boric acid)
b. 발색시약 I (m-dinitrobenzene)
c. 발색시약 II (8N sod. hydroxide용액)
d. 반응정지액(30% ethanol수용액)
e. benzene시약
f. ethyl ether
g. 표준액(DHEA-sulfate)

③ 기기 및 기구

a. Boiling water bath(온욕조)
b. Spectrophotometer
c. Screw cap tube
d. Centrifuge
e. Transfer Pipette
f. Serological pipette

④ 측정조작법

a. 2개의 screw cap tube(약 30~50 mL)을 준비하고, S, U라고 표기한다.
b. S관에는 사용표준액 1 mL와 증류수 9 mL를 가하고, U관에는 요 10 mL를 취한 후 각 시험관에 추출 보조시약 4 mL, benzene 10 mL씩 각각 가한다.
c. S관과 U관을 30초 동안 진탕한 다음 3,000 rpm에서 10분간 원침한다.
d. 새로운 screw cap tube 2개를 준비하고 S, U라고 표기한 후 각 상층액을 5 mL

씩 취하여 옮긴 후 90℃ 온욕조에서 증발 건조한다.

e. screw cap tube을 준비하고 B라고 표기한 다음 B, S, U관에 발색시약 I을 4.0 mL씩 가한 다음 완전 용해한다.

f. 각 시험관에 발색시약 II 0.2 mL를 가하고, 즉시 혼합한 후 실온(암소)에서 25분간 방치한다.

g. 방치한 후 반응정지액을 2.0 mL씩 각각 가하고, 이어서 ethanol 4.0 mL씩 각각 가하여 진탕한 후 원침한다.

h. B관을 대조로 하여 파장 515 nm에서 각각의 상층액으로 흡수도를 측정한다.

⑤ 계산법

$$17\text{-Ketosteroid량(mg/dL)} = \frac{\text{검체의 흡수도}}{\text{표준액의 흡수도}} \times \text{해당농도}$$

17-ketosteroid량(mg/day) = mg/dL × 24 hrs urine volume/100 mL × 0.74

⑥ 정상 참고치

8~20 mg/day

⑦ 측정상 주의사항

a. 방부제는 염산을 사용하는 것이 좋다.

b. 24시간 요를 정확히 채취해야 한다.

c. 추출과정에서 강하게 추출해야 한다.

실험 보고서

Clinical Chemistry

제목 : 년 월 일 학번 : 성 명 :

1. 원리(요약)

2. 조작법(요약)

3. 결과

4. 토의사항

(4) 17-hydroxycorticosteroid(17-OHCS)측정

① 원리

요 중의 glucuronic acid 포합체인 17-OHCS는 β-glucuronidase로 가수분해시키면 17-OHCS가 유리된다. 유리된 17-OHCS는 dichloromethane에 의해 추출시키고, sod. hydroxide와 sod. sulfate로 세척하고, 발색혼합시약을 가한 후 황산 하에서 phenylhydrazine과 반응하면 황색의 유색물질이 생성되는데, 이것을 비색측정한다.

- **Porter Silber반응**

  17-OHCS는 황산 하에서 phenylhydrazine과 반응하여 황색을 형성하는 것을 의미한다.

② 시약

a. 완충액(acetate buffer)
b. 효소시약(β-glucuronidase)
c. 추출보조시약(sod. sulfate용액)
d. 세척시약(sod. carbonate용액)
e. sod. sulfate anhydrous)
f. 발색시약(phenylhydrazine chloride)
g. 발색시약 용해액(50% sulfuric acid)
h. dichloromethone
i. 표준액(Cortisol)

- **발색혼합시약의 조제**

  발색시약 1병을 정색시약 용해액 85 mL로 용해하고, 이 시약과 ethanol을 3 : 1 비율로 혼합한다.

③ 기기 및 기구

a. Spectrophotometer
b. water bath
c. tube shaker
d. Centrifuge
e. Separatory funnel
f. Screw cap tube
g. Transfer Pipette
h. Serological Pipette

④ **측정조작법**

a. 3개의 Screw cap tube를 준비하고, B, S, U 라고 표기한다.

b. U관에 요 3 mL를 취하고 pH 5~6으로 조정하고 완충액 2 mL, 효소시약 0.03 mL를 가한 후 37℃ 항온조에서 9~24시간 가온한다.

c. B관에는 증류수 3 mL를 취하고, B관과 U관에 추출보조시약 3 mL를 가하여 혼합한 후 실온에서 4~5분간 방치한다. 또한 S관에는 표준액 3 mL를 취한다.

d. B, S, U관에 dichloromethane 20 mL씩 각각 가하고 30~40초 진탕한 후 원침하고, 상층액을 제거한다.

e. 각 시험관에 세척시약 3 mL씩 가하고, 1~2초 진탕한 후 실온에서 3~4분 방치한 후 원침하여 상층액을 제거한다.

f. 각 시험관에 0.2% NaOH 3 mL를 가하고, 1~2초 진탕한 후 실온에 3~4분 방치한 후 원침한다.

g. 각 시험관에 sod. sulfate anhydrous 0.5~2.0 g을 가하고 1~2초 진탕한 후 실온에 방치한 후 원침한다.

h. 다시 3개의 시험관을 준비하고, B, S, U라고 표기한 다음, 각각의 상층액을 옮기고, 추출액 10 mL씩 가하고, 발색혼합시약 2.5 mL씩 가한다음 30초간 진탕한 후 실온에서 3~5분간 방치 후 상층액을 제거하고 60℃에서 45분간 항온한다.

i. 증류수를 대조로 하여 파장 410 nm과 470 nm에서 각각의 흡수도를 측정한다.

j. 각각의 흡수도는 410 nm의 흡수도 - 470 nm의 흡수도 = Δ흡수도

⑤ **계산법**

17-OHCS량(mg/day)

$$= \frac{\text{검체의 }\Delta\text{흡수도} - \text{맹검의 }\Delta\text{흡수도}}{\text{표준액의 }\Delta\text{흡수도} - \text{맹검의 }\Delta\text{흡수도}} \times \text{해당농도} \times \frac{\text{24시간뇨량}}{100}$$

⑥ **정상 참고치**

3~10 mg/day

⑦ **측정상 주의사항**

a. 추출과정에서 충분히 혼합 추출해야 한다.

b. 24시간 요를 정확하게 채취해야 한다.

c. 적당한 방부제를 사용해야 한다.

실험 보고서

Clinical Chemistry

제목 : 년 월 일 학번 : 성 명 :

1. 원리(요약)

2. 조작법(요약)

3. 결과

4. 토의사항

3) 부신수질 호르몬(Adrenal medulla hormone)

부신수질은 태아 발달시 교감신경세포로부터 이루어지고, 여기에 속하는 호르몬은 noradrenalin과 adrenalin의 두 가지가 있는데, 비교내용은 아래와 같다.

	adrenalin	noradrenalin
분포비율	70~90%	10~30%
형　태	tyrosine의 유도체 (Free형)	tyrosine의 유도체 (conjugate)
표적조직	교감신경 수용체 간, 근육, 지방세포	교감신경 수용체
작　용	골격근의 혈관 확장 심장활동촉진(20배) 소화관 활동억제 당원분해작용(강) 교감신경자극 지방분해작용	골격근의 혈관축소 심장활동촉진 소화관 활동억제 당원분해작용(약) 교감신경자극

이들의 구조는 benzene각에 OH기가 2개 있는 catecholamine으로, benzene각에 직쇄형 곁가지에 부착된 amine기를 갖는 것은 dopamine이고, 곁가지 β위치에 OH기가 붙어 있는 것은 noradrenalin이며, amine위치에 methyl기가 있는 것을 adrenalin이라고 하고, 이들 3종류의 amine은 catechol의 dihydroxy-benzene구조를 가지고 있어 총칭하여 catecholamine이라고 한다.

생성과정은 phenylalanine에 phenylalanine hydroxylase작용에 의해 tyrosine이 생성되고, 이어서 tyrosine hydroxylase작용에 의해 Dopa가 생성되고, dopa에 dopa decarboxylase작용으로 dopamine이 생성되고, dopamine β-oxidase작용에 의해 noradrenaline이 생성되고, phenylethanolamine N-methyl transferase작용으로 adrenalin이 생성된다. noradrenalin과adrenalin 등의 최종대사산물은 Vanilmandelic acid이다. 또한 homovanillic acid(HVA)는 dopa 및 dopamine의 최종대사산물이다. 이들은 요 중에서 glucuronic acid와 황산과 포합하여 존재한다. 생리적 변동에서 주간에는 높고 야간에는 낮으며, 소아는 성인보다 낮다. 또한 여름철에 비해 겨울철이 증가하며, 바나나, 커피, 바닐라가 함유된 과자류, salycilic acid제제는 측정법에 따라 오차를 유발한다.

임상적 의의에서 크롬친화성세포종(갈색세포종 : pheochromocytoma) 및 신경아세포종(neuroblastoma)의 감별에 의의가 있다. 측정법에서 catecholamine측정에는 형광측정법, HPLC 등이 있으며, VMA측정에는 정성법 및 정량법이 있다.

(1) Vanilmandelic acid(VMA)측정법

① 정성법의 원리

요중 VMA는 p-nitroaniline과 diazotldir과 반응하여 적자색이 형성되면 양성이다. 단. homovanillic acid, catechol 및 monophenol류와 유사반응이 있으면 박층 chromatography로 분리전개한 후 하는 것이 안정하다.

② 정량법

a. 원리

요를 염산으로 산성화하고 ethylacetate로 추출하고, pot. carbonate용액으로 재추출한 후 $NaIO_4$로 산화시키면 vanillin으로 산화된다. 이 vanillin을 Toluene으로 다시 추출하여 비색정량한다.

b. 시약

1) 6N HCl용액
2) NaCl
3) ethylacetate
4) sod. metaperiodate(2%)
5) sod. metabisulfite(10%)
6) 5N acetic acid
7) phosphate buffer(1 M, pH 7.5)
8) toluene
9) pot. carbonate(1 M)
10) 표준액(VMA)

c. 기기 및 기구

1) spectrophotometer
2) Centrifuge
3) Water bath
4) Shaker
5) Serological Pipette
6) Screw cap tube
7) Voltex mixer

d. 측정조작법

1) 3개의 screw cap tube를 준비하고, S, U라고 표기한다.
2) S관에는 표준액 1 mL를 취하고, S관에는 24시간뇨의 0.2%에 해당하는 요를 취한다.

3) 각 시험관에는 증류수 5.5 mL씩 넣고, 이어서 6N HCl용액 0.5 mL씩 가한다.
4) NaCl 3 g을 넣고 잘 혼합한 후 ethyl acetate 30 mL를 가하고 5분간 진탕한 후 1,500~2,000 rpm에서 원침한다.
5) ethyl acetate층 25 mL씩 취하여 다른 시험관에 각각 옮기고, 각 시험관에 1M pot. carbonate 4.0 mL를 가하고 진탕한 후 1,500 rpm에서 10분간 원침한다.
6) 하층의 pot. carbonate층 3.0 mL씩 취하고, 2% sod. periodate용액 0.1 mL을 가하고 50℃에서 30분간 가온한다.
7) 냉각시킨 후 10% sod. metabisulfite 0.1 mL를 가하고 5N acetic acid 0.6 mL 씩 가하고 잘 혼합한다.
8) 1M 인산완충액 0.3 mL씩 가하여 혼합하고, toluene 20 mL를 가하고 3분간 진탕한 다음 원침한다.
9) toluene층 15 mL를 취하고, 1 M pot. carbonate 4 mL를 기하고 3분간 진탕한 다음 원침한다.
10) 1 M pot. carbonate용액을 대조로 하여 파장 360 nm에서 pot. carbonate층의 흡수도를 측정한다.

e. 계산

$$\text{VMA(mg/day)} = \frac{\text{검체의 흡수도}}{\text{표준액의 흡수도}} \times 25$$

f. 정상 참고치

2.5~9.5 mg/day

g. 측정상의 주의사항

1) 강산을 사용하므로 화상에 주의해야 한다.
2) 농도가 미량이므로 추출과정에서 충분히 진탕하여야 한다.
3) 시약은 순수한 원료를 사용해야 한다.

실험 보고서

Clinical Chemistry

제목 : 년 월 일 학번 : 성 명 :

1. 원리(요약)

2. 조작법(요약)

3. 결과

4. 토의사항

CHAPTER 12

치료적 약물 검사

Therapeutic Drug Monitoring

1. Therapeutic Drug Monitoring(TDM)

검사시료로부터 약물검사의 목적은 약효를 유지하는 생체내 농도의 추정과 그 약물에 의한 중독 발병의 방지에 있다. 특히 치료효과를 나타내는 농도와 중독을 나타내는 농도, 그리고 약물에서 투여량과 그 간격 또는 투여방법을 결정할 수 있도록 요구된다. 그를 위한 검사방법을 TDM이라고 한다.

최근 임상검사에서 중요한 항목인 TDM은 약물의 체내 상태를 추정하기 위하여 혈중, 요중 또는 분비물 등의 화학요법제 농도를 측정하는데 있다. 때로는 시료중의 약물이 검사의 방해원인 분석과 의심스러운 약물검사를 한다.

TDM의 대상으로 된 약물은 그 종류, 유효농도범위, 중독농도 및 장애장기를 표시한다.

TDM의 대상인 약물(혈중농도)

	약물명	치료농도	중독농도(peak)	상해장기(부작용)
Aminogly-coside 제	gentamicin	2~10 μg/mL	12 μg/mL 이상	신, 전정, 중이, 신경근차단
	tobramycin	2~10 μg/mL	12 μg/mL 이상	신, 전정, 중이, 신경근차단
	amikacin	20~30 μg/mL	35 μg/mL 이상	신, 전정, 중이, 신경근차단
	netilmicin	4~14 μg/mL	16 μg/mL 이상	
	ristocetin	2~5 mg/mL	6 μg/mL 이상	신, 조혈기, 청력
	sisomicin	2~8 μg/mL	12 μg/mL 이상	신, 청신경
	streptmycin	4 μg/mL이상	10 μg/mL 이상	청신경
	astromycin	2~10 μg/mL	30 μg/mL 이상	신, 청신경(경도)
	dibekacin	2~10 μg/mL	12 μg/mL 이상	신, 청기
중추 신경 계용약	prinidon	8~12 μg/mL	10~15 μg/mL 이상	운동실조
	valproic acid	50~100 μg/mL	?	소화기계기관
	phenytoin	10~20 μg/mL	25 μg/mL 이상	중추신경, 내분필계
	phenobarbital	10~30 μg/mL	40 μg/mL 이상	중추신경, 혼수, 간
	lithium	0.6~1.2 meq/L	1.5 meq/L	신, 순환기
	carbamazepine	2~6 μg/mL	6 μg/mL 이상	중추신경
순환 기계약	digoxin	0.5~2.0 μg/mL	2.1 ng/mL 이상	소화기, 중추신경계
	procainamid	2~8 μg/mL	8 μg/mL 이상	심, 순환기
	propranolol	30~100 ng/mL	?	심, 순환기
	digitoxin	10~30 ng/mL	30 ng 이상	심, 순환기
	theophyline	10~20 ng/mL	20 μg/mL 이상	심, 순환기
	lidocain	1.2~5.0 μg/mL	7 μg/mL 이상	중추신경계 shock
	disopyramid	2~5 μg/mL	8 μg/mL 이상	심, 순환기
기타 약물	benzophetamine	0.025~0.5 μg/m	0.5 μg/mL 이상	
	barbital	15~35 μg/mL	40 μg/mL 이상	
	butabarbital	1~14 μg/mL	20~40 μg/mL 이상	
	caffein	3~6 μg/mL	20 μg/mL 이상	
	chlorpromazine	0.2~1 μg/mL	1 μg/mL 이상	

2. 검사법

약물 혈중(요중)농도의 측정법

(1) 기기분석법
① 분광광도법 : 가시, 자외, 형광비색법
② 분리법석법 : gas chromatography
고속액체 chromatography(HPLC)
gas chromatography 질량분석법
(2) 미생물학적 측정법(Biossay법) : 미생물질만
(3) 면역화학적 측정법(Immuno chemical assay method)
① 면역비탁법(Turbidometric immunoassay)
② 방사성 면역(Radio immunoassay : RIA법)
③ 효소면역법(Enzyme immunoassay : EIA법)
④ 형광면역법(Fluorescent immunoassay : FIA법)
⑤ Spin immunoassay법

1) 비색분석법

조작이 복잡하고 최근에는 그다지 사용하지 않는다.

시료 → 제단백 → 여백+Sod. nitrite+Sulfanilic acid → Bratton Marshall 시약 → 15분 방치 → 자색 → 505 nm에서 비색한다.

본법은 Sulfa제 전반에 대한 측정법이다.

2) Gas chromatography 법

각종 약제의 정성, 정량에 이용되고 있다. 다만, 전처리 과정에 시간을 요하는 검체 처리능력이 미흡하다. 그렇지만 질량분석계를 부착한 gas chromatography-Mass Spectrophotometer는 목적 약물의 대사물의 분자량까지 결정할 수 있어 약물분석을 위한 최적의 정밀분석기로서 이용되고 있다.

3) 고속액체 크로마토 그래픽법 (HPLC법 : High Performance Liquid Chromatography 법)

분리능력이 좋고 시료양이 적게 사용되며, Gas Chromotography보다는 간략하지만 전처리 과정을 포함하여 1시간 정도가 필요한 방법이다.

이 방법은 화학요법제, 항경련제, 순환기계의 약제 분석에 이용되며, HPLC기기의 구성은 고압액송 pump, 분리 column, 검출기가 기본이며, 이외에 온도억제장치, Sampler recorder 등으로 이루어져 있다.

시료를 검출목적물에 혼합하여 전처리 후 적당한 column에 용매와 같이 주입하면 수분내지 30분 이내에 분석되어 recorder에 peak가 나타나는데, 그 peak의 높이나 면적을 이용하여 정량할 수가 있다.

4) 면역 화학 측정법(Immunoassay 법)

Immunoassay 법에는 효소면역 측정법과 형광 면역 측정법으로 분류한다.

(1) 효소면역 측정법(Enzyme immuno assay 법 : EIA법)

EIA법은 다시 EMIT법과 ELISA법으로 나누는데 그 내용을 정리하면

① EMIT법(enzyme multiple immunoassay technique 법)

본법은 약물분석의 면역 화학적 측정법으로 조작이 단순하고 즉시 결과를 분리정량할 수 있다.

EMIT법의 원리(도해)

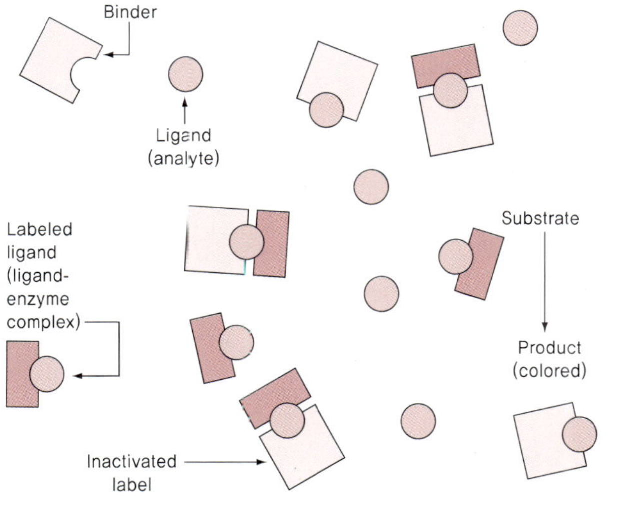

EMIT의 도해

② DELISA법(Enzyme Linked immuno solvent assay 법)

EMIT법과 원리는 같지만, 항원 항체 복합물을 원심분하고, 세정하여 제거하는 조작이 매우 복잡하다. EMIT와 같은 양상인 Kit로 시판되고 있다.

(2) 형광면역 측정법(Fluorescent immunoassay 법 : FIA법)

본법은 효소표식한 효소반응을 측정하여 약물량을 측정하고, 형광물질을 표식물질로 사용하여 여기된 형광강도로부터 약물농도를 측정하는 방법이다.

Substrate Linked Fluorescent immunoassay법(SLFIA법)을 예를 들면 효소반응기질에 형광물질을 표식한 약제를 결합시키고, 시료와 항체를 첨가하여 항원항체반응을 일으켜 유리된 약제가 항체와 결합하면 표식기질과 약제의 결합물은 액중에서 항체결합물과 작용한 상태로 남는다. 여기에 효소를 반응시키면 기질로부터 표식형광물질이 유리되고 여기되면 형광을 발하는데 이 형광강도는 약제농도로 측정 환산된다.

약물측정법의 비교(TDM 대상약제)

	검체량	전처리	조작	1건당 시 간	재현성 CV%	장치
Gas chromatography	0.5 mL이상	요	복잡	30분 이상		Gas, 측정장치
고속액체 Chromato graphy	0.4 mL이상	(요)	복잡	20~30분	3~5%	HPLC장치, 검출기각종
bioassay 법		(요)	복잡	배양시간 4~18시간	5~10% 이상	배양장치설비
면역화학적측정법 EMIT법	50~200 ul	(불요)	간이	2~40분	3~10%	Gilford system
SLFIA법	50 ul	불요	간이	5~20분	3~5%	형광광도계
MARKIT법	50 ul	불요	간이	2시간	5~10%	비색계
FPIA법	50 ul	불요	간이	3~5분	3%	형광편광측정장치

3. 약물검사의 해석과 임상적 의의

혈중(요중) 약물농도측정의 목적은 유효농도의 유지, 투여방법의 개선, 그리고 부작용의 방지에 있다. 그를 위해 최근에는 약동역학(Pharamacokinetics)적 방법이 임상영역에 도입되어 이용되고 있다. 투여량 보정은 자주 혈중농도를 이용하지만, 처음에는 신기능, 간기능이 저화되어 있을 때는 각각 보정지수를 산출한다.

신기능은 Creatinine Clearance치나 PSP치에 의해 보정하고, 간장애는 소실속도계수를 신장과 구별하여 보정계수를 구한다.

감염증에 있어서는 최소발육저지 농도는 최소혈중농도를 결정해야 되기 때문에 필요로 한다.

약물검사 결과의 해석에 대하여 주의할 것은 검체 채취시간과 약물투여 시간과의 관계가 중요하며, 혈중농도와 요중농도를 구하여 치료방법을 세우는 데는 미리 계획을 갖고 검체를 채취하여 감사한다. 또한 약물에 대해서는 채취 후 취급방법이 다른 것도 있으므로 주의해야 한다.

TDM의 관점은 단백결합율이 높은 것은 반감기가 길고, 반감기를 변동시키는 요인이 큰 것은 순환기계, 신기능의 불량에 있다.

임상효과는 혈중 유리형 약제농도와 관련되고 정상상태에 이를 때까지의 시간을 필요로 한다. 여기에는 반감기의 대략 4배를 필요로 한다.

4. 중독검사

1) 개념

독물에는 시료 중에 전혀 없기도 하고, 또한 정상인 것이 있어 정상치를 결정하지 못하고, 환경오염에 의하여 서서히 생체 내 축적이 되는 어떤 독물도 있으며, 허용범위가 있어도 장내의 개체에 대한 영향유무 등이 전혀 알려져 있지 않다.

독극약, 독성물질의 농도가 다량인 경우는 급성증상을 나타내고, 미량을 지속하는 때는 만성증상을 보인다. 즉 급성중독에서는 독물의 장기선택성이 있으며, 임상증상에서 원인물질을 의심할 수가 있으며, 만성중독은 DNA합성에서 유전자의 영향이 세포막의 변화를 동반하지 않는 범위에서 상해를 일으키므로 검사목적을 알 수가 있다. 예를 들면 사염화탄소는 간세포장애를 일으키고, 승홍은 신장장애를 나타내기도 한다. 또한 미숙한 태생기 세포에 작용하여 기형을, 성숙세포에는 돌연변이를 나타내기도 한다.

2) 검사법

(1) 중독물질 측정법

독물 중 중금속 측정은 거의 원자흡광법으로 하는데, 그 중에서 Flameless 원자흡광법의 감도가 높다.

유기인산제(예 : 농약 parathion) 측정은 gas chromatography가 정확하지만 간접법으로 Cholinesterase 저해의 정도를 측정하는 실제적인 방법도 있다. 요컨대 환자혈청의 Cholinesterase를 측정하여 저하되면 다른 검사의 소견과 총괄하여 유기인산 중독을 추정한다.

유기염소제는 Gas chromatography로 정성, 정량하며, 박층 Chromatography도 측정 가능하다.

Cyanide 화물의 측정은 혈청을 제단백하여 그 여액에 3가의 산성철을 가하여 생성된 Ferrithiocyanide의 적색을 비색하는 방법이 있다.

Ethanol측정에는 적정법과 Alcohol dehydrogenase을 이용한 효소법이 있다.

(2) 중독물질의 Screening test

일반약제의 검사가 필요한 경우는 그리 많지는 않지만, 과량투여와 자살 목적의 한계량 등이 의심이 있을 때 한하여, 요를 검체로 하여 Screening 시험법 내용을 아래에 기술한다.

① 염화제2철 시험

2 mL urine에 5% 염화 제2철 액을 3방을 가하여 자색이 나타날 때 Salicylic acid제의 존재를 의심한다.

② Chromic acid 시험

유리솜을 여지로 하여 50% 황산에 2.5% $K_2Cr_2O_7$용액을 한방울 가하여 침전시키고, urine 1 mL을 넣은 시험관에 넣고 약하게 막고 100℃, 2분간 가열한다.

여지가 녹색으로 변할 때 양성이고, Alcohol, Aldehyde의 Screening test에 이용된다.

③ Forrest test(Phenothiadine)

urine 1 mL에 FPN 시약 1 mL을 가하여 pink-blue로 변색되면, phenothiadine이 양성이다.

FPN 시약 : 5%, 염화제2철 5 mL
20%, $HClO_4$ 45 mL
50%(w/w)HNO_3액 50 mL

④ Forrest test(Imiplamine)

urine 0.5 mL에 시약 1 mL을 가하여 황록색 내지 암청색으로 착색되면, imiplamine이 양성이다.

시약 : 0.2%(w/w). $K_2Cr_2O_7$액 25 mL
30%(w/w). H_2SO_4액 25 mL
25%(w/w). $HClO_4$액 25 mL
50%(w/w). HNO_3액 25 mL

⑤ **등원씨 test**

10% NaOH 1 mL에 pyridine 1 mL을 가하여 2분간 끓여 색의 변화가 없는 것이 확인되면, 2 mL urine을 가하여 다시 끓인다.

Pyridine층에 색이 Pink-적색으로 변화면, 3염화물의 존재를 의미한다.

Chloroform, Chloval, Trichloroethanol 등의 검출에 사용한다.

⑥ **Cresol ammonia 시험**

urine 0.5 mL에 0.5 mL HCl을 가하여 100℃에서 1시간 끓인 다음 1% 0-cresol 1 mL, Ammonia수(2N) 4 mL에 물 10 mL을 가한 혼합한 액에 산화시약 2방울을 가한다. 청색으로 변하면, phenasetine, paracatamol의 존재를 의미한다.

3) 검사결과의 해석과 임상적 의의

중독, 독물에 관한 검사법은 질환이 적기 때문에도 있고, 매우 복잡한 조작과 고도의 분석기기를 이용해야만 했다. 절대적인 것은 약독물을 함유된다고 생각되는 검체의 수집과 보존에 있다. 검사과정에 기재되어 있는 검체량은 최소 필요량으로써 될 수 있다면 채취시료는 모두 채취시간별로 보존해야 한다.

약물, 독물에 의한 중독검사는 중독원인물질의 측정, 결정해야 되지만, 임상소견과 다른 임상검사 성적을 검토하여서 의심있는 것을 기록하여야 한다.

현재 병력이 확실해질 경우는 적지만, 우선 병후와 검사소견을 총괄적으로 판단하고 중독의 의심이 있을 때 다음 단계로 원인물질을 추구한다.

부록

1. 원소와 원소 기호

원소	원소 기호	원자 번호	원소	원소 기호	원자 번호
Actinium	Ac	89	Mendelevium	Mn	101
Aluminum	Al	13	Mercury	Md	80
Americium	Am	95	Molybdenum	Hg	42
Antimony	Sb	51	Neodymium	Mo	60
Argon	Ar	18	Neon	Nd	10
Arsenic	As	33	Neptunium	Np	93
Astatine	At	85	Nickel	Ni	28
Barium	Ba	56	Niobium	Nb	41
Berkelium	Bk	97	Nitrogen	N	7
Beryllium	Be	4	Nobium	No	102
Bismuth	Bi	83	Osmium	Os	76
Boron	B	5	Oxygen	O	8
Bromine	Br	35	Palladium	Pd	46
Cadmium	Cd	48	Phosphorus	P	15
Calcium	Ca	20	Platinum	Pt	78
Californium	Cf	98	Plutonium	Pu	94
Carbon	C	6	Polonium	Po	84
Cerium	Ce	58	Potassium	K	19
Cesium	Cs	55	Praseodymium	Pr	59
Chlorine	Cl	17	Promethium	Pm	61
Chromium	Cr	24	Protactinium	Pa	91
Cobalt	Co	27	Radium	Ra	88
Copper	Cu	29	Radon	Rn	86
Curium	Cm	96	Rhenium	Re	75
Dysprosium	Dy	66	Rhodium	Rh	45
Einsteinium	Es	99	Rubidium	Rb	37
Erbium	Er	68	Ruthenium	Ru	44
Europium	Eu	63	Samarium	Sm	62
Fermium	Fm	100	Scandium	Sc	21
Fluorine	F	9	Selenium	Se	34
Francium	Fr	87	Silicon	Si	14
Gadolinium	Gd	64	Silver	Ag	47
Gailium	Ga	31	Sodium	Na	11
Germanium	Ge	32	Strontium	Sr	38
Gold	Au	79	Sulfur	S	16
Hafnium	Hf	72	Tantalum	Ta	73
Helium	He	2	Technetium	Te	43
Holmium	Ho	67	Tellurium	Te	52
Hydrogen	H	1	Terbium	Tb	65
Indium	In	49	Thallum	Tl	81
Iodine	I	53	Thorium	Th	90
Iridium	Ir	77	Thulium	Tm	69
Iron	Fe	26	Tin	Sn	50
Krypton	Ki	36	Titanium	Ti	22
Lanthanum	La	57	Tungsten	W	74
Lawrencium	Lw	103	Uranium	U	92
Lead	Pb	82	Vanadium	V	23
Lithium	Li	3	Xenon	Xe	54
Lutetium	Lu	71	Ytterbium	Yb	70
Magnesium	Mg	12	Yttrium	Y	39
Manganese	Mn	25	Zinc	Zn	30
			Zirconium	Zr	40

2. 원소의 주기율표

표준주기율표

ACS와 IUPAC에서 권장함.

[a]가장 안정하거나 잘 알려진 동위원소의 질량수
[b]가장 반감기가 긴 동위원소의 질량

원소기호 / 원자번호 / 이름 / 원자량 / 안정한산화수 / 전기음성도 (예: O 8 산소 15.9994 −2 3.5)

원자량은 탄소-12를 기초로 하였다. 괄호 속에 주어진 원자량은 가장 안정하거나 가장 잘 알려진 동위원소들의 것이다.

주기 \ 족	1 (IA)	2 (IIA)	3 (IIIB)	4 (IVB)	5 (VB)	6 (VIB)	7 (VIIB)	8 (VIIIB)	9 (VIIIB)	10 (VIIIB)	11 (IB)	12 (IIB)	13 (IIIA)	14 (IVA)	15 (VA)	16 (VIA)	17 (VIIA)	18 (VIIIA)
1	H 1 수소 1.00794 1 2.2																	He 2 헬륨 4.002602 – –
2	Li 3 리튬 6.941 1 1.0	Be 4 베릴륨 9.01218 2 1.5											B 5 붕소 10.81 3 2.0	C 6 탄소 12.011 +4,−4, 2.5	N 7 질소 14.0067 +3,−3 3.1	O 8 산소 15.9994 −2 3.5	F 9 플루오르 18.99840 −1 4.1	Ne 10 네온 21.1797 – –
3	Na 11 나트륨 22.98977 1 1.0	Mg 12 마그네슘 24.305 2 1.2											Al 13 알루미늄 26.98154 3 1.5	Si 14 규소 28.086 4 1.7	P 15 인 30.97376 5 2.1	S 16 황 32.06 6 2.4	Cl 17 염소 35.453 +1,−1 2.8	Ar 18 아르곤 39.948 – –
4	K 19 칼륨 39.098 1 0.9	Ca 20 칼슘 40.08 2 1.0	Sc 21 스칸듐 44.9559 3 1.2	Ti 22 타이타늄 47.90 4 1.3	V 23 바나듐 50.9415 5 1.5	Cr 24 크로뮴 51.996 3 1.6	Mn 25 망가니즈 54.9380 2 1.6	Fe 26 철 55.845 3 1.6	Co 27 코발트 58.9332 2 1.7	Ni 28 니켈 58.69 3 1.8	Cu 29 구리 63.546 2 1.8	Zn 30 아연 65.409 2 1.7	Ga 31 갈륨 69.72 3 1.8	Ge 32 저마늄 72.61 4 2.0	As 33 비소 74.9216 +3,−3 2.2	Se 34 셀레늄 78.96 4 2.5	Br 35 브로민 79.904 +1,−1 2.7	Kr 36 크립톤 83.80 – –
5	Rb 37 루비듐 85.4678 1 0.9	Sr 38 스트론튬 87.62 2 1.0	Y 39 이트륨 88.9059 3 1.1	Zr 40 지르코늄 91.22 4 1.2	Nb 41 나이오븀 92.9064 5 1.2	Mo 42 몰리브데넘 95.94 6 1.4	Tc 43 테크네튬 98.9062[b] 7 1.4	Ru 44 루테늄 101.07 (3,4) 1.4	Rh 45 로듐 102.9055 3 1.5	Pd 46 팔라듐 106.4 2 1.4	Ag 47 은 107.868 1 1.4	Cd 48 카드뮴 112.411 2 1.5	In 49 인듐 114.82 3 1.5	Sn 50 주석 118.71 4 1.7	Sb 51 안티모니 121.760 +3,−3 1.8	Te 52 텔루륨 127.60 4 2.0	I 53 아이오딘 126.904 +1,−1 2.2	Xe 54 제논 131.293 – –
6	Cs 55 세슘 132.9054 1 0.9	Ba 56 바륨 137.327 2 1.0	La* 57 란타넘 138.9055 3 1.1	Hf 72 하프늄 178.49 4 1.2	Ta 73 탄탈럼 180.9479 5 1.3	W 74 텅스텐 183.84 6 1.3	Re 75 레늄 186.2 7 1.5	Os 76 오스뮴 190.2 4 1.5	Ir 77 이리듐 192.22 4 1.6	Pt 78 백금 195.078 4 1.4	Au 79 금 196.9665 3 1.4	Hg 80 수은 200.59 2 1.5	Tl 81 탈륨 204.3833 1 1.4	Pb 82 납 207.2 2 1.6	Bi 83 비스무트 208.9804 3 1.7	Po 84 폴로늄 (210)[a] 4 1.8	At 85 아스타틴 (210)[a] +1,−1 2.0	Rn 86 라돈 (222)[a] – –
7	Fr 87 프랑슘 (223)[a] 1 0.9	Ra 88 라듐 226.0254[b] 2 1.0	Ac** 89 악티늄 (227)[a] 3 1.0	Rf 104 러더포듐 (261)[a] 4 –	Db 105 더브늄 (262)[a] 5 –	Sg 106 시보귬 (266) – –	Bh 107 보륨 (264) – –	Hs 108 하슘 (269) – –	Mt 109 마이트너륨 (268) – –	– 110 – (269) – –	– 111 – (272) – –							

전이금속 (3족–12족)

범례: 금속 / 준금속 / 비금속

내부전이원소

란타넘족 원소 * 6	Ce 58 세륨 140.116 3 1.1	Pr 59 프라세오디뮴 140.90765 (3,4) 1.1	Nd 60 네오디뮴 144.24 3 1.1	Pm 61 프로메튬 (145)[a] 3 1.1	Sm 62 사마륨 150.4 3 1.1	Eu 63 유로퓸 151.964 3 1.0	Gd 64 가돌리늄 157.25 3 1.1	Tb 65 터븀 158.92534 3 1.1	Dy 66 디스프로슘 162.50 3 1.1	Ho 67 홀뮴 164.93032 3 1.1	Er 68 어븀 167.26 3 1.1	Tm 69 툴륨 168.9342 3 1.1	Yb 70 이터븀 173.04 3 1.1	Lu 71 루테튬 174.97 3 1.1
악티늄족 원소 ** 7	Th 90 토륨 232.0381[b] 4 1.1	Pa 91 프로탁티늄 231.03588 5 1.1	U 92 우라늄 238.02891 6 1.2	Np 93 넵투늄 (237) 5 1.2	Pu 94 플루토늄 (244) 4 1.2	Am 95 아메리슘 (243) 3 1.2	Cm 96 퀴륨 (247)[a] 3 1.2	Bk 97 버클륨 (247) 3 1.2	Cf 98 캘리포늄 (251)[a] 3 1.2	Es 99 아인슈타이늄 (251) – 1.2	Fm 100 페르뮴 (257) 3 1.2	Md 101 멘델레븀 (258) – 1.2	No 102 노벨륨 (259) – –	Lr 103 로렌슘 (262) – –

3. Greek alphabet

Greek letter	Greek name	Greek letter	Greek name
Α α	Alpha	Ν ν	Nu
Β β	Beta	Ξ ξ	Xλ
Γ γ	Gramma	Ο ο	Omicron
Δ δ	Delta	Π π	Pi
Ε ε	Epsilon	Ρ ρ	Rho
Ζ ζ	Zeta	Σ σ	Sigma
Η η	Eta	Τ τ	Tau
Θ θ	Theta	Υ υ	Upsilon
Ι ι	Leta	Φ φ	Phi
Κ κ	Kappa	Χ χ	Chi
Λ λ	Lambda	Ψ ψ	Psi
Μ μ	Mu	Ω ω	Omega

4. 숫자표시

1. mono	9. nona	17. heptadeca
2. di, bi	10. deca	18. octadeca
3. tri	11. undeca	19. nonadeca
4. tetra	12. dodeca	20. eicosa
5. penta	13. trideca	30. triaconta
6. hexa	14. tetradeca	40. tetraconta
7. hepta	15. pentadeca	1/2. hemi
8. octa	16. hexadeca	3/3. sesqil

5. SI단위에 대한 접두사

아랫자리	접두사	기 호	윗자리	접두사	기 호
10^{-1}	deci	d	10	deca	da
10^{-2}	centi	c	10^{2}	hecto	h
10^{-3}	milli	n	10^{3}	kilo	k
10^{-6}	micro	μ	10^{6}	mega	m
10^{-9}	nano	n	10^{9}	giga	G
10^{-12}	pico	p	10^{12}	tera	T

6. 측정 단위

1. 길이의 단위

1 m=100 cm	1 m=1000 mm	1 mile=1.61 km
1 m=10^6 μm	1 m=39.37 inch	1 km=0.62 mile
1 m=10^9 μm	1 m=1.094 yd	1 feet=30.48 cm
1 m=10^{10} Å	1 inch=2.54 cm	1 mile=1760 yd

2. 부피의 단위

1 L=1,000 mL	1 quart=946 mL	1 gallon=3.785 L
1 L=10^6 μL	1 pint=473.179 mL	1 oz=29.6 mL
1 mL=10^3 μL	1 barrel(석유)=158.99 L	

3. 무게(질량)의 단위

1 kg=1,000 gm	1 kg=10^6 mg	1 kg=10^9 µg
1 oz=28.35 gm	1 Lb=453.59 gm	1 gm=15.4 grain

7. Useful Information about Concentrated Acids and Bases

Chemical, reagent grade	Sp. gr at room temperature	Percent wt in wt(w/w%)	Molecular weight	Appoximate N in acid–base reactions
H_2SO_4 . conc	1.84	95~98	98.08	36
HNO_3 . conc	1.42	69~71	63.02	16
HIC . conc	1.18	36.5~38	36.46	12
CH_3COOH . glacial	1.05	99~100	60.05	17.5
H_3PO_4 . ortho	1.7	85	98.00	15, 30, 45
	1.2	85	90.08	(depending on reaction)
Lactic acid	1.53	60~62	100.46	11
$HClO_4$. 60%	1.68	70~72	100.46	9
71%	0.90	28~30	35.05(NH_4OH)	12
NH_4OH . conc		(as NH_3)	17.03(NH_3)	14.8
NaOH . saturated solution	1.5	50	40.00	19

8. 지시약의 범위

지시약	pH 범위	변색(산-염기)	용액 100mL에 첨가되는 양 (0.1%)
Thymol blue	1.2~2.8	red-yellow	0.1 g(20% Alc)
β-Dinitrophenol	2.0~4.0	colorless-yellow	0.1 g(Aq)
Methyl yellow	2.9~4.0	red-yellow	0.1 g(20% Alc)
Brom phenol blue	3.0~4.6	yellow-blue	0.1 g(20% Alc)
Methyl Orange	3.1~4.4	red-yellow	0.1 g(Aq)
Brom cresol green	3.8~5.4	yellow-blue	0.04 g(20% Alc)
Methyl Red	4.2~6.2	red-yellow	0.2 g(90% Alc)
Litmus	4.5~8.3	red-blue	0.2 g(Aq)
Brom cresol purple	5.2~6.8	yellow-purple	0.1 g(20% Alc)
Brom thymol blue	6.0~7.6	yellow-blue	0.1 g(20% Alc)
Neutral red	6.8~8.0	red-yellow	0.1 g(70% Alc)
Phenol red	6.8~8.4	yellow-red	0.1 g(20% Alc)
Phenolphthalein	8.3~10.0	coloress-red	0.1 g(90% Alc)
Thymolphthalein	9.3~10.6	colorless-blue	0.1 g(90% Alc)
Alizarin yellow R	10.1~12.0	yellow-violet	0.1 g(Aq)
α-Naphthol Benzene	9.0~11.0	yellow-blue	1.0 g(100% Alc)
Cresol red	7.2~8.8	yellow-red	0.1 g(20% Alc)
methyl cresol purple	1.2~2.8	red-blue	0.1 g(NaOH/Aq)
methyl violet	0.4~1.0	yellow-blue	0.05 g(Aq)
Töpfer reagent	2.5~4.0	Red-yellow	0.5 g100% Alc)
Congo Red	3.0~5.0	blue-Red	0.1 g(Aq)
Brom phenol Red	5.2~6.8	yellow-Red	0.05 g(NaOH/Aq)
Indigo Carmine	11.6~14.0	blue-yellow	0.25 g(50% Alc)
o-cresol phthalein	8.0~10.0	colorless-pink	0.05 g(100% Alc)
p-nitro phenol	5.0~7.6	pale yellow-yellow	0.25 g(Aq)
Brom phenol red	5.2~7.0	yellow-red	0.05 g(NaOH/Aq)
Brom chlorophenol blue	3.2~4.8	yellow-blue	0.05 g(NaOH/Aq)
m-cresol purple	1.2~2.8	red-yellow	0.05 g(NaOH/Aq)

9. 위험 물질

〈폭발성 물질〉

물 질	성 질
다량의 산소를 포함하는 물질: 염소산칼륨($KClO_3$), 과산화물: 과산화나트륨(Na_2O_2)	갑자기 센 충격이나 고온으로 가열하면 폭발한다. 또 타기 쉬운 것이 혼합해 있으면 폭발성이 더 강하여진다.
중금속의 아세틸리드: 구리, 은의 아세틸리드(Cu_2C_2, Ag_2C_2)	건조해 있을 때 폭발성이 크다.
니트로화합물, 니트로글리세린, 면화약, T.N.T., 피크린산	센 충격을 해주거나 가열하면 심하게 폭발한다.
암모니아성 질산은 용액	공기속에 방치해 두거나 가열하면 흑색의 시안산은이 침전된다(용액을 오래 보존하지 말 것). 강한 폭발성을 가진다.
과산화수소(H_2O_2)의 진한 용액의 금속가루, 탄소가루, 산화물	폭발한다.
염소산칼륨($KClO_2$)과 숯가루(C), 황(S), 마그네슘(Mg), 알루미늄(Al) 등의 가루, 유기물	가열, 또는 진한 황산을 떨어뜨리면 폭발한다.
과망간산칼륨($KMnO_4$)과 숯(C), 황(S), 인(P)	가열, 마찰 또는 진한 황산을 떨어뜨리면 발화되고 폭발한다.
할로겐(Cl_2, Br_2, I_2)과 암모니아수(NH_4OH)	진한 할로겐화질소가 생긴다.
액체 공기, 에테르, 알코올, 아세톤	폭발성

〈인화성 물질〉

물 질	성질과 취급법	보 존
황인(P), 백금흑(Pt), 환원 니켈(Ni)	공기 속에서 자발적으로 발화하므로 공기 속에 방치해서는 안 된다.	황인을 물 속에 넣어 둘 것
나트륨(Na), 칼륨(K), 산화칼슘(CaO), 탄산칼슘(CaC_2)	심하게 물과 반응하여 발화하므로 사용 양을 줄일 것	나트륨, 칼륨은 석유 속에 넣어 둘 것
알코올, 에테르, 석유에테르, 석유벤젠, 아세톤, 벤젠, 톨루엔, 이황화탄소, 코로디온	인화성이 크다. 불을 가까이 하면 위험하다.	실험실에는 다량 두지 말 것
안티몬(Sb)	마찰에 의해서 쉽게 발화한다.	진동이 심한 곳에 두지 말 것

10. 화합물의 명명법과 화학식

영어명	화합물	화학식	분자량
Acetone	아세톤	CH_3COCH_3	58.08
Acetic	초산	CH_3COOH	60.05
Acetic anhydride	무수초산	$(CH_3CO)_2O$	102.09
Ammonia	암모니아	NH_3	17.03
Ammonium acetate	초산암모니움	CH_3COONH_4	77.08
Ammonium carbonate	탄산암모니움	$(NH_4)_2CO_3$	96.08
Ammonium hydroxide	수산화암모니움	NH_4OH	35.04
Ammonium oxalate	수산암모니움	$(NH_4)_2C_2O_4$	124.10
Ammonium sulfate	황산암모니움	$(NH_4)_2SO_4$	132.14
Barbital	바비탈	$C_8H1_2N_2O_3$	184.20
Barium chloride	염화바리움	$BaCl_2$	172.79
Barium hydroxide	수산화바리움	$Ba(OH)_2$	171.35
Barium sulfate	황산바리움	$BaSO_4$	233.40
Benzoic acid	안식향산	C_6H_5COOH	122.12
Benzene	벤젠	C_6H_6	78.11
Boric acid	붕산	H_3BO_3	61.83
Calcium carbonate	탄산칼슘	$CaCO_3$	100.09
Calcium chloride	염화칼슘	$CaCl_2$	110.99
Calcium hydroxide	수산화칼슘	$Ca(OH)_2$	74.09
Carbonic acid	탄산	H_2CO_3	62.03
Chromic acid	크롬산	H_2CrO_4	118.01
Chloroform	크로로폼	$CHCl_3$	119.38
Cupper sulfate	황산동	$CuSO_4$	159.60
Creatinine	크리아치닌	$C_4H_7N_3O$	113.12
Cupric oxide	산화동	CuO	78.54
Dinitro phenylhydrajine		$C_6H_6N_4O_4$	198.14
Ethyl ether	에칠에텔	$(CH_3CH_2)_2O$	74.12
Ethylene diamine tetracetic acid		$C10H1_4N_2Na_2O_8 \cdot {}_2H_2O$	372.24
Ethanol	에칠알코올	C_2H_6O: CH_3CH_2OH	46.07
Ferric chloride	염화제2철	$FeCl_3$	162.20
Formaldehyde	포말알데하이드	$HCHO$	30.03
Hydrchloric acid	염산	HCl	36.46
Hydrogen peroxide	과산화수소	H_2O_2	34.02
α-Ketoglutaric acid	케토구루타릭산	$HOOC \cdot CH_2CH_2 \cdot Co \cdot COOH$	146.10
Magnesium chloride	염화마그네시움	$MgCl_2$	95.21
Magnesium hydroxide	수산화마그네시움	$Mg(OH)_2$	58.32
Mercuric chloride	염화수은	$HgCl_2$	271.50
Mercuric iodide	요오드화수은	HgI_2	454,43
Mercuric nitrate	질산수은	$Hg(NO_3)_2$	324.60
Methanol	메칠알코올	CH_3OH	32.04
Nitric acid	질산	HNO_3	63.01
Oxalic acid	수산	$(COOH)_2$	90.04
Perchloric acid	과염소산	$HClO_4$	100.46

영어명	화합물	화학식	분자량
Phenol	석탄산	C_6H_5OH	94.11
Phosphoric acid	인산	H_3PO_4	97.99
Picric acid	피크린산	$C_6H_3N_3O_7$	279.11
Potassium chloride	염화카리	KCl	74.55
Potassium chromate	크롬산카리	K_2CrO_4	194.18
Potassium dichromate	중크롬산카리	$K_2Cr_2O_2$	294.19
Potassium periodate	과요소산카리	KIO_4	230.00
Potassium iodide	요오드화카리	KI	166.01
Potassium iodate	요도산카리	KIO_3	214.00
Potassium carbonate	탄산카리	K_2CO_3	138.21
Potassium cyanide	시안화카리	KCN	65.12
Potassium hydroxide	수산화카리	KOH	56.11
Potassium permanganate	과망간산카리	$KMnO_4$	158.04
Potassium phospate monobasic	인산2수소카리	KH_2PO_4	136.09
Potassium phosphate dibasic	인산1수소카리	K_2HPO_4	174.17
Sodium azide		NaN_3	65.01
Sodium acetate	초산나트륨	$NaC_2H_3O_2$	82.03
Sodium benzoate	안식향나트륨	C_6H_5COONa	144.11
Sodium barbital		$C_8H11N_2NaO_3$	206.18
Sodium bicarbonate	중탄산소다	$NaHCO_3$	84.01
Sodium bisulfite	중아황산나트륨	$NaHSO_3$	104.16
Sodium carbonate	탄산소다	Na_2CO_3	105.99
Sodium chloride	염화나트륨	$NaCl$	58.44
Sodium citrate	구연산소다	$C_6H_5Na_3O_7$	258.0.7
Sodium fluoride	불화나트륨	NaF	41.99
Sodium hydroxide	수산화나트륨	$NaOH$	40.00
Sodium hypochlorite	차염소산나트륨	$NaOCl$	74.44
Sodium nitrate	질산소다	$NANO_3$	84.99
Sodium nitrite	아질산소다	$NaNO_2$	68.99
Sodium phosphate monobasic	인산2수소나트륨	NaH_2PO_4	119.98
Sodium phosphate dibasic	인산수소나트륨	$NaHPO_4$	141.96
Sodium sulfate	황산소다	Na_2SO_4	142.04
Sodium sulfite	아황산소다	Na_2SO_3	126.04
Sodium tetraborate	붕산나트륨	$Na_2B_4O_7$	201.22
Sodium thiosulfate	치오황산나트륨	$Na_2S_2O_3$	158.10
Sodium tungstate	텅그스텐소다	Na_2WO_4	339.81
Sodium oxalate	수산나트륨	$Na_2C_2O_4$	134.00
Sodium periodate	과요오드산나트륨	$NaIO_4$	213.89
Silver nitrate	질산은	$AgNO_3$	169.88
Sulfuric acid	황산	H_2SO_4	98.08
Trichloroacetic acid	삼염화초산	CCl_3COOH	163.39
Tungstic acid	텅그스텐산	H_2WO_4	249.86
Urea	요소	$CO(NH_2)_2$	60.06
Zinc sulfate	황산아연	$ZnSO_4$	161.44
Zinc chloride	염화아연	$ZnCl_2$	136.99
Xylene	키실렌	$C_6H_4(CH_3)_2$	106.17

11. 임상에서 사용되는 약자

(A)		
AAS	Atomic absorption spectrophotometer	원자흡광도계
ACP	Acid phosphatase	산성인산효소
ACTH	Adrenocorticotropic hormone	부산피질자극호르몬
ADH	Alcohol dehydrogenase	알코올탈수소효소
	Antidiuretic hormone	항이뇨호르몬
ADP	Adenosine diphosphate	아데노신2인산
AFP	α-fetoprotein	
AIDS	Acquired immunodeficiency syndrome	후천성면역부전증후군
ALP	Alkaline phosphatase	알칼리성인산효소
ALT	Alanine aminotransferase	지.피.티
AMY	Amylase	아밀레이스
APTT	Activated partial thromboplastin time	활성화부분트롬보프라스친시간
ASO	Antistreptolysin	
AST	Aspartate aminotransferase	지.오.티
ATP	Adenosine triphosphate	아데노신3인산
(B)		
BCG	Brom cresol green	
BCP	Brom cresol purple	
BUN	Blood urea nitrogen	혈중 요소질소
BSP	Bromsulfophthalein	
(C)		
CA	Catecholamine	
C.C.F	Cephalin cholesterol flocculation	
CEA	Carcinoembryonic antigen	암 태아항원
CFT	Complement fixation test	보체결합시험
ChE	Cholineesterase	코린에스터라제
CIE	Counter immunoelectrphoresis	대항면역전기영동법
CM	Chylomicron	
Cp	Ceruloplasmin	
CPK	Creatine phosphokinase	
CRP	C-reactive protein	C-반응성 단백
CSF	Cerebrospinal fluid	뇌척수액
CV	Coefficient of variation	변동계수
(D)		
δ-ALA	δ-aminolevulinic acid	
DOC	Desoxycorticosterone	
DPN	Diphosphopyridine nucleotide	
DHEA	Dehydroepioandrosterone	
DNA	Deoxyribonucleic acid	
(E)		
EDTA	Ethylenediamine tetraacetic acid	
EEG	Electroencephalogram	뇌파
EIA	Enzyme immuno assay	효소면역법
ELISA	Enzyme-linked immuno sorbent assay	

EMG	Electromyogram	근전도
EMIT	Enzyme multiple immunoassay technique	
(F)		
FAD	Flavin adenine dinucleotide	
FBS	Fasting blood sugar	공복시 혈당
FIA	Fluorescent immuno assay	형광면역법
FMN	Flavin mononucleotide	
FM	Frequency modulation	주파수 변조
FPIA	Fluorescent polarization immuno assay	형광면역측정법
(G)		
Gc	Gas chromatography	
GFR	Glomerular filtration rate	사구체여과율
GH	Growth hormone	성장 호르몬
GLC	Gas-liquid chromatography	
GLDH	Glutamic acid dehydrogenase	
GOD	Glucose oxidase	
GOT	Glutamic oxalacetic transaminase	
GPT	Glutamic pyruvic transaminase	
GGTP	Gamma glutamyl transpeptidase	
(H)		
HAIT	Hemagglutination inhibition test	적혈구응집저지시험
HB	Hepatitis B	B형 간염
Hb	Hemoglobin	혈색소
α-HBD	Hydroxybutylic dehydrogenase	
HCG	Human chorionic gonadotropin	
HDL	High density lipoprotein	고비중지단백
HI	Hemagglutination inhibition	적혈구응집저지반응
5-HIAA	5-hydroxy indole acetic acid	
HK	Hexokinase	
HLTV	Human T cell leukemia virus	
HPLC	High performance liquid chromatogrphy	고속액체크로마토그래피
Ht=HCT	Hematocrit	
(I)		
ICD	Isocitric dehydrogenase	
ICG	Indocyanine green	
ID	Immuno diffusion	면역확산법
IEP	Isoelectric point	등전점
IR	Infrad Red	
IU	International units	
IVP	Intravenous pyelography	정맥성 신우조영
17-KS	17-Ketosteroid	
(L)		
LAP	Leucine aminopeptidase	
LA	Latex agglutionation	
LCAT	Lecithin cholesterol acyltransferase	
LDH	Lactic dehydrogenase	유산탈수소효소

LDL	Low density lipoprotein	저비중지단백
LE	Lupus erythematosus	홍반성 낭창
LPL	Lipoprotein lipase	
(M)		
MAO	Monoamine oxidase	
MCH	Mean corpuscular hemoglobin	평균적혈구 혈색소량
MCHC	Mean corpuscular hemoglobin concentration	평균적혈구혈색소농도
MCV	Mean corpuscular volume	평균적혈구용적
MDH	Malic dehydrogenase	
MPHA	Maxid passive hemagglutination	혼합수신적혈구응집반응
(N)		
NA	Noradrenalin	
NAD	Nicotiamide adenine dinucleotide(oxidized)	
NADH	Nicotiamide adenine dinucleotide(reduced)	
NADP	Nicotiamide adenine dinucleotide phosphate	
NBT	Nitroblue tetrazolium	
NPN	Non protein nitrogen	비단백질소
(O)		
OCPC	O-cresolphthalein complexone	
OGTT	Oral glucose tolerance test	경구당부하시험
OCT	Ornithine carbamyl transferase	
17-OHCS	17-hydroxy corticosteroid	
(P)		
PAGE	Polyacryamide gel electrophoresis	
PAH	P-amino hippurate	파라 아미노 마뇨산
PAS	Periodic acid of schiff	
	P-aminosalicylic acid	
PHA	Passive hemagglutionation	수신적혈구응집반응
PK	Pyruvate kinase	
POD	Peroxidase	
PPM	Part per million	
PSP	Phenolsulfophthalein	
PT	Prothrombin time	
PTH	Parathyroid hormone	
PTT	Partial thromboplastin time	
(R)		
RA	Rheumatoid arthritis	
RAHA	Rheumatoid arthritis hemagglutionation	
RBC	Red blood cell	적혈구
RF	Rheumatoid factor	
RI	Radioisotope	방사성동위원소
RIA	Radio immuno assay	
RIP	Radio immuno precipitation	
RNA	Ribonucleic acid	
RPF	Renal plasma flow	
RPHA	Reversed passive hemagglutionation test	역수신혈구응집반응
RPR	Rapid plasma reagin.: card test for syphilis	

(S)		
SLE	Systemic lupus erythematosus	
SLFIA	Substrate linkec fluorescent immunoassay	
SRID	Single radial immunodiffusion	일원방사상 면역확산
SUN	Serum urea nitrogen	혈청뇨소질소
STP	Standard temperature and pressure	
(T)		
TBG	Thyroxin binding globulin	
TBP	Thyroxin binding protein	
TCA	Trichloroacetic acid	
TDM	Toxic drug monitoring	
TG	Triglyceride.: thyroglobulin	
THAM	Tris hydroxymethyl aminomethane	
TIBC	Total iron binding capacity	총철결합능
TLC	Thin layer chromatography	
TMP	Thiamine monophosphate	
TPHA	Treponema pallidum hemagglutination	
TRP	Thyrotropin releasing hormone	세뇨관 재 흡수율
TSA	Tumor specific antigen	종양특이성항원
	P-toluene sulfonic acid test	
TSH	Thyroid stimulation hormone	갑상선자극호르몬
TT	Thrombin time	
TTP	Thiamine triphosphate	
TTT	Thymol turbidity test	
(U)		
UDP	Uridine diphosphate	
UIBC	Unsaturated iron binding capacity	불포화철결합능
UMP	Uridine monophosphate	
UV	Ultra violet	
(V)		
VDRL	Venereal disease research laboratory test	
VLDL	Very low density lipoprotein	초저비중지단백
VMA	Vanil mandelic acid	
(Z)		
ZTT	Zinc sulfate turbidity test	황산아연혼탁시험

12. 대수표

											Proportional parts								
N	0	1	2	3	4	5	6	7	8	9	1	2	3	4	5	6	7	8	9
10	0000	0043	0086	0128	0170	0212	0253	0294	0334	1374	4	8	12	17	21	25	29	33	37
11	0414	0453	0492	0531	1569	0607	0645	0682	1719	0755	4	8	11	15	19	23	26	30	34
12	0792	0828	0864	0899	0934	0969	1004	1038	1072	1106	3	7	10	14	17	21	24	28	31
13	1139	1173	1206	1239	1271	1303	1335	1367	1399	1430	3	6	10	13	16	19	23	26	29
14	1461	1492	1523	1553	1584	1614	1644	1673	1703	1732	3	6	9	12	15	18	21	26	27
15	1761	1790	1818	1847	1875	1903	1931	1959	1987	2014	3	6	8	11	14	17	20	22	25
16	2041	2068	2095	2122	2148	2175	2201	2227	2253	2279	3	5	8	11	13	16	18	21	24
17	2304	2330	2355	2380	2405	2430	2455	2480	2504	2529	2	5	7	10	12	15	17	20	22
18	2553	2577	2601	2625	2648	2673	2695	2718	2742	2765	2	5	7	9	12	14	16	19	21
19	2788	2810	2833	2856	2878	2900	2923	2945	2967	2989	2	4	7	9	11	13	16	18	20
20	3010	3032	3054	3075	3096	3118	3139	3160	3181	3201	2	4	6	8	11	13	15	17	19
21	3222	3243	3263	3284	3304	3324	3345	3365	3385	3404	2	4	6	8	10	12	14	16	18
22	3424	3444	3464	3488	3502	3522	3541	3560	3579	3598	2	4	6	8	10	12	14	15	17
23	3617	3636	3655	3674	3692	3711	3729	3747	3766	3784	2	4	6	7	9	11	13	15	17
24	3802	3820	3838	3856	3874	3892	3909	3927	3945	3962	2	4	5	7	9	11	12	14	16
25	3979	3997	4014	4031	4048	4065	4082	4099	4116	4133	2	3	5	7	9	10	12	14	15
26	4150	4166	4183	4200	4216	4232	4249	4265	4281	4298	2	3	5	7	8	10	11	13	15
27	4314	4330	4346	4362	4378	4393	4409	4425	4440	4456	2	3	5	6	8	9	11	13	14
28	4472	4487	4502	4518	4533	4548	4564	4579	4594	4609	2	3	5	6	8	9	11	12	14
29	4624	4639	4654	4669	4698	4698	4713	4728	4742	4757	1	3	4	6	7	9	10	12	13
30	4771	4786	4800	4814	4829	4843	4857	4971	4886	4900	1	3	4	6	7	9	10	11	13
31	4914	4928	4942	4955	4969	4983	4997	5011	5024	5038	1	3	4	6	7	8	10	11	12
32	5051	5065	5079	5092	5105	5119	5132	5145	5159	5172	1	3	4	5	7	8	9	11	12
33	5185	5198	5211	5224	5237	5250	5263	5276	5289	5302	1	3	4	5	6	8	9	10	12
34	5315	5328	5340	5353	5366	5378	5391	5403	5416	5428	1	3	4	5	6	8	9	10	11
35	5441	5453	5465	5478	5490	5502	5514	5527	5539	5551	1	2	4	5	6	7	9	10	11
36	5563	5575	5587	5599	5611	5623	5623	5647	5658	5670	1	2	4	5	6	7	8	10	11
37	5682	5694	5705	5717	5729	5740	5740	5763	5775	5786	1	2	3	5	6	7	8	9	10
38	5798	5809	5821	5832	5843	5855	5855	5877	5888	5899	1	2	3	5	6	7	8	9	10
39	5911	5922	5933	5944	5955	5966	5966	5988	5999	6010	1	2	3	4	5	7	8	9	10
40	6021	6031	6042	6053	6064	6075	6085	6096	6107	6117	1	2	3	4	5	6	8	9	10
41	6128	6138	6149	6160	6170	6180	6191	6201	6212	6222	1	2	3	4	5	6	7	8	9
42	6232	6243	6253	6263	6274	6284	6294	6304	6314	6325	1	2	3	4	5	6	7	8	9
43	6335	6345	6355	6365	6375	6385	6395	6405	6415	6425	1	2	3	4	5	6	7	8	9
44	6435	6444	6454	6464	6474	6484	6493	6503	6513	6522	1	2	3	4	5	6	7	8	9
45	6532	6542	6551	6561	6571	6580	6590	6599	6609	6618	1	2	3	4	5	6	7	8	9
46	6628	6637	6646	6656	6665	6675	6684	6693	6702	6712	1	2	3	4	5	6	7	7	8
47	6721	6730	6739	6749	6758	6767	6776	6785	6794	6803	1	2	3	4	5	5	6	7	8
48	6812	6821	6830	6839	6848	6857	6866	6875	6884	6893	1	2	3	4	4	5	6	7	8
49	6902	6911	6920	6928	6937	6946	6955	6964	6973	6981	1	2	3	4	4	5	6	7	8
50	6990	6998	7007	7016	7024	7033	7042	7050	7059	7067	1	2	3	3	4	5	6	7	8
51	7076	7084	7093	7101	7110	7118	7126	5135	7143	7152	1	2	3	3	4	5	6	7	8
52	7160	7168	7177	7185	7193	7202	7210	7218	7226	7235	1	2	2	3	4	5	6	7	7
53	7243	7251	7259	7275	7275	7284	7292	7300	7308	7316	1	2	2	3	4	5	6	6	7
54	7324	7332	7340	7356	7364	7364	7372	7380	7388	7396	1	2	2	3	4	5	6	6	7
N	0	1	2	3	4	5	6	7	8	9	1	2	3	4	5	6	7	8	9

*Interpolation in this section of the table is inaccurate.

											Proportional parts								
N	0	1	2	3	4	5	6	7	8	9	1	2	3	4	5	6	7	8	9
55	7404	7412	7419	7427	7435	7443	7451	7459	7466	7474	1	2	2	3	4	5	5	6	7
56	7482	7490	7497	7505	7513	7520	7528	7536	7543	7551	1	2	2	3	4	5	5	6	7
57	7559	7566	7574	7582	7589	7597	7604	7612	7619	7627	1	2	2	3	4	5	5	6	7
58	7634	7642	7649	7657	7664	7672	7679	7686	7694	7701	1	1	2	3	4	4	5	6	7
59	7709	7716	7723	7731	7738	7745	7752	7760	7767	7774	1	1	2	3	4	4	5	6	7
60	7782	7789	7796	7803	7810	7818	7825	7832	7839	7846	1	1	2	3	4	4	5	6	6
61	7853	7860	78687	7875	7882	7889	7896	7903	7910	7917	1	1	2	3	4	4	5	6	6
62	7924	7931	938	7945	7952	7959	7966	7973	7980	7987	1	1	2	3	3	4	5	6	6
63	7993	8000	8007	8014	8021	8028	8035	8041	8048	8055	1	1	2	3	3	4	5	5	6
64	8062	8069	8075	8082	8089	8096	8102	8109	8116	8122	1	1	2	3	3	4	5	5	6
65	8129	8136	8142	8149	8156	8162	8169	8176	8182	8189	1	1	2	3	3	4	5	5	6
66	8195	8202	8209	8215	8222	8228	8235	8241	8248	8254	1	1	2	3	3	4	5	5	6
67	8261	8267	8274	8280	8287	8293	8299	8306	8312	8319	1	1	2	3	3	4	5	5	6
68	8325	8331	8338	8344	8351	8357	8363	8370	8376	8382	1	1	2	3	3	4	4	5	6
69	8388	8395	8401	8407	8414	8420	8426	8432	8439	8445	1	1	2	2	3	4	4	5	6
70	8451	8457	8463	8470	8476	8482	8488	8494	8500	8506	1	1	2	2	3	4	4	5	6
71	8513	8519	8525	8531	8537	8543	8549	8555	8561	8567	1	1	2	2	3	4	4	5	5
72	8573	8579	8585	8591	8597	8603	8609	8615	8621	8627	1	1	2	2	3	4	4	5	5
73	8633	8639	8645	8651	8657	8663	8669	8675	8681	8686	1	1	2	2	3	4	4	5	5
74	8692	8698	8704	8710	8716	8722	8722	8733	8739	8745	1	1	2	2	3	4	4	5	5
75	8751	8756	8762	87688	8774	8779	8785	8791	8797	8802	1	1	2	2	3	3	4	5	5
76	8808	8814	8820	825	8831	8837	8842	8848	8854	8859	1	1	2	2	3	3	4	5	5
77	8865	8871	8876	8882	8887	8893	8899	8904	8910	8915	1	1	2	2	3	3	4	4	5
78	8921	8972	8932	8938	8943	8949	8954	8960	8965	8971	1	1	2	2	3	3	4	4	5
79	8976	8982	8987	8993	8998	9004	9009	9015	9020	9025	1	1	2	2	3	3	4	4	5
80	9031	9036	9042	9047	9053	9058	9063	9069	9074	9079	1	1	2	2	3	3	4	5	5
81	9085	9090	9096	9101	9106	9112	9117	9122	9128	9133	1	1	2	2	3	3	4	5	5
82	9138	9143	9149	9154	9159	9165	9170	9175	9180	9186	1	1	2	2	3	3	4	4	5
83	9191	9196	9201	9206	9212	9217	9222	9227	9232	9238	1	1	2	2	3	3	4	4	5
84	9243	9248	9253	9258	9263	9269	9274	9279	9284	9289	1	1	2	2	3	3	4	4	5
85	9294	9299	9304	9309	9315	9320	9325	9330	9335	9340	1	1	2	2	3	3	4	4	5
86	9345	9350	9355	9360	9365	9370	9375	9380	9385	9390	1	1	2	2	3	3	4	4	5
87	9395	9400	9405	9410	9415	9420	9425	9430	9435	9440	0	1	1	2	2	3	3	4	4
88	9445	9450	9455	9460	9465	9469	9474	9479	9484	9489	0	1	1	2	2	3	3	4	4
89	9494	9499	9504	9509	9513	9518	9523	9528	9533	9538	0	1	1	2	2	3	3	4	4
90	9542	9547	9552	9557	9562	9566	95719	9576	9581	9586	0	1	1	2	2	3	3	4	4
91	9590	9595	9600	9605	9609	9614	619	9624	9628	9633	0	1	1	2	2	3	3	4	4
92	9638	9643	9647	9652	9657	9661	9666	9671	9675	9680	0	1	1	2	2	3	3	4	4
93	9685	9689	9694	9699	9703	9708	9713	9717	9722	9727	0	1	1	2	2	3	3	4	4
94	9731	9736	9741	9745	9750	9754	9759	9763	9768	9773	0	1	1	2	2	3	3	4	4
95	9777	9782	9786	9791	9795	9800	9805	9809	9814	9818	0	1	1	2	2	3	3	4	4
96	9823	9827	9832	9836	9841	9845	9850	9854	9859	9863	0	1	1	2	2	3	3	4	4
97	9868	9872	9877	9881	9886	9890	9894	9899	9903	9908	0	1	1	2	2	3	3	4	4
98	9912	9917	9921	9926	9930	9934	9939	9943	9948	9952	0	1	1	2	2	3	3	4	4
99	9956	9961	9965	9969	9974	9978	9983	9987	9991	9996	0	1	1	2	2	3	3	3	4
N	0	1	2	3	4	5	6	7	8	9	1	2	3	4	5	6	7	8	9

13. 투과율-흡광도 (환산표) TRANSMIT

%T (透過率)	OPTICAL DENSITY(O.D.) (吸光度)				%T (透過率)	OPTICAL DENSITY(O.D.) (吸光度)			
		1 (.25)	2 (.50)	3 (.75)			1 (.25)	2 (.50)	3 (.75)
1	2.000	1.903	1.824	1.757	51	.2924	.2903	.2882	.2861
2	1.699	1.648	1.602	1.561	52	.2840	.2819	.2798	.2777
3	1.523	1.488	1.456	1.426	53	.2756	.2736	.2716	.2696
4	1.398	1.372	1.347	1.323	54	.2676	.2656	.2636	.2616
5	1.301	1.280	1.260	1.240	55	.2596	.2577	.2557	.2537
6	1.222	1.204	1.187	1.171	56	.2518	.2499	.2480	.2460
7	1.155	1.140	1.126	1.112	57	.2441	.2422	.2403	.2384
8	1.097	1.083	1.071	1.059	58	.2366	.2347	.2328	.2310
9	1.046	1.034	1.022	1.011	59	.2291	.2273	.2255	.2236
10	1.000	.989	.979	.969	60	.2218	.2200	.2182	.2164
11	.959	.949	.939	.930	61	.2147	.2129	.2111	.2093
12	.921	.912	.903	.894	62	.2076	.2059	.2041	.2024
13	.886	.878	.870	.862	63	.2007	.1990	.1973	.1956
14	.854	.846	.838	.831	64	.1939	.1922	.1905	.1888
15	.824	.817	.810	.803	65	.1871	.1855	.1838	.1821
16	.796	.789	.782	.776	66	.1805	.1788	.1772	.1756
17	.770	.763	.757	.751	67	.1739	.1723	.1707	.1691
18	.745	.739	.733	.727	68	.1675	.1659	.1643	.1627
19	.721	.716	.710	.704	69	.1612	.1596	.1580	.1565
20	.699	.694	.688	.683	70	.1549	.1534	.1518	.1503
21	.678	.673	.668	.663	71	.1487	.1472	.1457	.1442
22	.658	.653	.648	.643	72	.1427	.1412	.1397	.1382
23	.638	.634	.629	.624	73	.1367	.1352	.1337	.1322
24	.620	.615	.611	.606	74	.1308	.1293	.1278	.1264
25	.602	.598	.594	.589	75	.1249	.1235	.1221	.1206
26	.585	.581	.577	.573	76	.1192	.1177	.1163	.1149
27	.569	.565	.561	.557	77	.1135	.1121	.1107	.1093
28	.553	.549	.545	.542	78	.1079	.1065	.1051	.1037
29	.538	.534	.530	.527	79	.1024	.1010	.0996	.0982
30	.523	.520	.516	.512	80	.0969	.0955	.0942	.0928
31	.509	.505	.502	.498	81	.0915	.0901	.0888	.0875
32	.495	.491	.488	.485	82	.0862	.0848	.0835	.0822
33	.482	.478	.475	.472	83	.0809	.0796	0.783	.0770
34	.469	.465	.462	.459	84	.0757	.0744	.0731	.0718
35	.456	.453	.450	.447	85	.0706	.0693	.0680	.0667
36	.444	.441	.438	.435	86	.0655	.0642	.0630	.0617
37	.432	.429	.426	.423	87	.0605	.0593	.0580	.0568
38	.420	.417	.414	.412	88	.0555	.0543	.0531	.0518
39	.409	.406	.403	.401	89	.0505	.0494	.0482	.0470
40	.398	.395	.392	.390	90	.0458	.0446	.0434	.0422
41	.387	.385	.382	.380	91	.0410	.0398	.0386	.0374
42	.377	.374	.372	.369	92	.0362	.0351	.0339	.0327
43	.367	.364	.362	.359	93	.0.315	.0304	.0292	.0281
44	.357	.354	.352	.349	94	.0269	.0257	.0246	.0235
45	.347	.344	.342	.340	95	.0223	.0212	.0200	.0188
46	.337	.335	.332	.330	96	.0177	.0166	.0155	.0144
47	.328	.325	.323	.321	97	.0132	.0121	.0110	.0099
48	.319	.317	.314	.312	98	.0088	.0077	.0066	.0055
49	.310	.308	.305	.303	99	.0044	.0033	.0022	.0011
50	.301	.299	.297	.295	100	.0000	.0000	.0000	.0000

14. 임상화학분야의 검사종목과 참고치

일반화학검사(I)-L-30

검사명	참고치	단위	검체	주의사항	검사방법	검사일/보고일
Admission panel			Serum 1 mL	공복채혈, 용혈방지, 채혈 후 즉시, 혈청	자동분석기	매일
Liver panel			Serum 1 mL			매일
Calcium	8.8~10.5	mg/dL	Serum 1 mL		OCPC법	매일
Phosphorus	2.5~4.5	mg/dL	Serum 1 mL		Molybdate reduction	매일
Glucose	70~110	mg/dL	Serum 1 mL		Oxidase법	매일
Blood urea nitrogen (BUN)	10~26	mg/dL	Serum 1 mL		Urease/GLDH법	매일
Uric acid	3.0~7.0	mg/dL	Serum 1 mL		Uricase/POD법	매일
Cholresterol	<240	mg/dL	Serum 1 mL		COD/POD법	매일
Protein, total	6.0~8.0	g/dL	Serum 1 mL		Biuret법	매일
Albumin	3.3~5.2	g/dL	Serum 1 mL		BCG법	매일
Bilirubin, total	0.2~1.2	mg/dL	Serum 1 mL	광선노출 시 감소	Bilirubin oxidase법	매일
Alkaline phosphatase (ALP)	C : 60~300 P : 30~165 A : 30~115	u/L	Serum 1 mL		AMP-PNPP법	매일
AST(GOT)	<40	u/L	Serum 1 mL	용혈 시 증가	NADH, UV법(IFCC)	매일
ALT(GPT)	<40	u/L	Serum 1 mL	용혈 시 증가	NADH, UV법(IFCC)	매일
r-GT(GGT)	M : 11~63 F : 8~35	u/L	Serum 1 mL		Carboxylated GGPNA(IFCC)	매일
Bilrubin, direct	0~0.5	mg/dL	Serum 1 mL	광선노출 시 감소	Bilirubin oxidase법	매일
Amylase	60~180	u/L	Serum 1 mL		Enzyme법(CNP, α, β glucosidase)	매일
Creatine Knase(CK)	20~270	u/L	Serum 1 mL		UV법(GSCC)	매일
Lactate dehydrogenase(LDH)	100~225	u/L	Serum 1 mL	용혈 시 증가	L→P법(Wacker)	매일
Thymol Turibidity Test(TTT)	0~5.0	Maclagan units	Serum 1 mL		Thymol turbidity법	매일

검사명	참고치	단위	검체	주의사항	검사방법	검사일/ 보고일
Adnosine deaminase (ADA)	S 5.3~17.8 PF 12.3±8.0 AC 12.3 CSF 8.0	u/L	Serum 1 mL Body Fluid 1 mL		효소법	매일
Creatinine*	0.7~1.4	mg/dL	Serum 1 mL		Jaffe, Picrate/kinetic	매일
Electrolyte panel		mmol/L	Serum 1 mL		indirect ISE	매일
Sodium(Na)	135~145	mmol/L	Serum 1 mL		indirect ISE	매일
Potassium(K)	3.5~5.5	mmol/L	Serum 1 mL		indirect ISE	매일
Chloride(Cl)	98~110	mmol/L	Serum 1 mL		indirect ISE	매일
CO2, total	24~31	mmol/L	Serum 1 mL	진공체혈관 사용	indirect ISE	매일
Iron(Fe)	Birth : 200 M : 50~170 F : 50~130	μt/dL	Serum 1 mL	진공체혈관 사용 용혈시 증가	Ferrozine	매일
TIBC	280~400	μt/dL	Serum 1 mL	진공체혈관 사용	Iron+UIBC	매일
Lipid panel-A			Serum 2 mL	12시간 공복		매일
Lipid panel-B			Serum 2 mL			매일
Triglyceride(TG)	<200	mg/dL	Serum 1 mL	12시간 공복	GPO-PAP법	매일
HDL-cholesterol	M : 35~55 F : 45~65	mg/dL	Serum 1 mL	12시간 공복	Enzymatic.	매일
Aplipoprotein A-I	110~140	mg/dL	Serum 0.5 mL	12시간 공복	Nepheolo	매일
Apolipoprotein B	57~110	mg/dL	Serum 0.5 mL	12시간 공복	Nepheolo	매일
Lipoprotein profile	보고서 참조		Serum 3 mL	12시간 공복		매일
LDL-choresterol	<140	mg/dL	Serum 1 mL	12시간 공복	Enzymatic	매일
CRP, quan. ***	<0.5	mg/dL	Serum 1 mL		TIA	매일

* Creatinine : 2일에 1회 보험인정

** Electrolyte panel : 주 1회 보험인정

*** CRP, quan : 주 1회 보험인정

일반화학검사(II)

검사명	참고치	단위	검체	주의사항	검사방법	검사일/보고일
urine		mmol/d	24hr urine 또는 Random urine 5 mL		L-30과 동일	매일 9:30am 마감
Sodium	40~220	mmol/d			L-30과 동일	매일
Potassium	25~120	mmol/d			L-30과 동일	매일
Chloride	110~250	mmol/d			L-30과 동일	매일
Calcium	70~180	mg/dL			OCPC법	매일
Magnesium	6.0~8.5	mEq/d			Xylidyl blue법	매일
Phophorus	0.4~1.3	g/d			L-30과 동일	매일
Uric acid	250~750	mg/dL			L-30과 동일	매일
Glucose, quantitation	0.5~1.5	g/d			L-30과 동일	매일
Protein, quantitation	1~114	mg/dL			Pyrogallo red	매일
Creatinine	M : 1.0~2.0 F : 0.8~1.8	g/d			L-30과 동일	매일
Creatinine clearance (Ccr)	75~125	mL/min			계산식	매일
Urea nitrogen	12~20	g/d			L-30과 동일	매일
Urea clearance (C-urea)		mL/min			계산식	매일
Amylase	80~5000	U/d			L-30과 동일	매일
Amylase clearance (C-amylase)		mL/min			계산식	매일
Microalbumin, urine	<30	mg/dL			Nephelo.	매일
Oxalate, quantitation, urine	M : 0.08~0.49 F : 0.04~0.32 C : 0.14~0.42	mmol/d			Enzymatic.	주 1회
Citrate, quantitation, urine	<20세, <0.029> 20세 ; 0.029에 1세 증가시 1.367씩 증가	mmol/d			Enzymatic.	주 1회
Glucose, body fluid		mg/dL			Oxidase	매일
Chloride, body fluid		mmol/d			Coulometry	매일
Protein, body fluid	CSF 15~45	mg/dL			Pyrogallol red	매일
Amylase, body fluid		u/L			Enzyme법(CNP α, β glucosidase)	매일
LDH, body fluid		u/L			L→P법(Wacker)	매일

- Random urine: 10~15 mL 정도를 접수시킨다.
- 24hr urine : 입원; 병실에서 정확한 용량 측정 후 잘 혼합된 뇨 10~15 mL 정도를 보낸다.
  외래; 입원환자와 동일하게 하거나 전량을 접수시킨다.
- Ccr, Curea, Camylase을 의뢰시에는 혈청을 동시에 보내야 한다(일반화학 I검체를 이용시는 병기요망).
- 결과단위 : Random urine; 일반화학 I 참조
  hrs urine; 24hrs로 환산됨
- 참고치는 24hrs urine의 최고치임

위액검사

검사명	참고치	단위	검체	주의사항	검사방법	검사일/보고일
Gastric juice analysis for BAO	3.50 ± 3.5/성인	mEq/hr	Gastric Juice	아침 공복에 매15분 간격으로 4회 채취		월~금
Gastric juice analysis for MAO	12.5 ± 7.0/성인	mEq/hr	Gastric Juice			월~금

▨ BAO=Base Acid Output

▨ MAO=Maximum Acid Output

▨ MAO 측정을 위한 자극제로는 다음과 같은 것들을 사용한다.

① Caffein(oral)

② Histamine(0.04 mg/kg)

③ Histolog(1.7 mg/kg)

④ Pentagastrin(6 μg/kg)

당부하검사(Glucose, 50 g dose)

검사명	참고치	단위	검체	주의사항	검사방법	시행일	보고일
Blood Glucose (Quantitation)						매일	당일
Glucose, fasting	70~110	mg/dL	Serum 0.5 mL	공복	Oxdase법	매일	당일
Glucose, PP 30 min	110~170	mg/dL	Serum 0.5 mL		Oxdase법	매일	당일
Glucose, PP 60 min	120~170	mg/dL	Serum 0.5 mL		Oxdase법	매일	당일
Glucose, PP 90 min	100~140	mg/dL	Serum 0.5 mL		Oxdase법	매일	당일
Glucose, PP 120 min	70~120	mg/dL	Serum 0.5 mL		Oxdase법	매일	당일
Glucose, PP 180 min	70~110	mg/dL	Serum 0.5 mL		Oxdase법	매일	당일
Glucose, PP (　)min		mg/dL	Serum 0.5 mL		Oxdase법	매일	당일
Glucose, PP (　)min		mg/dL	Serum 0.5 mL		Oxdase법	매일	당일
Hemoglobin Alc	2.3~7.1	%	Blood 2 mL (EDTA)	공복 채혈	HPLC	매일	당일
Urine Glucose(Stick)						매일	당일
Glucose, fasting, urine	Negative	(-)~(+++)	Urine 5 mL	공복	Urine Stick	매일	당일
Glucose, PP 30 min urine		(-)~(+++)	Urine 5 mL		Urine Stick	매일	당일
Glucose, PP 60 min urine		(-)~(+++)	Urine 5 mL		Urine Stick	매일	당일
Glucose, PP 90 min urine		(-)~(+++)	Urine 5 mL		Urine Stick	매일	당일
Glucose, PP 120 min urine		(-)~(+++)	Urine 5 mL		Urine Stick	매일	당일
Glucose, PP 180 min urine		(-)~(+++)	Urine 5 mL		Urine Stick	매일	당일
Glucose, PP (　)min urine		(-)~(+++)	Urine 5 mL		Urine Stick	매일	당일
Glucose, PP (　)min urine		(-)~(+++)	Urine 5 mL		Urine Stick	매일	당일

▨ 채혈 및 채뇨 시간을 정확히 지킨다.

▨ Hemoglobin Alc 검체는 EDTA tube에 채혈해야 한다.

약물 및 중금속검사

검사명	참고치	단위	검체	주의사항	검사방법	시행일	보고일
Primidme	5~12	μg/mL	Serum 0.3 mL		FPIA(TDx)	월~금	당일
Phenobarbital	15~40	μg/mL	Serum 0.3 mL		FPIA(TDx)	월~금	당일
Carbamaxepine, total	8~12	μg/mL	Serum 0.3 mL		FPIA(TDx)	월~금	당일
Ethosuximide	40~100	μg/mL	Serum 0.3 mL		FPIA(TDx)	월~금	당일
Phenytoin, total	10~20	μg/mL	Serum 0.3 mL		FPIA(TDx)	월~금	당일
Theophyline	10~20	μg/mL	Serum 0.3 mL		FPIA(TDx)	매일	당일
Gentamicin	5~10(peak)	μg/mL	Serum 0.3 mL		FPIA(TDx)	매일	당일
Methotrexate(MTX)	24hr<5.0 48hr<0.5 72hr<0.05	μmol/L	Serum 0.3 mL	주사시각과 채혈시각을 반드시 기록	FPIA(TDx)	매일	당일
Calcium, serum	8.8~10.5	mg/dL	Serum 0.5 mL		Hitachi 747	매일	당일
Magnesium, serum	1.5~2.5	mEq/L	Serum 0.5 mL		Hitachi 747	매일	당일
Lithium, serum	0.5~1.0	mEq/L	Serum 0.5 mL	Toxic level>2.0	AAS	수요일	다음날
Lead, blood	<80	μg/dL	Bolld 5 mL (Heparin)	진공채혈	AAS	매일	당일
Zinc	70~150	μg/dL	Serum 1 mL	진공채혈	AAS	매일	당일
Copper, serum	70~155	μg/dL	Serum 2 mL	용혈방지, 진공채혈	AAS	월~금	당일
Valproic acid	50~100	μg/dL	Serum 0.3 mL		FPIA(TDx)	매일	당일
Copper, urine	15~30	μg/d	24hr Urine		AAS	매일	당일
Salicylate	<30	mg/dL	Serum 0.3 mL		Fe(No3)3	목	다음날
Doxepin		μg/L	Serum 0.3 mL		HPLC	목	다음날
Desipramine	150~300	μg/L	Serum 3 mL		HPLC	목	다음날
Nortriptyline	50~150	μg/L	Serum 3 mL		HPLC	목	다음날
Imipramine	150~250	μg/L	Serum 3 mL		HPLC	목	다음날
Amitriptyline	120~250	μg/L	Serum 3 mL		HPLC	매일	다음날
Amikacin	15~25	μg/mL	Serum 0.3 mL		FPIA(TDx)	매일	당일
Tobramycin	5~10	μg/mL	Serum 0.3 mL		FPIA(TDx)	매일	당일
Quindine	2~5	μg/mL	Serum 0.3 mL		FPIA(TDx)	매일	당일
Opiates screening, urine	Negative		Urine 5 mL		HA	매일	당일
Digoxin	0.9~2.2	ng/mL	Serum 0.5 mL		FPIA(TDx)	매일	당일
Lactic acid	0.7~2.5	mmol/L	CSF 0.3 mL Blood 2 mL		FPIA(TDx)	매일	당일
Vancomycin	peak 30~40 trough 5~10	μg/mL	Serum 0.3 mL		FPIA(TDx)	매일	당일
Tarcolimus	5~20	ng/mL	Blood 2 mL (EDTA)		MEIA	매일	당일

단백 · 면역화학 검사

검사명	참고치	단위	검체	주의사항	검사방법	시행일	보고일
Protein electrophoresis	보고서 참조		Serum 1 mL, Urine 10 mL, CSF 5 mL	Protein 기록요망	Cellulose acetate	화목토	다음날
Lipoprotein electrophoresis	보고서 참조		Serum 0.5 mL	12시간 공복 Lipid panel 동시의	Agarose plate	목	2일 후
Hemoglobin electrophoresis	보고서 참조		Blood 3 mL (EDTA)	혈액학 소견, 환자정보 기록요망	Cellulose acetate	주 1회	2일 후
ALP isoenzymes(EP)	보고서 참조		Serum 2 mL	ALP 기록요망	Cellulose acetate	주 1회	2일 후
LDH isoenzyme(EP)	보고서 참조		Serum 1 mL	채혈시각 기록 Total CK 동시의뢰	REP, agarose	월수금	당일
CK isoenzyme(EP)	보고서 참조		Serum 1 mL	채혈시각 기록 Total CK 동시의뢰	REP, agarose	월수금	당일
Haptoglobin	100~300	mg/dL	Serum 1 mL		Nephelo.	매일	당일
Ceruloplasmin	15.0~60.0	mg/dL	Serum 0.5 mL		Nephelo.	매일	당일
α_1-antitrypsin	190~350	mg/dL	Serum 0.2 mL		RID	매일	2일 후
Transferrin	200~400	mg/dL	Serum 0.2 mL		Nephelo.	매일	당일
Selectivity index	<0.2		Urine 10 mL & Serum 0.2 mL	채혈과 동시에 채취한 신선뇨를 즉시 보냄	계산식	매일	당일
Urine IgG					Nephelo.		
Serum IgG					Nephelo.		
Urine Transferrin					Nephelo.		
Serum Transferrin					Nephelo.		
Immunoelectrophoresis (IEP)	보고서 참조		Serum 0.5 mL Urine 10 mL CSF 5 mL	PEP 동시 의뢰. 정성	Agarose film	월~금	2일 후
Immunoglobin G	408~1788	mg/dL	Serum 0.5 mL		Nephelo.	월~금	당일
Immunoglobin A	64~544	mg/dL	Serum 0.5 mL		Nephelo.	매일	당일
Immunoglobin M	49~355	mg/dL	Serum 0.5 mL		Nephelo.	매일	당일
Immunoglobin D	1.6~10.0	mg/dL	Serum 0.5 mL		RID	매일	2일 후
Immunoglobin E	0~200	IU/mL	Serum 0.3 mL		Nephelo.	매일	당일

단백·면역화학 검사(계속)

검사명	참고치	단위	검체	주의사항	검사방법	시행일	보고일
C3	70~150	mg/dL	Serum 0.3 mL	채혈 즉시운송, 혈청분리 (-40℃ 이하)	Nephelo.	매일	당일
C4	10~40	mg/dL	Serum 0.3 mL		Nephelo.	매일	당일
Albumin, CSF			CSF 0.5 mL	Traumatic tap주의	Nephelo.	매일	당일
CSF IgG			CSF 0.5 mL	Traumatic tap주의	Nephelo.	매일	당일
Oligoclonal fraction	Negative		CSF 0.5 mL	Traumatic tap주의	IEF	주 1회	1주 이내
CK-MB, quan.	<5	μg/L	Serum 0.5 mL		MEIA	매일	당일
Immunofixation eletrophoresis	보고서 참조		Serum 0.3 mL Urine 10 mL CSF 5 mL	PEP 동시 의뢰. 정성.		주 1회	2일 후
Lp(a)	<25	mg/dL	Serum 0.3 mL		EIA	주 1회	1주 이내
HbA2, quan.	2.2~2.3	%	Blood 1 mL		Elution	주 1회	1주 이내
Hemoglobin, isoelectric focusing	보고서 참조		Blood 2 mL (EDTA)		IEF	2주 1회	2주 이내
Troponin I	0.5<	ng/mL	Serum 1 mL		EIA	매일	당일

특수화학검사

검사명	참고치	단위	검체	주의사항	검사방법	시행일	보고일
17-OHCS	M : 3.6~9.0 F : 2.4~6.4	mg/d	24hr Urine	HCl 5 mL 첨가, 냉장	Porter-Silv.	수	당일
VMA, qual.	Negative		Urine 5 mL	약물, 커피, 코코아, 바나나 금기, 냉장.	PNA	매일	당일
VMA, quan.	0.7~6.9	mg/d	24hr Urine		WHO (Sigm)	화, 금	당일
5-HIAA, quan.	1.8~6.0	mg/d	24hr Urine	약물, 과일 금기	Spectro.	월	당일
Total porphyrin, urine, qual.	Negative		Urine 5 mL	광선차단	UV lamp	매일	당일
Total porphyrin, stool, qual.	Negative		Stool 1 g	광선차단	UV lamp	매일	당일
Porphobilinogen(PBG), qual.	Negative		Urine 5 mL	광선차단, 신선뇨	Watson-S	매일	당일
Corproporphyrin quan.	5~200	μg/d	24hr Urine	Na_2CO_3, 5 g 첨가 광선차단, 냉장보관	Fluoro.	수	다음날

특수화학검사(계속)

검사명	참고치	단위	검체	주의사항	검사방법	시행일	보고일
Uroporphyrin, quan.	5~50	µg/d	24hr Urine	HCI 5 mL 첨가, 냉장. PBG동시 의뢰시	Fluoro.	수	다음날
Porphobilinogen(PBG), quan.	0.5~2.1	mg/d	24hr Urine		Spectro.	주 1회	1주 이내
δ-Aminolevulinic acid	1.5~7.5	mg/d	24hr Urine	HCI 10 mL 첨가, 냉장	Spectro.	주 1회	1주 이내
Catecholamine, blood (NE, Epinephrine)	NE<150 Epi<375	pg/mL	Plasma 2 mL (EDTA)	냉장	HPLC	수	1주 이내
Catecholamine, urine (NE, EPinephrine, dopamine)			24hr Urine	광선차단	HPLC	시행 예정	
Clonidine suppression test(Basal, 30 min, 60 min)			Plasma 2 mL (EDTA)	소변량 기록	HPLC	수	1주 이내
Total porphyrin, blood, qual.	Negative		Blood 3 mL (EDTA)	Second moming urine, 24hr urine	UV lamp	매일	당일
Amino acid analysis	보고서 참조		Plasma 1 mL (EDTA) 24hr Urine	용혈 시 증가	HPLC	주 3회	1주 이내
N-telopeptide(NTx)	<40	nM BCE /mM Cr	Urine 5 mL		EIA	주 1회	1주 이내
Plasma Hb	<5	mg/dL	Plasma 2 mL (EDTA)	정성분석	OxyHb	매일	당일
Homocysteine	5~15, 5~20 (60세이상)	µmol/L	Blood 3 mL		FPIA	매일	당일
Stone analysis, qual.			Stone	광선차단		금	1주 이내
Aminiotic fluid L/S ratio	>2.0		AMF 2 mL		TLC	수시로	당일
Aminiotic fluid scanning			AMF mL		Spectro.	수시로	당일
Free fatty acid(FFA)	0.3~0.9	mmol/L	Serum 0.5 mL		Spectro.	토	당일
Semen fructose	>315	mg/dL	Serum 1 mL		Spectro.	금	1주 이내
Xylose absorption test, blood	>25	g/dL	Serum 1 mL		PBA	주 1회	1주 이내
Xylose absorption test, urine	>4.0	g/5h	5hr Urine		PBA	주 1회	1주 이내
Indycyaning green(ICG) test	Rmax>0.8		Serum 2 mL	주사, 재검시간 기록	Dianogreen	매일	당일

대사이상질환검사

검사명	참고치	단위	검체	주의사항	검사방법	시행일	보고일
Inborn error of metabolism scr.(PKU, galactosemia, CAH)	보고서 참조		혈액여과지	혈액을 충분히 묻힐 것	EIA	주 1회	1주 이내
Galactokinase(GK)	보고서 참조		Heparinzed 3 mL		Radimetry	주 1회	1주 이내
UDP-galactose epimerase	브고서 참조		Heparinzed 3 mL		Radimetry	주 1회	1주 이내
Sorbitol dehydrogense	보고서 참조		Heparinzed 3 mL		Spectro.	주 1회	1주 이내
PKU screening (ferric chloride test)	Negative		Urine 10 mL		FeCl3	주 1회	1주 이내
Methylmalonic acid, quan.	보고서 참조		24hr Urine		Spectro.	주 1회	1주 이내
Orotic acid	코고서 참조		24hr Urine		Spectro.	주 1회	1주 이내
Mucopolysaccharide screening	Negative		24hr Urine		Spectro.	주 1회	1주 이내
Glucose-6-phosphatase assay	보고서 참조		Live Bx 30 mg	예약 요망	Spectro.	주 1회	1주 이내
Acid-α-glucosidase assay	보고서 참조		Heparinzed 5 mL		Fluoro.	주 1회	1주 이내
β-Glucocerebrosidase assay	보고서 참조		Heparinzed 5 mL		Fluoro.	주 1회	1주 이내
Hexosaminidase A assay	보고서 참조		Heparinzed 5 mL		Fluoro.	주 1회	1주 이내
Arylsulfatase A assay	보고서 참조		Heparinzed 5 mL		Spectro.	주 1회	1주 이내
Galactose-1-phosphate	보고서 참조		Heparinzed 5 mL		Radimetry	주 1회	1주 이내
Galacotose-1-phosphate uridyl transferase	보고서 참조		Heparinzed 5 mL		Radimetry	주 1회	1주 이내
Carbohydrate screening test	Negative		Heparinzed 3 mL		Spectro.	주 1회	1주 이내
Mucopolysaccharidosis (MPS) 확진검사	보고서 참조		Urine 10 mL	임상소견서 첨부	Fluoro.	주 1회	1주 이내
MPS type I(Hurler/ Scheie) alpha-iduronidase	보고서 참조		Heparinzed 5 mL	임상소견서 첨부	Fluoro.	주 1회	1주 이내
MPS type IIIB (Sanfilippo B) alpha-N-	보고서 참조		Heparinzed 5 mL	임상소견서 첨부	Fluoro.	주 1회	1주 이내

대사이상질환검사(계속)

검사명	참고치	단위	검체	주의사항	검사방법	시행일	보고일
MPS type IVB(Morquio) beta-galactosidase	보고서 참조		Heparinized 5 mL	임상소견서 첨부	Fluoro.	주 1회	1주 이내
MPS type VI (Maroteaux-Lamp) Arylsulfatase B	보고서 참조		Heparinized 5 mL	임상소견서 첨부	Spectro.	주 1회	1주 이내
MPS type VII(Sly) beta-glucuronidase	보고서 참조		Heparinized 5 mL	임상소견서 첨부	Fluoro.	주 1회	1주 이내
Febry병 확진검사 alpha-galactosidase	보고서 참조		Heparinized 5 mL	임상소견서 첨부	Fluoro.	주 1회	1주 이내

요검사

검사명	참고치	검체	주의사항	검사방법	시행일
Routine urinanalysis		아침 체뇨가 좋음, 체뇨 후 1시간 내 검사			매일
Color & turbidity	황색, 투명	fresh urine 10 mL 이상		육안관찰	매일
Specific gravity	1.005~1.030			N-multistix SG	매일
pH	5.0~8.5			N-multistix SG	매일
Albumin	(−)~(±)			N-multistix SG	매일
Glucose	(−)		Vit. C 복용금지	N-multistix SG	매일
Ketone	(−)		Vit. C 복용금지	N-multistix SG	매일
Bilirubin	(−)		광선노출 시 감소	N-multistix SG	매일
Blood	(−)		Vit. C 복용금지	N-multistix SG	매일
Urobilinogen	(±)		광선차단, 실온피함	N-multistix SG	매일
Nitrite	(−)		아침 첫뇨가 좋음	Cytur test	매일
WBC stick	(−)	fresh urine 10 mL 이상	아침 첫뇨가 좋음 체뇨 후 1시간 내 검사	Phase microscopy 필요시 modified Sternheimer 염색	매일
Microscopy		fresh urine 10 mL 이상			
RBC	0~4/HPF(Gr.2)				
WBC	0~4/HPF(Gr.2)				
Squamous cell	0~4/HPF(Gr.3)				
Transitional cell	0~4/HPF(Gr.2)				

요검사(계속)

검사명	참고치	검체	주의사항	검사방법	시행일
Renal tubular cell	0.1/HPF(Gr.1)			Phase microscopy 필요시 modified Sternheimer 염색	매일
Cast					
Crystals					
Dysmorphic RBC			비중≤1.010 RBC≤Grade 2 이면 검사불가		
Hemosiderin				Rous법	매일

Routine urinalysis 결과 검사

검사명	단위	±	+	++	+++
Albumin	mg/dL	15	30	100	300
Glucose	mg/dL	100	250	500	1000
Bilirubin	mg/dL		0.6	1.6	3.2
Urobilinogen(Ehrlich unit)	u/dL	0.1~1.0	2	4	8
Ketone: acetoacetic acid	mg/dL	5	15	40	80
Blood(Sangur test)	RBC/μL		5~10	약 50	약 250
WBC(Cytur test)	WBC/μL		>10	>25	
Nitrite	양성일 경우 세균뇨를 의미				

Microscopy 결과 검사

Cell		Casts		Crystal & others	
Grade	/HPF	Grade	/LPF	Grade	/HPF
1	<1	1	<1	1	a few (1+)
2	1~4	2	1~2	2	moderate (2+)
3	5~9	3	3~5	3	many (3+)
4	10~19	4	6~10	4	positive
5	20~29	5	11~20		
6	30~49	6	>20		
7	50~99				
8	≥100				

체액검사

검사명	참고치	검체	주의사항	검사방법	시행일	보고일
Routine analysis		Body fluid 2 mL	검체형 반드시 명기		매일(오 후 3시 마감)	당일
Color				육안관찰		
Turbidity				육안관찰		
Specific gravity				Refractometer		
Cell count RBC WBC Others				Chamber count		
Differential count Poly Lymphocyte				Wright stain		
Cytospin		Body fluid 2 mL		Wright stain	매일(오 후 3시 마감)	당일
Mucin clot test of joint fluid	Good	Joint fluid 1 mL		Acetic acid ppt.	매일(오 후 3시 마감)	당일
Microscopy of joint fluid* Crystal Bacteria	 Negative Negative	Joint fluid 1 mL		Direct wet smear	매일(오 후 3시 마감)	당일

▩ Pleural fluid, Ascitic fluid, Joint fluid
EDTA tube-Cell count, Differential count, Mucin clot test, Cytospin Plain tube-Chemistry
* : Joint fluid의 differential count를 위해서는 헤파린을 묻힌 주사기로 체액을 채취해야 한다.

정액검사

검사명	참고치	검체	주의사항	검사방법	시행일	보고일
Semen Analysis		Semen	2~7일간 금욕 후 채취, 환자 보냄 채취 후 1시간 이내 접수, 접수 시 정액받은 시간 기록		매일	당일
Amout	>2.0 mL					
Number	>20 × 10⁶/mL			Hemocytometer		
Motility	>50%(forward) 혹은 >25%(rapid) (사정 후 60분 이내)					
Morphology						
pH				pH 지시종이		
Others Agglutinated spermatozoa RBC WBC	 negative negative <1 × 10⁶/mL					
Motile spermatozoa	>50%(forward) 혹은 >25%(rapid)					
Liquified after 60 mins?	Yes					

기타 검사(I)

검사명	검체종류 및 양	검체용기	검사요일	소요일	RIA
1.25$(OH)_2$ Vit. D_3*	Blood 7 mL	SST	화	4일	*
25(OH) Vit. D_3	Blood 7 mL	SST	수	2일	*
11-deoxycorticosterone*	Blood 4 mL	SST	금	2-3주	*
11-deoxycortisol*	Blood 2 mL	SST	금	2-3주	*
11-OHCS	Blood 4 mL	SST	금	2-3주	
17-α-OH-pregnenolone*	Blood 3 mL	SST	금	2-4주	*
17-KS	24 hr urine 20 mL	소변용기	화, 금	2일	
18-OH-deoxycorticosterone*	Blood 4 mL	SST	금	4주	*
2-5A synthetase(즉시접수)	Blood 2 mL	SST	금	2-3주	*
Acid phosphatase	Blood 2 mL	SST	매일	2일	
Adenovirus Ab type 1	Blood 2 mL CSF 1 mL	SST	금	2-3주	
Adenovirus Ab type 2					
Adenovirus Ab type 3					
Adenovirus Ab type 4					
Adenovirus Ab type 5					
Adenovirus Ab type 6					
Adenovirus Ab type 7					
Adenovirus Ab type 8					
Adenovirus Ab type 11					
Adenovirus Ab type 19					
Adenovirus Ab type 37					
Aldolase	Blood 3 mL	SST	화, 목	2일	
Mluminum	Blood 3 mL 24hr urine	SST	목	2일	
Androstenedione	Blood 3 mL	SST	금	2-3주	*
Androsterone*	Blood 3 mL	SST	금	2-3주	*
Angiotensin II	Blood 6 mL	EDTA	금	2-3주	*
Angiotension converting	Blood 3 mL	SST	화	2일	
Anti-gastric parietal cell Ab	Blood 3 mL	SST	화, 목, 토	2일	
Anti-GBM Ab*	Blood 3 mL	SST	수	2일	
Anti-Jo-1 Ab	Blood 3 mL	SST	격주 목	2일	
Anti-MAG Ab	Blood 3 mL	SST	격주 화	2일	
Anti-mitochondrial Ab	Blood 3 mL	SST	화, 목, 토	2일	
Anti-neutrophil cytoplasmic Ab	Blood 3 mL	SST	수	2일	
Anti-RNP Ab	Blood 2 mL	SST	화	2일	
Anti-Scl-70 Ab	Blood 2 mL	SST	격주 목	2일	
Anti-Sm Ab	Blood 2 mL	SST	화	2일	
Anti-smooth muscle Ab	Blood 3 mL	SST	화, 목, 토	2일	

기타 검사(I)

검사명	검체종류 및 양	검체용기	검사요일	소요일	RIA
Anti-SS-A/Ro Ab	Blood 2 mL	SST	화	2일	
Anto-SS-B/La Ab	Blood 2 mL	SST	화	2일	
Aspergillus Ab titer	Blood 3 mL	SST	월, 목	16일	
β-endorphin	Blood 6 mL	EDTA	금	4주	*
C1 esterase inhibitor	Blood 3 mL	SST	매일	3일	
CA 15-3	Blood 3 mL	SST	화, 목	2일	*
CA 50	Blood 3 mL	SST	금	2~3일	
Cadmium(Cd) (전용용기)	Blood 3 mL 24hr urine 10 mL	전용용기 소변용기	목	2일	
cAMP(6N HCL 첨가)	24hr urine 10 mL	소변용기	주2회	3~4일	*
Chlamydia Ab, IgG	Blood 3 mL	SST	금	2일	
Chromium(Cr) (전용용기)	Blood 3 mL 24hr urine 10 mL	전용용기 소변용기	금	2일	
Clonazepam	Blood 3 mL	SST	금	2~3주	
CMV Ab, IgG	Blood 3 mL/CSF 1 mL	SST	월, 수, 금	2일	
Collagen IV	Blood 3 mL	SST	금	2~3주	
Collagen IV-7S	Blood 3 mL	SST	금	2~3주	*
Coxsackie A Ab type 2	Blood 2 mL CSF 1 mL	SST	금	2~3주	
Coxsackie A Ab type 3					
Coxsackie A Ab type 4					
Coxsackie A Ab type 5					
Coxsackie A Ab type 6					
Coxsackie A Ab type 7					
Coxsackie A Ab type 8					
Coxsackie A Ab type 9					
Coxsackie A Ab type 10					
Coxsackie A Ab type 16					
Coxsackie A Ab type 1					
Coxsackie A Ab type 2					
Coxsackie A Ab type 3					
Coxsackie A Ab type 4					
Coxsackie A Ab type 5					
Coxsackie A Ab type 6					
Creatine	Blood 3 mL 24hr urine 10 mL	SST 소변용기	금	2일	

기타 검사(I)(계속)

검사명	검체종류 및 양	검체용기	검사요일	소요일	RIA
CYFRA 21-1	Blood 3 mL	SST	목	3일	
Deoxypyridinoline(아침첫뇨)	Random urine 10 mL	소변용기	수, 금	2일	
EBV EA Ab, lgA	Blood 3 mL CSF 1 mL	SST	수	2일	
EBV EA Ab, lgG					
EBV EA Ab, lgM					*
EBV EBNA Ab					*
EBV VCA Ab, lgA			월, 수, 금		
EBV VCA Ab, lgG					

*: 전용용기를 받아간다.

응급 요·체액검사(체액)

검사명	참고치	단위	검체	주의사항	검사방법	시행일	보고일
Routine cell count(23, 24)				L-62 체액검사 참조			
Cell count RBC WBC		/mm^3	Body Fluid 1.0 mL 이상 (EDTA)	응고되지 않게	현미경 관찰	매일	당일
Differential count Poly Lymphocyte Others		%	Body Fluid 1.0 mL 이상 (EDTA)	응고되지 않게	현미경 관찰	매일	당일
Chemistry(25~29)							
Total protein		mg/dL	Body Fluid 0.5 mL 이상		Biuret	매일	당일
Glucose		mg/dL			Oxygen electrode법		
Chloride		mmol/L			ISE(indirect)		
LDH		μ/L			L→P Enzyme법		
Amylase		μ/L			Enzyme법		
Diphtheria smear			도말표본 2장	swab면봉도말한다	Albert st.	매일	당일

▨ Body fluid : EDTA tube ⇒ Cell count, Diff count　　Plain tube ⇒ Chemistry

▨ Body fluid cell count 검사 결과에서 others cell이 50% 이상이거나 악성 세포등이 의심스러운 경우 추후 일반혈액에서 확인검사 후 결과를 낸다.

▨ 검체의 종류를 명확히 표시한다.

응급혈액가스검사

검사명	참고치	단위	검체	주의사항	검사방법	시행일	보고일
Blood gas analysis			Blood 3 mL (Heparin) (arterial)	1) 즉시 공기차단 2) 얼음에 채워 운반 3) 응고되지 않게	Blood gas analyzer AVL995 NOVA SP3 ABL 520 소아 : ABL 520	매일	당일
pH	7.42 ± 0.4						
PCO_2	39 ± 7	mmHg					
PO_2	91 ± 17	mmHg					
Bicarbonate	25 ± 4	mmol/L					
Base excess	0 ± 2	mmol/L					
O_2 content	20 ± 2	ml/dL					
O_2 saturation	94 ± 2	%					
CO-oximeter, emergency							
Total Hb	M : 13~17 F : 12~16	g/dL	Blood 3 mL (Heparin) (arterial or venous)	1) 즉시 공기차단 2) 얼음에 채워 운반 3) 응고되지 않게	ABl-520	매일	당일
O_2Hb(%)	94~100	%					
COHB(%)	흡연<1.5~5.0 비흡연<1.5	%					
Methemoglobin	0.4~1.5	%					
Volume % O_2	15~23	vol. %					

응급화학검사

검사명	참고치	단위	검체	주의사항	검사방법	시행일	보고일
Electrolyte battery (29~32)							
Sodium	135~145	mmol/L	Serum or Urine 1 mL				
Potassium	3.5~5.5	mmol/L	Serum or Urine 1 mL	용혈 시 증가	ISE (indirect)	매일	당일
Chloride	98~110	mmol/L	Serum or Urine 1 mL				
CO_2, total	24~31	mmol/L	Serum or Urine 1 mL	진공채혈관 (공기차단)			
BUN	10~26	mg/dL	Serum 1 mL		Urease (conductivity)	매일	당일
Creatinine	0.7~1.4	mg/dL	Serum or Urine 1 mL		Jaffe reaction (Alk. Picrate)	매일	당일
Bilirubin, total	0.2~1.2	mg/dL	Serum 1 mL	광선노출 시 감소	Diazo (end point)법	매일	당일
Glucose	70~110	mg/dL	Serum or Urine 1 mL		Oxygen electron법	매일	당일
Ketone bodies	Negative	(−)~(+++)	Serum 1 mL		Test stick법	매일	당일

응급화학검사

검사명	참고치	단위	검체	주의사항	검사방법	시행일	보고일
Amylase	60~180	U/L	Serum or Urine 1 mL		Enzymatic rate법	매일	당일
Osmolality, serum	299~302	mOsm/kg	Serum 2 mL	X선 조영제 금기	Osmometer (Freezing point법)		
Osmolality, urine	300~900	mOsm/kg	Urine 2 mL	X선 조영제 금기	Osmometer (Freezing point법)		
Ammonia	<75	μg/dL	Blood 1 mL (EDTA)	용혈 및 응고방지, 채혈 후 30분 내 검사	Microdeiffusion법		
Calcium, inonized	1.05~1.35	mmol/L	Serum 1 mL	진공채혈관 (공기차단)	Ca++ analyzer (ISE)		
GOT(AST)	<40	IU/L	Serum 1 mL	용혈시 증가	Enzymatic rate법		
GPT(ALT)	<40	IU/L	Serum 1 mL	용혈시 증가	Enzymatic rate법		
LD	100~255	IU/L	Serum 1 mL	용혈시 증가	Enzymatic rate법 (LD-L)		
CK, total	20~270	IU/L	Serum 1 mL		Enzymatic rate법		
Lipase	8~57	IU/L	Serum 1 mL		Enzymatic rate법		

- Blood 채혈량은 검사에 필요한 Serum량의 3.5배 이상, 최소한 3 mL 이상이어야 한다.
- 용혈된 검체는 병실에 연락하여 다시 채혈하도록 하며, 혈관 내 용혈질환이 있는 환자에게만 검사를 그대로 진행한다.

15. SI(국제) 단위 환산표

Components	Otd	×	Factor	SI unit
Albumin	g/dL	×	10.000	g/L
Ammonia	μg/dL	×	0.5872	μmol/L
Bilirubin	mg/dL	×	17.104	μmol/L
Calcium	mg/dL	×	0.2495	mmol/L
Cholesterol	mg/dL	×	0.0259	mmol/L
Copper	mg/dL	×	0.1574	μmol/L
CRP	mg/dL	×	10.000	mg/L
Creatine	mg/dL	×	76.254	μmol/L
Creatinine	mg/dL	×	88.402	μmol/L
FFA	meq/L	×	1.00	mmol/L
Fibrinogen	mg/dL	×	0.0100	g/L
Fructose	mg/dL	×	0.0555	mmol/L
Galactose	mg/dL	×	0.0555	mmol/L
Glucose	mg/dL	×	0.0555	mmol/L
Hemoglobin	mg/dL	×	0.1000	mg/L
Haptoglobin	mg/dL	×	10	mg/L
Iron	μg/dL	×	0.1791	μmol/L
TIBC	μg/dL	×	0.1791	μmol/L
Lactate	mg/dL	×	0.1110	mmol/L
Lead	μg/dL	×	0.0483	μmol/L
Lipid, total	mg/dL	×	0.0100	g/L
Lipoproteins	mg/dL	×	0.0100	g/L
Magnesium	meq/L	×	0.500	mmol/L
Molality	mosm/kg	×	1.0000	mmol/L
Oxyhemoglobin	%	×	0.0100	L
Phosphorus	mg/dL	×	0.3229	mmol/L
Proteins	g/dL	×	10.000	g/L
Transferrin	mg/dL	×	0.0100	g/L
Triglyceride	mg/dL	×	0.0114	mmol/L
Urea	mg/dL	×	0.1665	mmol/L
Urea nitrogen	mg/dL	×	0.3561	mmol/L
Uric acid	mg/dL	×	59.485	μmol/L
Zinc	μg/dL	×	0.1530	μmol/L

16. 일반화학 검사 결과보고지

생년월일 성별	등 록 번 호	
	환 자 성 명	
의 뢰 처	접 수 일 자	
	보 고 일 자	
접 수 번 호	참 고 사 항	
	검 체 검 증	L H I

코드	검사명	참고치	결 과	단 위	Factor SI unit
03	CALCOUM	8.8~10.5		mg/100 mL	0.2495 mmol/L
04	PHOSPHORUS	2.5~4.5		mg/100 mL	0.3229 mmol/L
05	GLUCOSE	70~110		mg/100 mL	0.0555 mmol/L
06	BUN	10~26		mg/100 mL	0.3561 mmol/L
07	URIC ACID	3,0~7.0		mg/100 mL	59.485 mmol/L
08	CHOLESTERROL	<240		mg/100 mL	0.0259 mmol/L
09	T.PROTEIN	6.0~8.0		mg/100 mL	10.000 g/L
10	ALBUMIN	3.3~5.2		mg/100 mL	10.000 g/L
11	T.BILIRUBIN	0.2~1.2		mg/100 mL	17.104 umol/L
12	ALK.PHOSPHATE	A30~115 P30~165 C60~300		U/L	U/L
14	AST(GOT)	<40		U/L	U/L
15	ALT(GPT)	<40		U/L	U/L
16	GGT	M11~63 F 8~35		U/L	U/L
17	CHOLINESTERASE	1140~1590		U/L	U/L
18	D.BILIRUBIN	0~0.5		mg/100 mL	17.104 umol/L
24	TTT	0~5.0		unit	unit
19	ACID PHOSPHATASE	1.0~4.0		K.AU/100 mL	K.AU/100 mL
20	AMYLASE	60~180		U/100 mL	U/100 mL
21	LIPASE	8~57		U/L	U/mL
22	CPK	20~270		U/L	U/L
23	LDH	100~225		mg/100 mL	U/L
41	CREATININE	0.7~1.4		mg/100 mL	8.402 mol/L
42	CREATINE	M 0.2~0.5 F 0.4~0.9		mmol/L	76.254 mol/L
43	SODIUM	135~145		mmol/L	mmol/L
44	POTASSIUM	3.5~5.5		mmol/L	mmol/L
45	CHLORIDE	98~100		mmol/L	mmol/L
47	CO_2 TOTAL	24~31		µg/100 mL	mmol/L
51	IRON	M 50~170 F 45~130		µg/100 mL	0.1791 umol/L

코드	검사명	참고치	결 과	단 위	Factor SI unit
52	TIBC	280~400		mg/100 mL	0.1791 umol/L
61	TRIGLYCERIDE(TG)	<200		mg/100 mL	0.0114 mmol/L
62	HDL · CHOLESTEROL	M 35~55 F 50~65		mg/100 mL	0.0259 mmol/L
63	T · LIPID	400~700		mg/100 mL	0.0100 mmol/L
64	PHOSPHOLIPID	150~250		mg/100 mL	0.0100 mmol/L
65	APOLIPOPROTEIN A	109~250		mg/100 mL	0.0100 mmol/L
66	APOLIPOPROTEIN B	51~91		mg/100 mL	0.0100 mmol/L
67	LIPOPROTEIN PROFILE				
25	ADA	5.3~17.8		U/L	U/L
92	CRP	<0.5		mg/100 mL	10.000 mg/L

단위 * factor = SI unit

17. 정도관리용 혈청

CLINICAL CHEMISTRY CONTROL SERUM
5 mL용 × 6 Vials

SUITROL n
(Lot No. 041801)

측정성분	제품 Code No.	측 정 방 법	Nomal치 ± 2SD
• 효소			
GOT	AM 101-K	Reitman-Frankel법	22.5 ± 5.8 K-U
GPT	AM 101-K	Reitman-Frankel법	15.0 ± 5,5 K-U
ALP	AM 105S-K	Kind-King법	10.55 ± 1.7 K-U
LDH	AM 159-K	Wrobrewski법	320 ± 38 W-U
CPK	AM 150S-K	Rosalki법	76.5 ± 19.6 IU/L
ɣ-GTP	AM 158-K	ɣ-Glutamyl-3-Carboxy -4Hydroxyanilide법	36.0 ± 4.1 mU/mL
AMY	AM 501S-K	Caraway변법	124 ± 25S-U
• 지질			
TG	AM 157S-K	효소법(GPO)	90.1 ± 8.4 mg/dL
T-CHO	AM 202-K	효소법(COD, POD)	128 ± 8 mg/dL
F-CHO	AM 302-K	효소법(CO, POD)	28.5 ± 2.7 mg/dL
H이-CHO	AM 203-K	인텅스텐산침전법	24.5 ± 8.1 mg/dL
• 함질소화합물			
CREA	AM 119-K	Jaffe법	1.16 mg/dL
UN	AM 165-K	효소법 (Urease Indophenol법)	15.3 ± 1.6 mg/dL
UA	AM 162-K	효소법	4.90 ± 0.7 mg/dL
ALB	AM 127	BCG법	3.74 ± 0.30 g/dL
• 단백			
TP	AM 54-1011	Buiret법	6.23 ± 0.31 g/dL
• A/G비		Buiret-BCG법	1.60 ± 0.35
• 전해질			
Ca	AM 117-K	OCPC법	9.10 ± 0.71 mg/dL
Mg	AM 303-K	비색법	1.90 ± 0.24 mg/dL
Pi	AM 123-K	인몰리브덴산법	3.43 ± 0.20 mg/dL
FE	AM 506-K	NPS법	123 ± 12 μg/dL
TIBC	AM 507-K	NPS법	328 ± 28 μg/dL
• 당			
GLU	AM 201-K	효소법	90.2 ± 8.0 mg/dL
• 색소			
T-BIL	AM 301-K	A-A-B법	1.08 ± 0.10 mg/dL
D-BIL	AM 301-K	A-A-B법	0.43 ± 0.13 mg/dL
• 혈청 교질			
T시	AM 502S-K	Maclagan법	1.62 ± 0.28 M-U

사용법
- 본품 1병에 증류수 5.0 ml를 가하여 약 20분간 실온에 방치한 후 천천히 전도 혼합 용해합니다.

(강하게 혼합하지 마십시오)

주의사항
- 위 분석치는 본 Lot No.에만 유용합니다.
- 용해 후 2~10℃에서 24시간 안정합니다.

찾아보기

N

O

P

임상화학실험

1993년 3월 2일 제1판 발 행
2008년 3월 2일 제3판 인 쇄
2008년 3월 5일 제3판 발 행

정가 18,000원

저 자 : 김종호 · 나영악 · 박정오
윤기은 · 이화재 · 추상규

발 행 자 : 최 병 진

발 행 처 : 도서출판 **고 려 의 학**
(110-524) 서울시 종로구 명륜 4가 91
Tel. 765-0333 / 0337
Fax. 743-2288

ISBN 978-89-7043-625-8

등록번호 :제 1-519호 1978. 6. 29.